KB052004

[개정판]

사진과 일러스트로 쉽게 배운다!

안전하고 쉬운

요양 간병 케어링

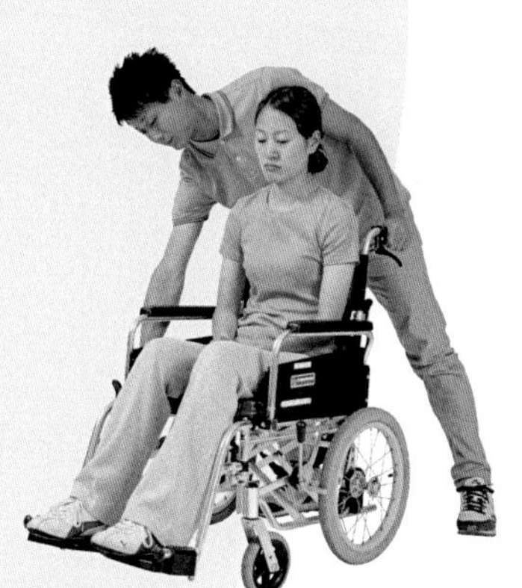

하시모토 마사아키 감수

오상현 · 조이철 · 구선희 · 조연호 옮김

한국안전요양보호사협회 BOOK STAR

간병 요양보호사 한국안전요양보호사협회 케어링 연구원

강성광 연구원
구금석 연구원
구선희 연구원
구수지 연구원
구택회 연구원
김기정 연구원
김만철 연구원
김복근 연구원
김상범 연구원
김선희 연구원
김성진 연구원
김세동 연구원
김시영 연구원
김원천 연구원
김인식 연구원
김진수 연구원
김행원 연구원
김홍성 연구원
나종윤 연구원
노명희 연구원
노상욱 연구원
노세헌 연구원
맹기옥 연구원
목영길 연구원
문병탁 연구원
박민수 연구원
박영기 연구원
박운암 연구원
박종육 연구원
박태호 연구원
방성기 연구원
서유창 연구원
성해룡 연구원
손병수 연구원
손승일 연구원
신학철 연구원
송규양 연구원
송영순 연구원
심귀택 연구원
안국진 연구원
안규철 연구원
양 정 연구원
양 훈 연구원
오성택 연구원
오혜숙 연구원
원영숙 연구원
윤봉환 연구원
윤여꿩 연구원
윤정섭 연구원
이경직 연구원
이두원 연구원
이병준 연구원
이봉열 연구원
이세영 연구원
이승갑 연구원
이영해 연구원
이재정 연구원
이혁의 연구원
이홍재 연구원
임이수 연구원
임진화 연구원
장재연 연구원
장효중 연구원
전은정 연구원
정경환 연구원
정기준 연구원
정미정 연구원
조경철 연구원
조관행 연구원
조병현 연구원
조연홍 연구원
조은샘 연구원
조은애 연구원
조인숙 연구원
진태식 연구원
최문택 연구원
최윤배 연구원
하문수 연구원
한애린 연구원
한은희 연구원
황종호 연구원(경남)
한국JPC간병협회
한국안전요양보호사협회

가나다 순으로

조이철 대표회장(한국안전요양보호사협회)
이영해 상임이사(한국안전요양보호사협회)
교수위원장 : 이홍재

요양 케어를 시작하시는 분들께

우리는 지금 세계에서도 유례가 없는 초고령사회를 살아가고 있습니다. 많은 사람이 요양 케어를 필요로 합니다. 나이 드신 부모님이, 사랑하는 배우자가, 그리고 본인도 스스로 케어를 해야 하는 가혹한 현실을 맞이하고 있습니다.

고령자의 요양 케어는 언제 끝날지도 모르는 험난한 길입니다. 그 사이에 기쁜 일, 슬픈 일, 괴로운 일, 억울한 일, 후회되는 일, 어떤 때는 눈물이 흘러내리는 듯한 괴로움에 심신이 떨리는 일을 겪게 될 것입니다.

케어에 종사하는 사람들은 "우리도 직업이니까 할 수 있는 일이죠. 하지만 가족으로부터 고맙다는 인사나 노인의 아무렇지도 않은 미소, 가끔 건네는 상냥한 말을 들으면 일의 중요성과 가치를 깨닫곤 합니다."라고 자주 말합니다.

케어는 체력과 기력을 소모하는 행위입니다. 그러나 동시에 삶에 큰 기쁨을 주는 행위이기도 합니다. 그 이유는 케어하는 사람도, 케어받는 사람도 서로 상대를 생각해서 열심히 자신의 삶의 증거를 보여주려고 하기 때문입니다.

지금부터 케어를 시작하면서, 케어하는 사람뿐만 케어를 받는 사람에게도 소모적이지 않는 '방법'을 배워 봅시다. 이것은 일종의 요령입니다. 요양 현장에서 쌓아온 이론과 경험을 바탕으로 전문가가 알려주는 방법입니다.

이 책에 쓰여 있는 내용과 방법을 케어하는 사람과 케어를 받는 사람이 함께 읽고 이해하면 좋은 효과가 나타날 것으로 생각합니다. 케어하는 사람도 케어받는 사람도 케어라는 행위를 기분 좋게 편하게 할 수 있는 방법입니다. 어깨의 힘을 빼고, 마음에 여유를 가지고 실행해 봅시다. 이 책이 요양 케어를 하시는 분들에게 많은 도움이 되기를 간절히 희망합니다.

하시모토 마사아키 (橋本正明)
Shisei Senior Service Center 이사장

추천사

오늘날 이 시대는 고령화 사회를 지나 고령사회, 초고령사회로 진입하고 있다. 고령사회에서 사회적 욕구는 건강하고 행복한 삶이다. 모든 사람은 오래 사는 것을 바란다. 그러나 우리의 건강하지 못한 삶에서 오래 사는 것은 결코 소망하지 않는다. 고령사회에서 건강하고 행복한 삶을 유지하기 위해서는 간병사나 요양보호사의 도움은 절실하다. 특별히 오늘날 이 시대의 간병사와 요양보호사의 역할이 가장 중요한 시대가 되었다. 그동안 우리 사회는 간병사 시대에서 2008년 7월 노인장기요양보험 시대가 열리면서 고령화 사회에서 간병사나 요양보호사의 역할이 중요해지고 있다.

간병사는 병원에서, 요양보호사는 노인복지시설과 주야간보호센터 그리고 재가복지센터를 통하여 가정에서 대상자들의 급여를 제공하고 있다. 급여 제공에 있어서 간병사나 요양보호사들의 급여 제공의 케어 기술은 환자들에게 건강하고 행복한 삶을 만들어 가는데 매우 중요한 급여 과정이다. 어떻게 하면 환자들에게 최고의 급여를 제공할 수 있는가?

그것은 환자들에게 대한 케어링이다. 간병사나 요양보호사의 케어링에서 반드시 2가지를 놓쳐서는 안 된다. 그중의 1가지는 케어 기술이고, 또 하나는 대화 기술이다. 특별히 환자들(대상자)들에게 최고의 급여를 제공하기 위해서는 케어 기술이 매우 중요하다고 본다. 이번에 케어기술을 위하여 현장에서의 케어 사역을 위한 기술은 간병 사역 현장과 요양보호사 사역 현장에서 기술적 사례가 되는 사진과 그림을 통하여 제작한 간병사 요양보호사 케어링은 오늘 우리 시대에 간병사나 노인요양보호사들에게 건강하고 행복한 삶을 만들어 급여를 제공하는 데에 있어서 크게 도움을 줄 수 있다고 본다.

그것은 보는 것만큼 일할 수 있기 때문이다. 특별이 코로나19 펜데믹 시대로 인하여 비대면 시대인 오늘날 이 시대에 더욱더 그렇다. 이번에 출판된 요양보호사 케어링을 통해서 간병 사역과 요양보호사의 사역의 현장이 특별히 환자들에 대하여 간병사, 요양보호사 케어링을 통하여 더욱더 밝아지고 건강하고 행복한 삶을 만들어 갈 수 있다고 보며, 간병사와 요양보호사의 사역 현장에 이 책을 강력하게 추천하고 싶다.

이선사회복지재단

한국JPC간병협회

한국안전요양보호사협회

목차

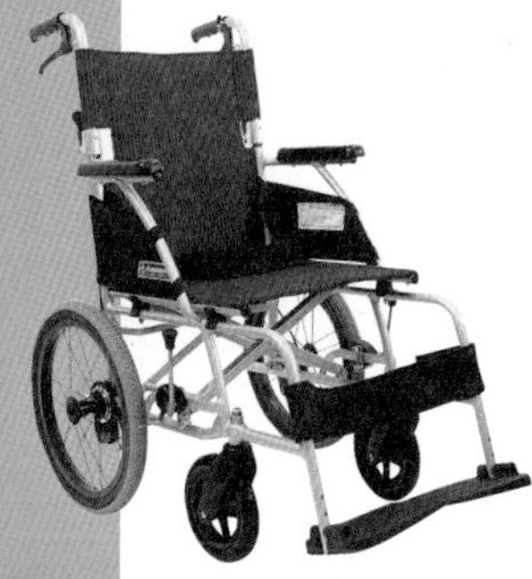

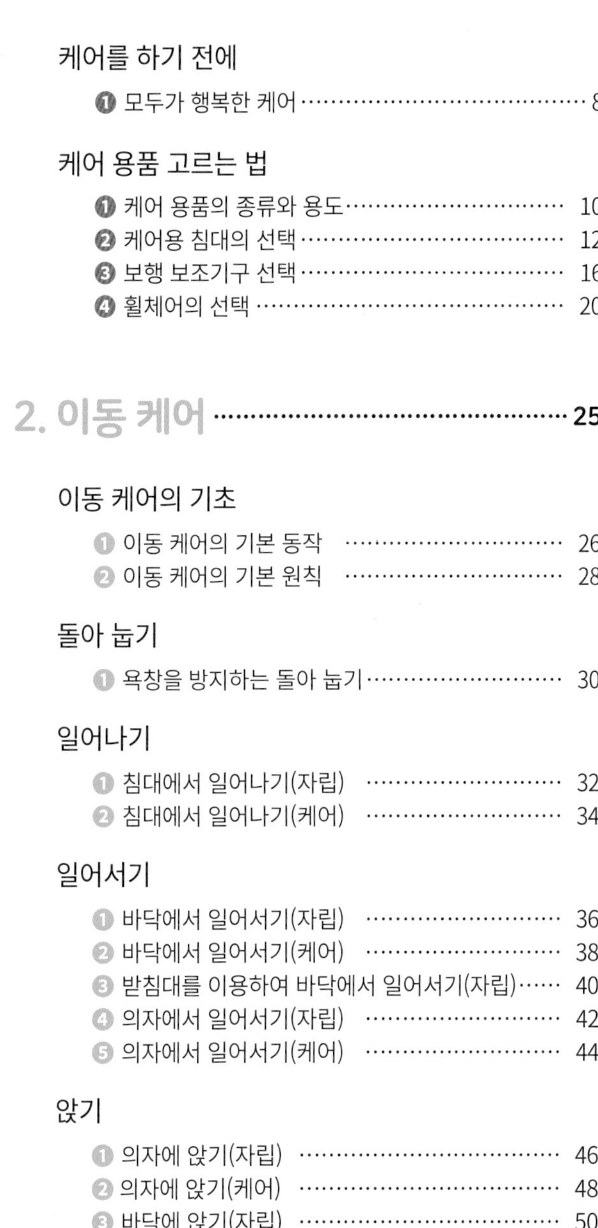

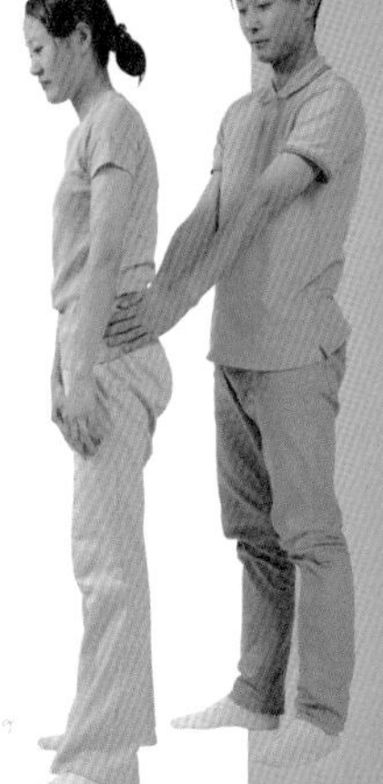

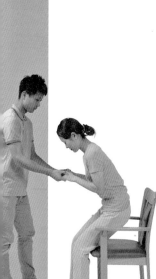

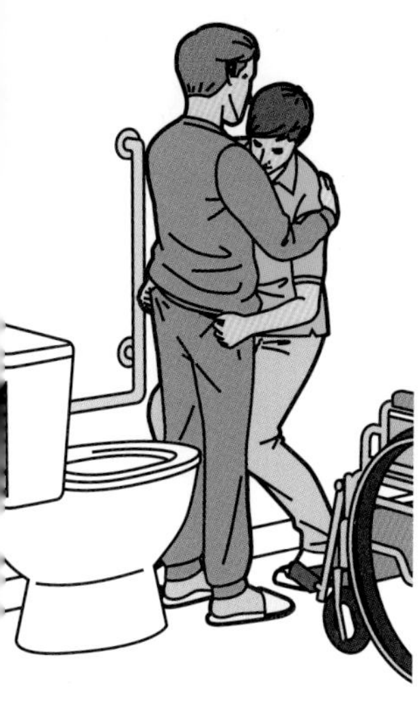

몸 닦기 케어

배설 케어

5. 긴급할 때의 대응 방법과 건강관리 ······ 163

긴급 시 대응 방법

감염증과 예방

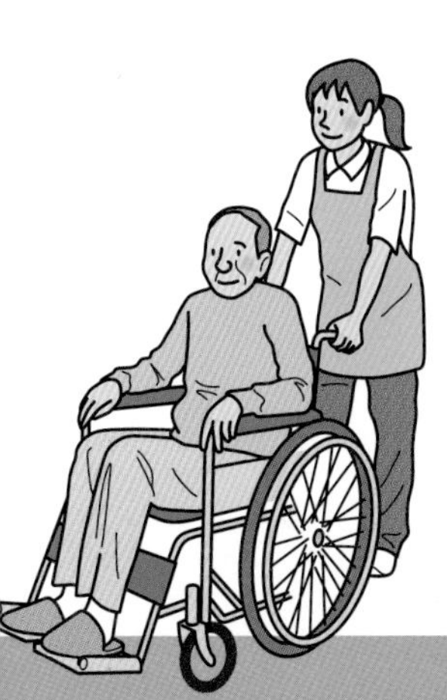

6. 노화에 따른 질병 ······ 179

고령자의 몸과 마음

노화에 따른 질병

이 책의 활용법

이 책은 지금부터 케어를 시작하려하는 분들을 위해 요양보험을 비롯해서 케어의 기본 동작 등을 알기 쉽게 시각적으로 해설한 책입니다. 특히 케어 절차는 사진과 일러스트로 알기 쉽게 해설하고 있으므로 그림대로 케어를 실행할 수 있습니다. 처음부터 순서대로 읽지 말고 필요한 페이지를 원하는 부분부터 읽기 시작해도 좋습니다.

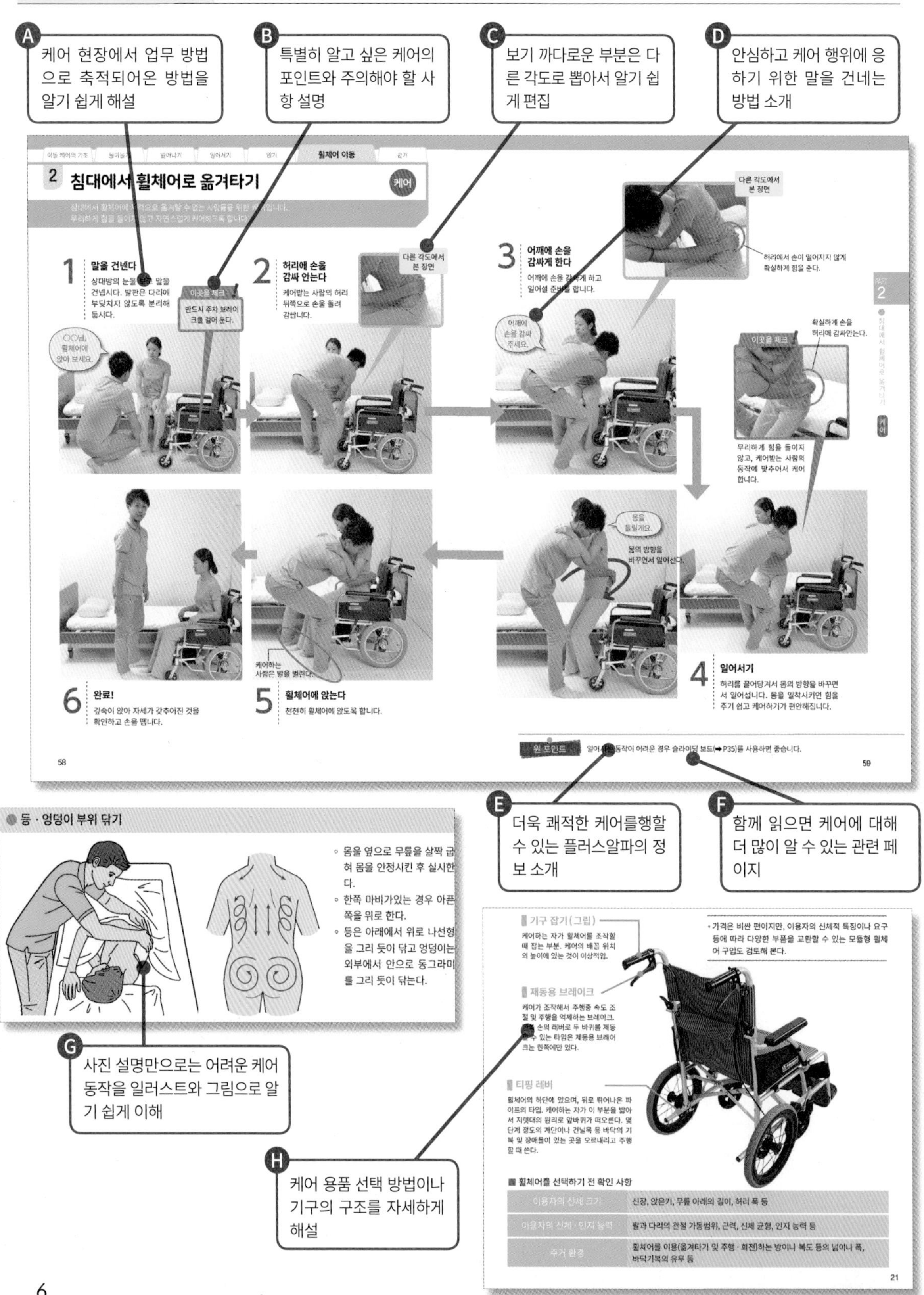

A 케어 현장에서 업무 방법으로 축적되어온 방법을 알기 쉽게 해설
B 특별히 알고 싶은 케어의 포인트와 주의해야 할 사항 설명
C 보기 까다로운 부분은 다른 각도로 뽑아서 알기 쉽게 편집
D 안심하고 케어 행위에 응하기 위한 말을 건네는 방법 소개
2 침대에서 휠체어로 옮겨타기
케어
1 말을 건넨다
2 허리에 손을 감싸 안는다
3 어깨에 손을 감싸게 한다
4 일어서기
5 휠체어에 앉는다
6 완료!
이곳을 체크
다른 각도에서 본 장면
원 포인트
E 더욱 쾌적한 케어를행할 수 있는 플러스알파의 정보 소개
F 함께 읽으면 케어에 대해 더 많이 알 수 있는 관련 페이지
등 · 엉덩이 부위 닦기
G 사진 설명만으로는 어려운 케어 동작을 일러스트와 그림으로 알기 쉽게 이해
기구 잡기(그립)
제동용 브레이크
티핑 레버
휠체어를 선택하기 전 확인 사항
H 케어 용품 선택 방법이나 기구의 구조를 자세하게 해설

PART

1

케어의 기본

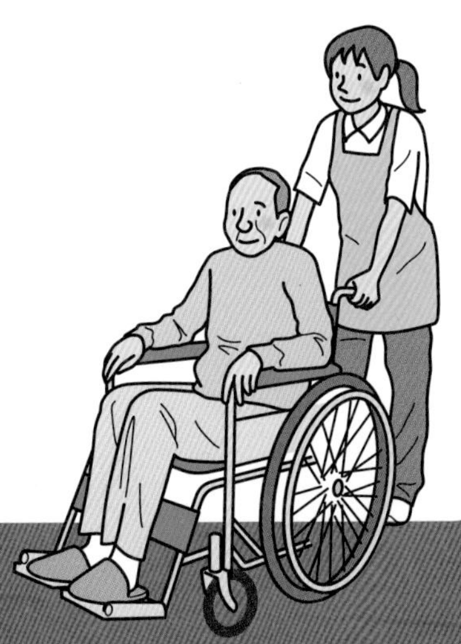

1 모두가 행복한 케어

케어는 24시간 쉬지 않고 일상생활의 모든 상황을 다루어야 한다. 케어를 하는 사람이나 받는 사람이나 서로가 편안하고 기분 좋은 시간을 보낼 수 있는 올바른 케어 방법을 익혀 두는 것이 중요합니다.

1 스스로 할 수 있도록 도와주는 케어를 한다

가족이 케어를 하면, 무심코 무엇이든 해주고 싶다는 생각을 하기 쉽습니다. 또한, 시간을 두고 대처할 수 있는 사안도 빨리 포기하고 도와주는 경우도 있습니다.

본인의 요구대로 응해 주면 케어하는 사람의 부담이 늘어날 뿐만 아니라 본인이 지금 행동할 수 있는 능력까지 빼앗아 버리는 경우도 있습니다.

먼저 본인이 '할 수 있는 일', '할 수 없는 행동은 무엇인가'를 세밀하게 파악하는 것이 중요합니다. 이러한 행위 가운데 어느 부분을 할 수 없는지를 파악하고 그 부분을 케어할 수 있도록 하면 좋을 것입니다. 배설 케어를 할 때에도 화장실에 가면 배설 시간이 늦어진다고 해서 바로 기저귀를 하도록 할 것이 아니라 어떤 동작을 할 수 없기 때문에 실패했는지를 생각해야 합니다. 이렇게 하면 할 수 없는 행동만 도와줌으로써 자력으로 화장실에 갈 수 있게 됩니다.

2 생활 패턴을 파악한다

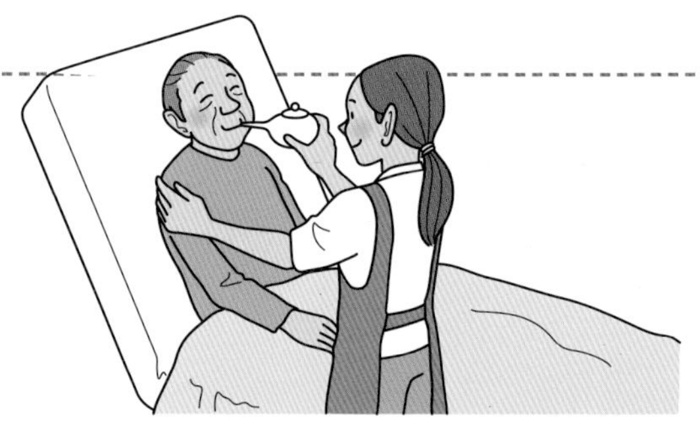

사람에게는 각각 생활 패턴이 있습니다. 케어하는 사람도 그 사람 나름의 습관을 가지고 있기 때문에 그 행동 패턴을 알면 서로의 관계가 원활해며 본인도 기분 좋게 생활할 수 있습니다.

예를 들어, 배설 타이밍도 식사 후 반드시 화장실에 가거나 배변은 2~3일에 한 번이 보통이라고 하는 그 사람 특유의 패턴이 있어야 합니다. 이것은 식사와 수면, 목욕, 옷을 입고 벗는 행동 등 생활 전반에 적용됩니다.

이러한 생활 패턴은 며칠 동안 계속 관찰하면 어느 정도 파악할 수 있는데, 지금부터 케어를 시작하는 사람이라면, 가능하면 본인이 건강한 상태를 유지하고 있는 동안에 평소의 모습을 관찰해 둡시다.

3 케어 환경을 만든다

그동안 정든 집에도 또한 오랫동안 즐겨 사용해 왔던 물건만으로도 케어가 필요한 사람에게 마음대로 사용할 수가 없는 경우도 발생합니다. 본인이 생활하기 쉽고, 가족이 케어하기 쉬운 환경을 갖추는 것이 필요합니다.

건물을 개축할 수 없으면 난간에 손잡이를 붙이고 고르지 못한 바닥을 평평하게 하고 케어용 침대를 들여놓는 등, 지금까지 구비되어 있는 구조와 설비를 조금 손보는 것만으로도 충분합니다. 그러나 앞에서 이야기한 바와 같이 그 사람 나름의 생활 패턴이 있기 때문에, 본인이 무엇을 할 수 있는지, 본인은 무엇을 원하고 있는지를 확인하고 케어 행동에 대한 시도를 신중하게 해야 합니다.

또한, 휠체어나 보행기, 휴대용 화장실, 케어 바지 등 본인의 자립을 증진하거나 케어 부담을 경감하기 편리한 케어 용품(→P22)도 풍부하므로 이러한 정보를 잘 모아서 잘 활용하면 좋습니다.

4 혼자서 떠안지 않는다

지금도 '가족 돌보는 것을 남에게 부탁하는 것'을 죄책감으로 느끼는 사람들이 있습니다. 사람들 중에는 노부모를 자기 자신이 쓰러질 때까지 케어했다는 것을 미담으로 남들에게 이야기하기도 합니다.

하지만 누구에게도 의지하지 않고 단 한 사람이 열심히 너무 지나치게 케어를 한 끝에 함께 쓰러지게 되면 케어를 하는 사람도 케어를 받는 사람도 모두 불행하게 됩니다. 재택 케어는 힘든 일을 혼자 도맡아서 하기에는 한계가 있습니다. 또한, 전문가가 아니면 케어를 잘해 나갈 수가 없으며, 당연히 완벽한 케어를 기대해서는 안 됩니다.

케어 중에서도 신체적 케어는 다른 사람이 대신할 수 있습니다. 케어하는 사람의 만족을 얻을 수 있다면 다른 가족이나 친척들에게 의논해서 일부를 위탁하거나 공공 서비스를 이용하는 것도 좋을 것입니다. 혼자서 무리하게 노력하지 않고, 타인에게 의지하는 것도 중요합니다. 이렇게 해서 케어하는 사람의 심신에 여유가 생긴다면, 케어받는 사람의 마음도 안정될 것입니다.

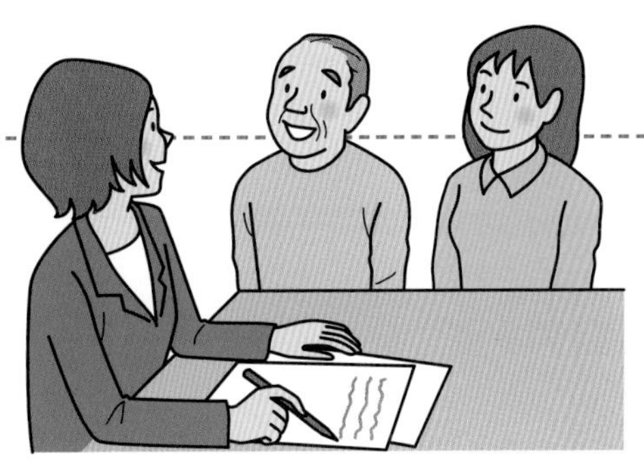

5 전문가와 상담한다

가정에서 케어가 필요하면 관공서 고령자 지원기관 혹는 가까운 지역 포괄지원센터에 상담합시다. 지역 포괄지원센터에는 사회복지사를 비롯해 주임 케어 매니저 복지사 등, 노인 복지 전문가가 상주하여 고령자나 케어하는 가족에 대한 다양한 상담을 접수하고 있습니다. 1명만으로 또는 가족만으로 케어를 떠안으려고 하지 말고, 먼저 전문가에게 상담해 보는 것 좋습니다.

또한, 실제로 케어를 하게 되어 의료 복지 관계자 등과 협력할 때 창구 역할을 하는 중요 인물을 가족 중에서 결정해 둘 필요가 있습니다.

인물을 중심으로 가급적이면 많은 사람이 함께 힘을 합쳐 역할을 분담하여 한 사람에게만 큰 부담이 가지 않도록 하는 것이 중요합니다.

6 서로가 행복한 케어를 목표로 한다

케어 생활은 '여기까지 하면 끝이다.'라는 케어의 마지막은 없습니다. 케어가 장기화되면 스트레스를 받기가 쉽습니다. 또한, 무리한 자세와 같은 자세를 계속하게 되어 어깨가 결리거나 두통, 요통 등 신체에 무리가 발생하게 되어 고민하는 사람도 적지 않습니다.

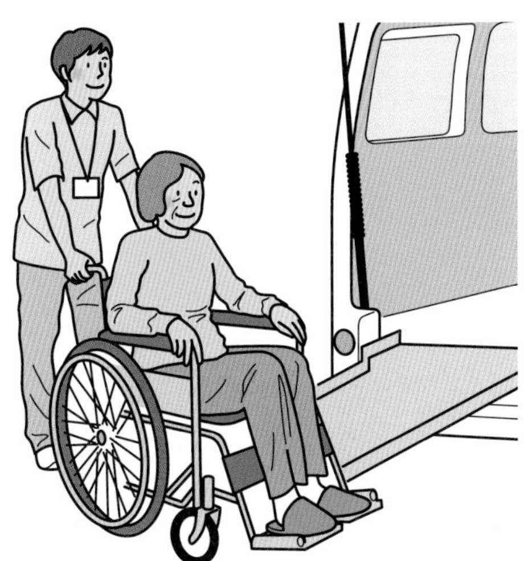

이러한 정신적 질병, 신체적 질병이 만성 상태가 되면 "케어 우울증"을 불러일으킬 수도 있습니다. 일상생활이 힘들어지고 케어를 평소대로 해낼 수 없게 되면 누군가에게 방문 상담을 하거나 전화 상담을 이용해도 됩니다. 단기적인 입원 방법 등을 이용하여 자신의 시간을 만들고 컨디션을 회복시키는 등 스트레스를 해소하기 위해 서로 노력해야 합니다. 케어를 오래 계속하려면 케어하는 사람 자신의 정신적, 신체적 치료도 매우 중요합니다.

1 케어 용품의 종류와 용도

케어 용품(복지 용품)은 케어가 필요한 사람에게는 자립적인 일상생활을 위한 도움을, 케어를 하는 사람에게는 그 부담을 덜어주는 수단입니다. 그 종류와 용도를 알고 제대로 활용해야 합니다.

구분	필요한 케어	주거 관련 용품【침대가 기본】	이동 관련 용품【넘어지거나 골절 등의 사고 방지】
보행 가능 사람	● 필요에 따라 외출 시 동행 ● 요실금에 대한 대응 ● 옷 갈아입기 케어 등	• 케어 바를 장착한 침대 *증상에 따라 이불도 무방함	• 지팡이 (➡ P17)
보행이 불안정한 사람	【일부 케어】 ● 외출 시 동행 ● 보행 · 이동 케어 ● 필요에 따라 휠체어 사용 ● 목욕 케어 ● 의복 착탈 케어 ● 필요에 따라 배설 케어 ● 세수 · 화장실 케어 등	• 케어 바 및 침대 펜스를 장착한 침대 케어 바가 있는 침대	• 지팡이, 보행기, 보행 보조차 (➡ P17 · 19) *필요에 따라 휠체어도 이용하기 보행기
거의 걸을 수 없는 사람	【거의 모든 케어】 ● 의복 착탈 케어 ● 식사 케어 ● 휠체어 사용 ● 휠체어 · 휴대용 화장실 등의 이동 케어 ● 배설 케어 ● 목욕 케어 ● 욕창 예방 등	• 케어 바 및 침대 펜스를 장착한 상반신 일으키는 기능 · 무릎 올리는 기능의 케어용 침대 (➡ P13) 전동식 자동조절 가능 침대	• 휠체어 (➡ P20) * 증상 등에 따라서는 보행기를 사용해도 좋음. 혼자 이동 가능한 휠체어
누워 있는 사람	【모든 케어】 ● 욕창 예방 · 체위 변환 ● 식사 케어 ● 옷 갈아입기 케어 ● 배설 케어 ● 몸 닦기 · 목욕 케어	* 욕창 방지 매트 등을 병용하면 좋다.	케어형 휠체어

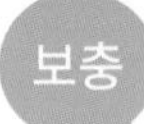

복지용구 급여 안내

- 장기요양 인정서에 재가급여 또는 가족 요양비 지급 대상자로 표시된 경우에는 복지용구 이용이 가능합니다.
- 급여 방식은 구매 품목의 물품을 구매하여 사용하는 방식(구매 방식)과 대여 품목의 물품을 일정 기간 대여하여 사용하는 방식(대여 방식)이 있습니다.
- 관련 법률: 노인장기요양보험법 제23조, 동법 시행령 제9조, 동법 시행규칙 제19호
- 자세한 내용은 국민건강보험관리공단 홈페이지 「복지용품 급여 제품 안내 e-book」을 참조하기 바랍니다.

배변 관련 용품 【양식 화장실이 기본】	목욕 관련 용품 【미끌림 · 넘어짐 방지와 바닥 평탄하게 하기】
양식 화장실	• 난간, 발판
양식 화장실 난간 설치 필요한 경우 배설 케어를 실시한다. 걸터앉는 변기	• 목욕 의자 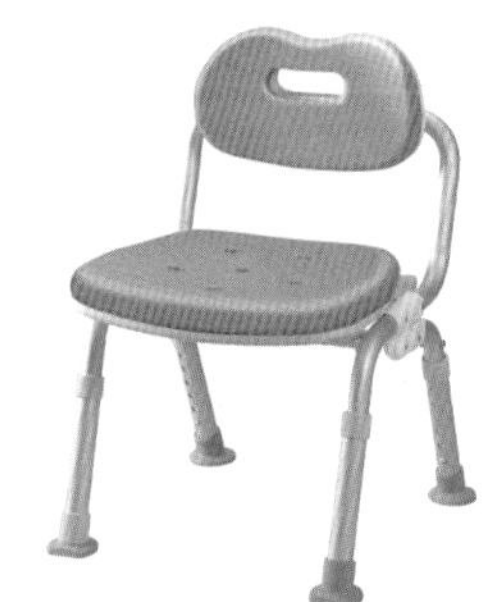 목욕 의자
휴대용 화장실 화장실용 리프트가 필요할 수도 있다. 배설 케어가 필요하다. 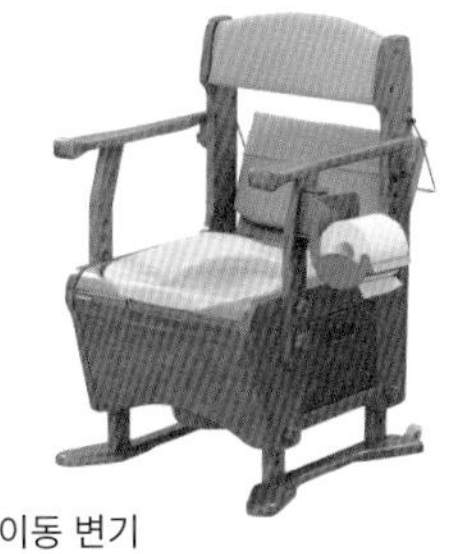 이동 변기 요강 및 연결 변기 등의 이용한다. 배설 케어가 필요하다. 간이 변기	• 입욕용 리프트 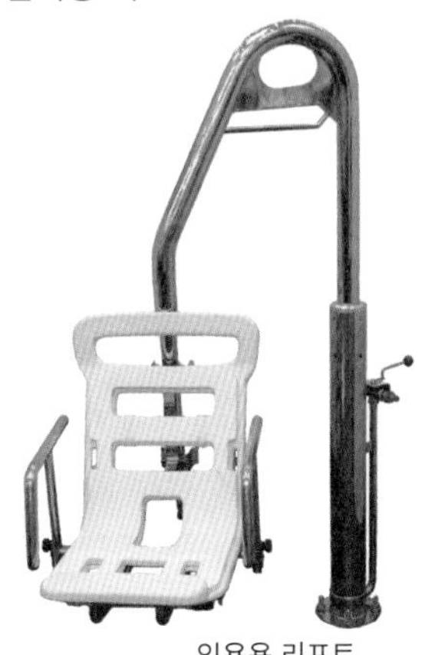 입욕용 리프트 ＊입욕이 힘들면 닦아서 깨끗이 케어한다. ＊입욕용 휠체어가 필요한 경우도 있다.

식사 용품

- 핀셋 타입 젓가락
- 원형 핸들 스푼
- 포크
- 맛 스푼 포크 등
- 식기의 미끄럼 방지용 매트

＊악력(손을 쥐는 힘)의 저하와 둔해진 손끝의 움직임을 보충한다.

＊침대에서 식사할 때 침대 장착용 테이블을 이용한다.

원형 핸들 포크

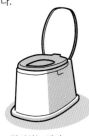

의사소통을 위한 용품

- 보청기
- 확대 거울, 확대 독서 장비
- 센서와 부저 등의 통보
- 경보 장치 등

＊치매 환자의 배회 대책이나 긴급 연락용으로 개발된 기기도 있다.

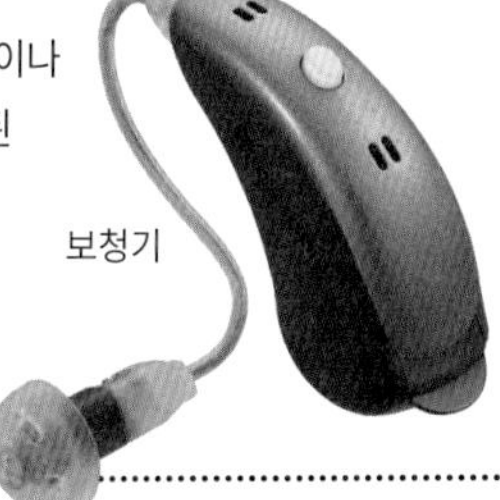

보청기

옷을 갈아입는 데 관련된 용품

- 단추와 지퍼의 위치 등을 고려한 속옷, 잠옷
- 휠체어 방한복, 비옷
- 머리를 보호하는 모자
- 발가락 끝부분의 보온 양말
- 발꿈치의 부담을 덜어주는 신발 등

＊옷 갈아입기 케어에 편리할 뿐만 아니라 입는 사람의 취향도 고려한다.

＊기존의 옷을 고쳐서 이용하는 것도 좋다.

2 케어용 침대의 선택

케어용 침대는 침대 바닥과 허리 무릎을 들어올릴 수 있는 전동식 침대가 주로 사용됩니다.
기본적인 구조와 기능을 이해하고 이용자에게도 편안하고 케어하기 쉬운 침대를 선택합니다.

케어용 침대 구조 (전동식 침대)

안전 펜스 (사이드 레일)

침대에서 떨어지거나 침대 용품의 낙하를 방지한다. 자다가 뒤척이거나 침대에 걸터앉은 위치에서 일어날 때 도움이 된다.

머리판 (헤드 보드)

머리 측면에 장착되어 있는 판. 보행 보조도 된다. 풋(foot) 보드와 호환이 되는 것을 선택하면 된다.

사이드 프레임 (사이드 보드)

일반적으로 침대 펜스 및 케어 막대를 끼울 수 있게 되어 있다.

케어 바

침대에서 일어나거나 침대의 가장자리에 앉은 상태(걸터앉음)에서 일어나는 것을 돕는다. 침대 펜스보다 굵고 잡기 쉽디.

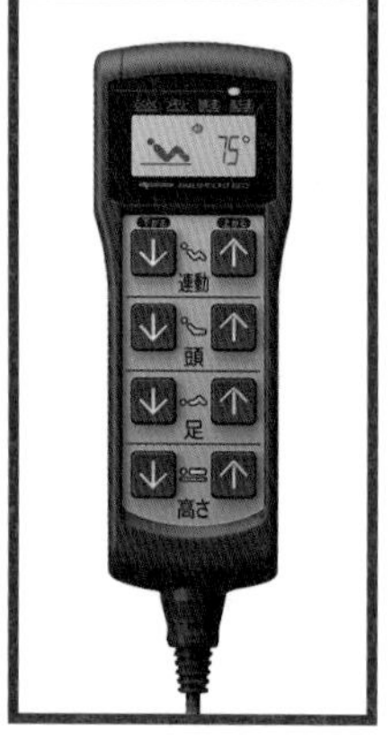

수동 스위치

침대 바닥에 오르내리거나 상반신을 올리거나 무릎을 올리는 동작 등을 하기 위한 모터의 리모콘 스위치. 노인도 쉽게 사용할 수 있도록 표시와 버튼은 큼지막하게 한다. 침대 펜스에 거는 등 이용자 가까이에 둔다.

베이스 프레임

침대 전체를 지탱하는 부분

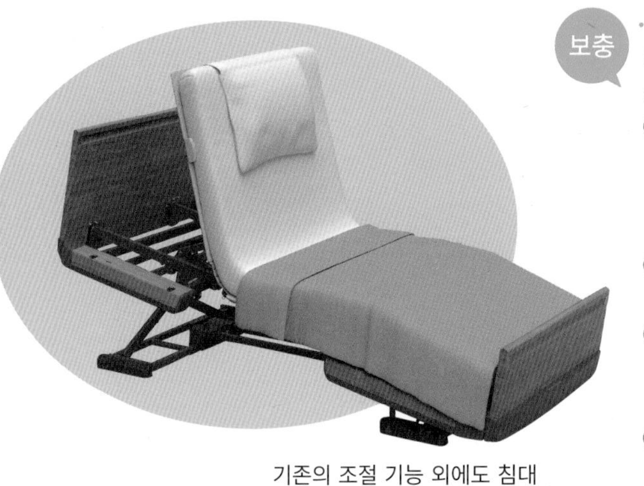

기존의 조절 기능 외에도 침대 경사도 이용한 키 높이 기능을 가진 케어용 침대도 있다.

보충

■ 케어 보험 서비스의 복지 용품 대여(렌털)의 대상이 되는 침대 관련 용품은 다음과 같다.

❶ 특수 침대: 침대 안전 펜스가 장착되었는지, 장착이 가능한지, (1) 등 또는 발의 경사각도 조절 기능, (2) 바닥에 오르내리는 기능 중의 어느 것인가가 있는 것.

❷ 특수 침대 부속품: 매트리스, 침대 안전 펜스 등 특수 침대와 세트로 사용 가능한 것에 한한다.

❸ 욕창 예방 용구: (1) 공기 매트, (2) 물 등에 의한 압력 완화에서 신체의 압력 분산 효과가 있는 전신 매트 중 하나에 한한다.

❹ 체위 변환기: 체위 유지만을 목적으로 하는 것을 제외한다.

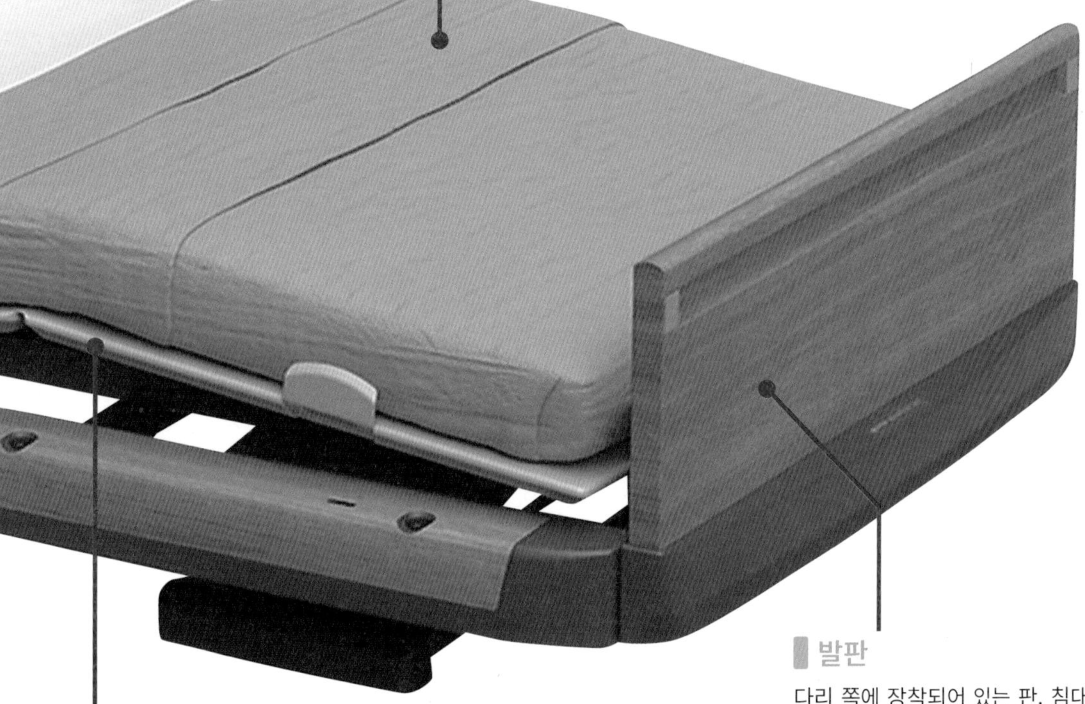

매트리스

잠자리 혹은 침대에서 일어나는 동작을 크게 좌우한다. 케어용 침대로 이용하는 매트리스는 구부릴 수 있게 되어 있다.

발판

다리 쪽에 장착되어 있는 판. 침대 보드와 마찬가지로 보행 보조도 된다. 침대 보드와 호환이 가능한 것을 선택하면 된다.

바닥

상반신을 일으키거나 무릎을 올리기 위해 구부릴 수 있도록 3~5장으로 구성되어 있다.

케어용 침대 선택

이불이나 일반 침대에 비해 전동 조절장치가 있어 케어에 편리합니다. 그러나 침대는 단점도 있으므로 주의가 필요합니다. (P15)

침대 폭: 케어용 침대는 일반 싱글 침대보다 약간 좁으며 표준 크기는 83cm 정도입니다. 인계의 용이성과 숙면을 중시한다면 넓은 것을, 노약 상태 등 케어 작동의 용이성을 중시한다면 표준 크기를 선택합니다.

전기 모터의 수: 오르내리기, 상반신 올리기, 무릎 올리기를 별도로 행할 수 있는 3 모터 타입이 좋습니다. 노약한 사람은 어깨 들어올리는 기능이 있는 4 모터 유형이 편리합니다.

■ 전동 침대의 기능

모터 수	주된 기능
1	상반신 올리기
2	상반신 올리기+무릎 올리기 오르내리기+상반신 올리기 오르내리기+상반신 올리기 · 무릎 올리기(연동)
3	오르내리기+상반신 올리기+ 무릎 올리기
4	머리 들어 올리고 내리기+다리 부분 오르내리기+상반신 올리기+무릎 올리기 오르내리기+어깨 돌리기(좌우+상반신 올리기+무릎 올리기

사용 시 유의사항

- 침대 배치: 왼쪽이나 오른쪽에서 오르내리거나 케어에 필요한 공간 등을 고려하여 설치한다. 침대의 측면과 벽 사이는 30~45cm 정도, 머리판과 발판과 벽 사이는 15cm 정도 침대에서 의자에 옮겨 앉기 위해서 1m 이상 필요하다.
- 걸터앉아 있을 때에는 발바닥 전체가 제대로 바닥에 내딛고 무릎 안쪽의 각도가 90도에서 높이를 조절한다.
- 침대에 익숙하지 않을 경우, 이용자의 자립도가 높으면 침대 바닥이 다다미에 사용하는 다다미 침대를 선택하고 침대에 이불을 까는 것도 좋다.
- 먼저 무릎을 올리고 상반신 올리기를 번갈아 가며 조금씩 반복한다. 골반의 어긋남이 없는지 확인하면서 실시한다.
- 1 모터와 2 모터 타입의 침대는 먼저 무릎을 단단히 세우고나서 무릎에 쿠션을 넣어두면, 엉덩이 부분과 상체의 차이를 줄일 수 있다.
- 상반신을 올릴 때 압박감을 해소하기 위해 매트리스에서 몸을 떼는 '등 빼기'를 실시한다.

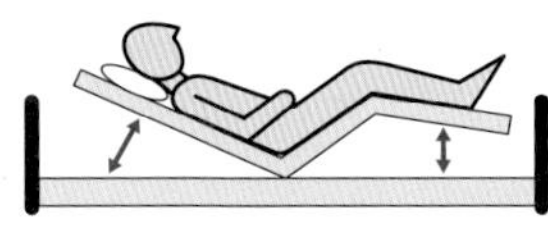

【상반신 · 무릎 올리기】
3~5장의 바닥을 모터로 움직이는 것으로, 상반신 일으키기와 무릎 올리기 등을 할 수 있다.

【승강 기능】
종류에 따라 다르지만 일반적으로 침대 바닥이 30cm 정도, 모터로 오르내린다.

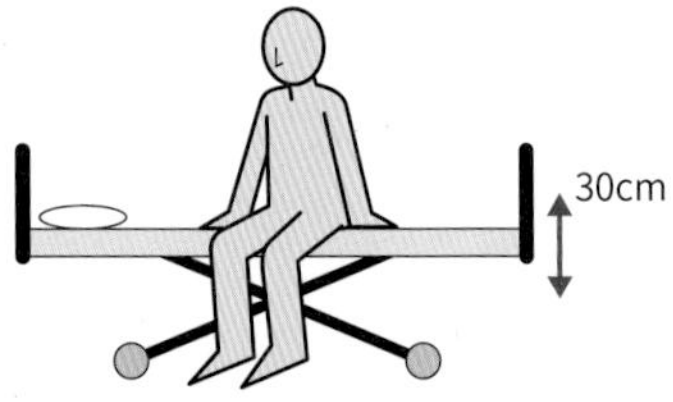

매트리스의 선택

자립도가 높은 사람에게는 딱딱한 것을 선택하고, 노약하여 자립도가 낮은 사람에게는 부드러운 것을 선택합니다. 누운 상태에서 기상하기의 용이성, 체위 변환 등 케어 작동의 용이성 등을 고려해야 합니다. 폭이 넓은 매트리스는 바닥에서 일어나기 동작은 쉽지만 케어는 어렵습니다.

사용 시 유의사항

- 침대의 높이 조절은 매트리스의 높이도 고려한다.
- 에어 매트 등 욕창 예방 매트리스는 일어나기 등의 동작을 어렵게 하므로 신중하게 사용한다.
- 잠자리의 개선을 위해서는 매트리스 위에 까는 '오버레이(깔개)'의 조합도 고려해 본다.

＊등 빼기: 침대를 일으켜 세워서 끌어안을 수 있도록 하고 다시 침대에서 일으켜서 신체가 어긋남이나 압박감을 제거한다.

케어에 도움이 되는 침대 용품

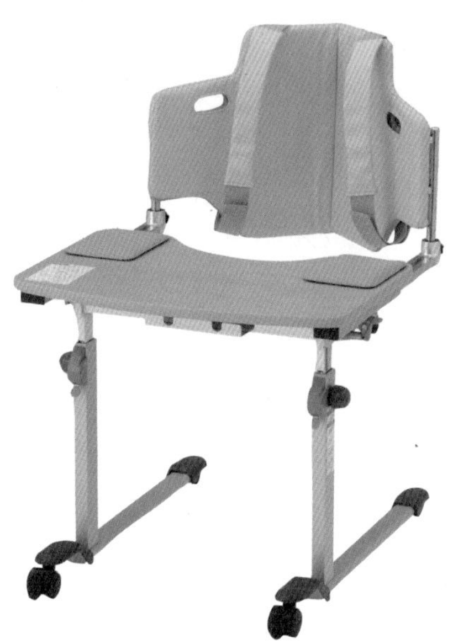

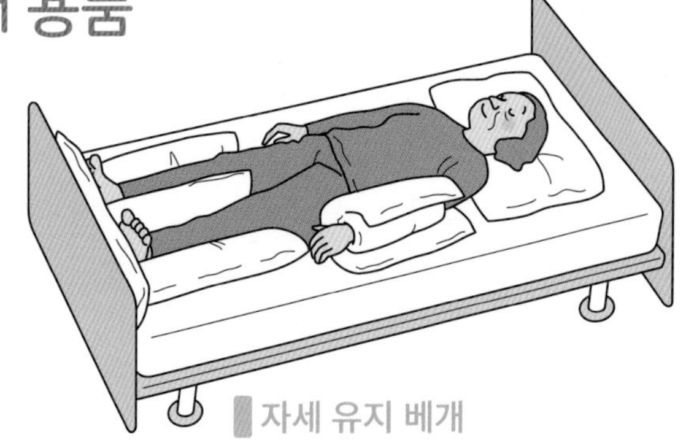

자세 유지 베개

침대에서 몸을 안정시키기 위한 케어용 쿠션

침대용 테이블

침대용 테이블에는 침대 안전 펜스에 씌우는 '호스형' 외에 머리맡에 이동시켜 사용하는 '아치형', '캔틸레버형', '의자형' 등이 있다. 사진은 앉은 자세를 유지할 수 없는 사람을 위한 의자형 테이블

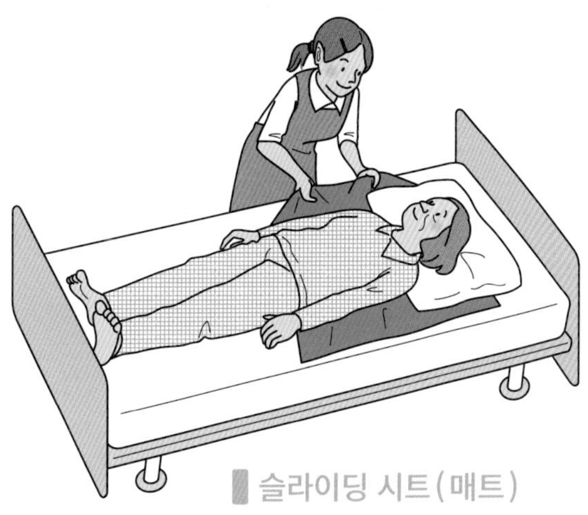

슬라이딩 시트(매트)

체위 변환이나 욕창 예방 (➡ P42)에 도움이 되는 미끌림 작용이 좋은 튼튼한 천.

케어 시 침대의 장점과 단점

장점

- 침대의 높이를 이용하여 몸을 일으키기도 하고 침대 끝에 앉거나 일어서기도 하며, 휠체어에 옮겨 타기도 쉽다.
- 잠을 잘 때 몸을 뒤척이거나 체위 변환, 옷 갈아입기, 이동 등의 케어가 가능하다.
- 사람의 발소리가 거의 안 들린다.
- 이불에 비해서 침구를 말리는 빈도가 적다.

단점

- 떨어질 위험성이 있다(특히 치매의 경우).
- 언제든지 누울 수 있으므로 사용에 따라 노약 상태가 되기 쉽다.
- 조작 실수 등으로 사고가 일어날 수도 있다.
- 장롱 등 큰 가구를 비치할 수 없게 되는 경우도 있다.
- 침대 밑에 먼지가 쌓이기 쉽다.
- 침대에 익숙하지 않는 사람도 있다.

케어 시에 침대가 당연히 편리하지만, 항상 좋은 것만은 아니다. 예를 들면, 치매에 걸린 사람에게는 떨어질 위험이 있으므로 케어하는 경우를 제외하고는 침대 바닥을 가능한 한 낮게 하는 등의 노력이 필요하다.

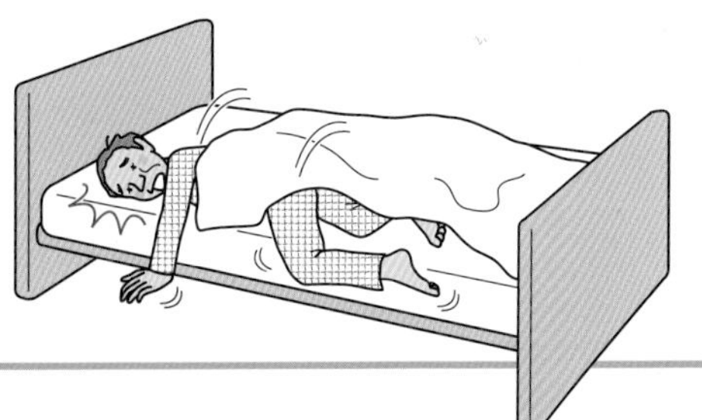

3 보행 보조기구 선택

걷는 자세가 불안정한 사람에게 보행 보조기구를 다루는 것은 자립의 조건을 마련해 주는 것이 가장 우선적인 사항입니다. 이용자의 입장에서 더 적합한 용품을 선택합니다.

보행 보조기구를 선택할 때의 기준

사용 대상

- 다리에 마비가 있는 사람
- 보행 시 관절 통증이 있는 사람
- 발 부분이 휘청거리는 사람

지팡이 사용

(➡P17)

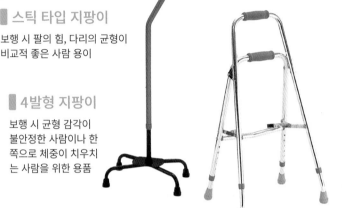

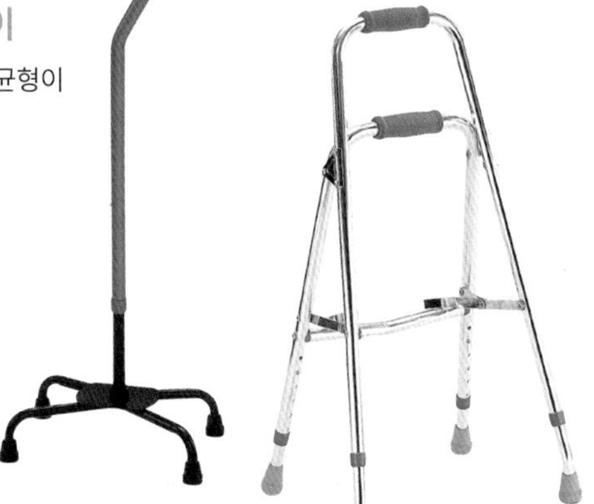

스틱 타입 지팡이

보행 시 팔의 힘, 다리의 균형이 비교적 좋은 사람 용이

4발형 지팡이

보행 시 균형 감각이 불안정한 사람이나 한 쪽으로 체중이 치우치는 사람을 위한 용품

사이드 워커

지팡이 보행기의 중간적인 보조기구

사용 대상

- 의지할 수 있는 것에 기대어 걸을 수는 있지만, 지팡이를 사용해서는 몸을 지탱하지 못하는 사람
- 지팡이 사용법을 기억하지 못하는 사람
- 장거리를 걸을 경우에는 보행이 불안정해지는 사람

보행기 · 보조보행차 사용

(➡P19)

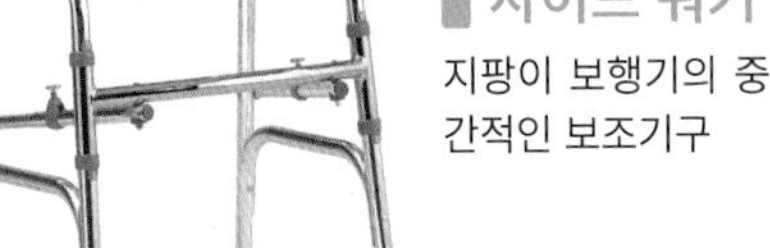

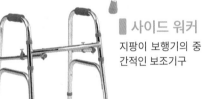

보조 보행차

보행기

보행기에는 양손으로 올리는 '고정형'과 좌우 프레임을 교대로 앞쪽으로 꺼낼 수 있는 '교대형'이 있다.

사용 대상

- 보행이 곤란한 사람
- 심한 요통, 마비, 관절 경직, 근육의 약점이 보이는 사람
- 신체 기능이 현저하게 쇠약한 사람

휠체어 사용

(➡P120)

도로교통법상 휠체어는 보행자로 취급합니다.
전동 휠체어는 무게가 있다는 점에 주의합니다.

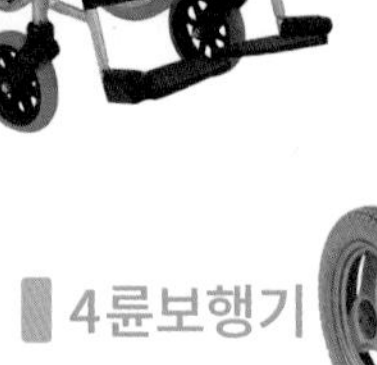

수동 휠체어

이용자 자신이 후륜 외측의 핸드림을 굴려서 작동시킬 수 있다.

4륜보행기

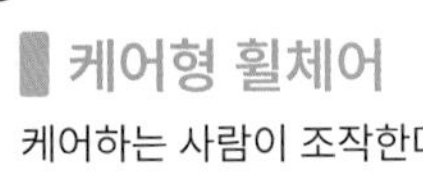

케어형 휠체어

케어하는 사람이 조작한다.

지팡이 종류

지팡이는 몸을 지탱해서 체중의 부하를 줄이고 균형을 유지하는 보행 보조기구매니다. 지팡이를 짚음으로써 동작에 리듬이 생기고 보행의 안정에 도움이 됩니다. T자형 · L자형 · 오프셋 형의 스틱 타입 외에도 커프(팔목 부위)에 팔을 통과하는 로프 스트랜드 클러치, 다점장(多点杖), 다각장(多脚杖), 목발 등이 있습니다.

사용상의 포인트

- 다리 골절 등으로 인해서 사용하는 목발을 제외하고 지팡이는 장애가 없는 건강한 쪽으로 지팡이를 짚는 것이 기본이다.
- 지팡이의 길이는 이용자에게 맞게 조절한다.
- 지팡이의 손잡이(그립)는 막대 모양에서 종류와 손 모양에 맞는것까지 종류가 다양하므로 실제로 지팡이를 잡아보고 확실하게 조절한다.
- 스틱 타입의 지팡이는 체중을 너무 의지하면 밀려서 휘어질 우려가 있으므로 주의한다.
- 다점장(多点杖)은 모든 지팡이 끝부분이 동일면에 짚어져야 하며, 특히 옥외에서 사용할 때에는 주의가 필요하다.
- 외출 시에는 미끄러지지 않는 신발을 신는다.

■ 지팡이 길이를 정하는 방법

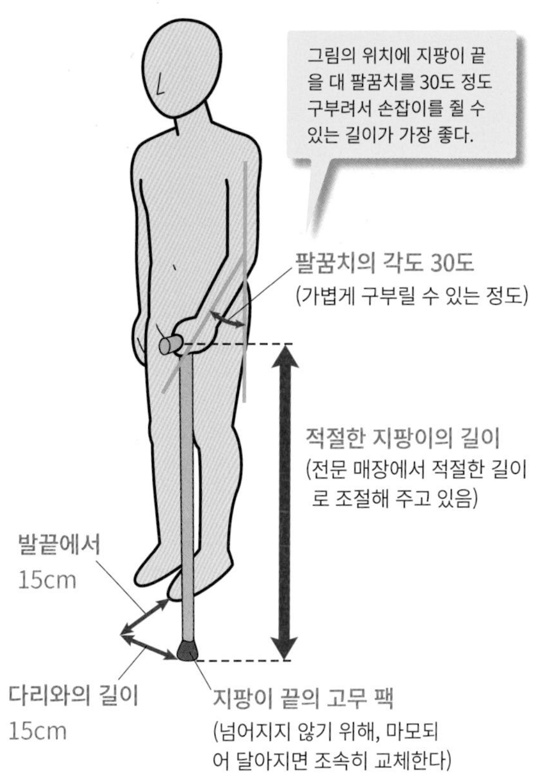

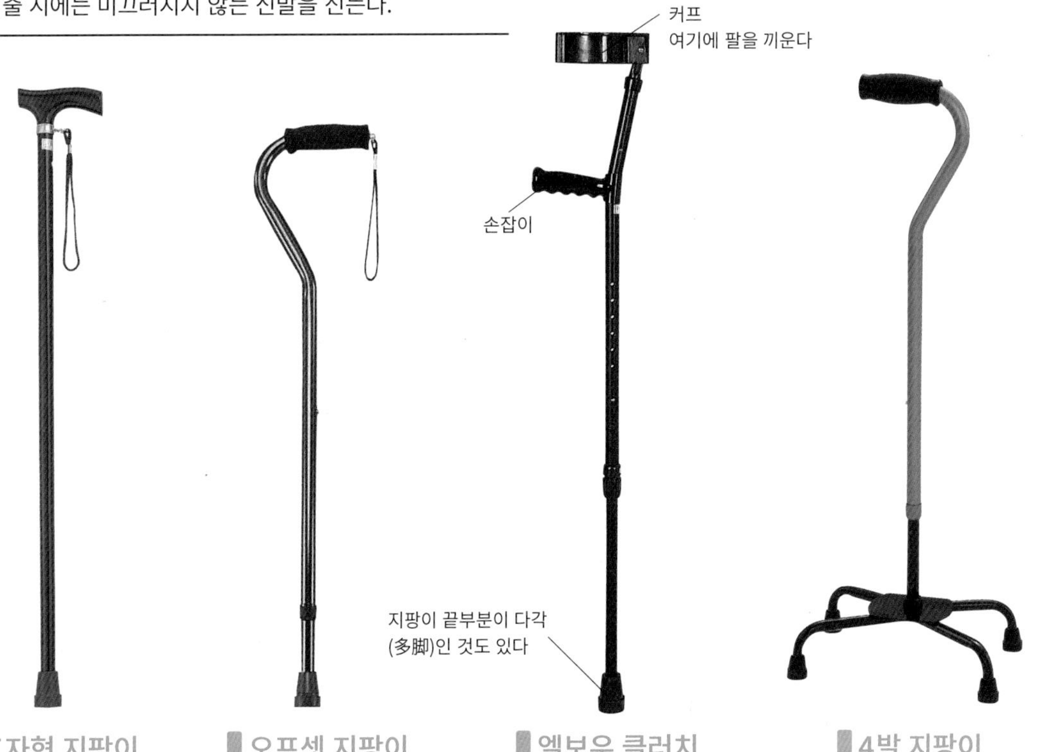

사이드 워커

사이드 워커는 지팡이와 보행기의 중간형 보행 보조기구 매니다. 실내에서 보행이나 상승의 보조에 사용합니다.

사이드 워커

사용 시 유의사항

- 한손으로 조작할 수 있으며, 보행 시에는 위의 그립을, 일어설 때에는 먼저 아래의 그립을 잡는다.
- 4발형 지팡이보다 안정감은 좋지만, 무겁기 때문에 야외 보행에는 적합하지 않다.

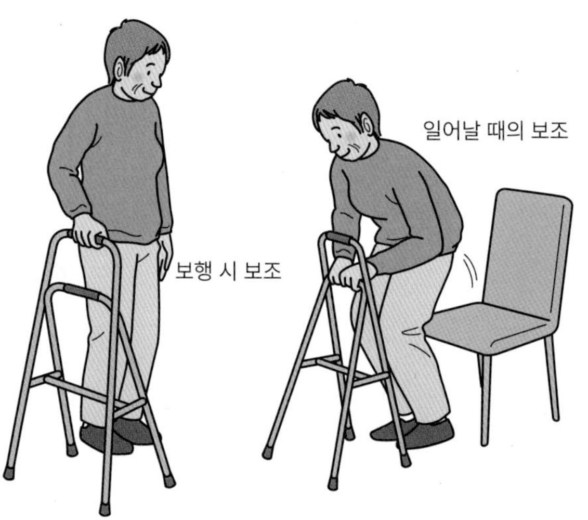

◦ 난간과 경사로를 정비할 때 주의사항 ◦

- 난간을 너무 많이 설치하는 것은 금물. 이용자의 상태나 주거 환경 등을 고려하여 필요한 부분만 설치한다.
- 현관 앞 등에 슬로프를 설치할 때에는 1/12의 경사를 이루도록 정비하는 것이 이상적이다.
- 휠체어를 이용할 경우에는 실내와 실외의 바닥 높이를 조절하여 전기 승강기 설치도 검토하면 좋다.

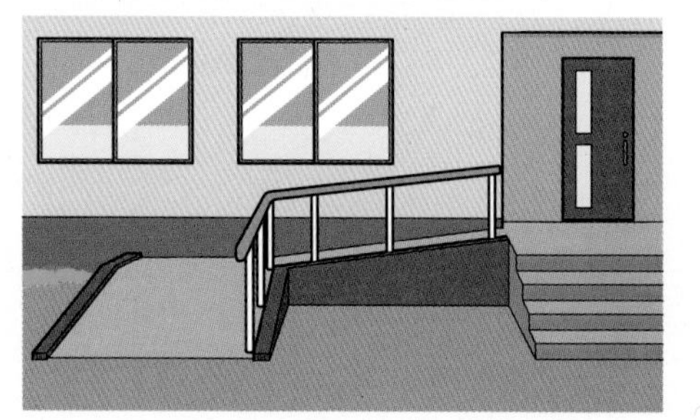

보충

■ 휠체어 이외의 케어보험 서비스의 복지 용품 대여 대상이 되는 보행 관련 상품은 다음과 같습니다(설치 · 주택 개조 공사가 불필요한 것에 한함).
❶ 난간, ❷ 슬로프, ❸ 워커: (1) 바퀴가 있는 것은 몸의 앞이나 좌우를 중심으로 한 손잡이 등을 갖춘 것, (2) 4륜 기구(보행기나 보행차)는 양팔로 들어서 이동이 가능한 것. ❹보행 보조 지팡이: 목발 소아마비 환자를 위한 캐나다 클러치, 로프 스트랜드 클러치, 관절염 환자를 위한 플랫폼 클러치 및 다점장(多点杖) 다각장(多脚杖). (스틱은 케어보험 서비스에서 제외) ❺ 이동용 리프트 (들어 올리는 기구 등의 재료 부분은 제외): 바닥 주행식, 고정식 또는 거치식.

보행기 · 보행 보조차

보행기는 4륜 구조로 몸 전체를 지탱하는 보행 보조기구매니다. 프레임 전체가 고정되어 양손으로 들어 올려서 앞으로 나아가는 고정형과 프레임의 연결부가 마름모꼴로 구부리고 좌우 프레임을 교대로 움직여서 앞으로 나아가는 교체형으로 나뉩니다.

보행 보조차는 손과 팔 등으로 몸을 지탱하고 조작하는 보행 보조기구매니다. 좌우 프레임과 이를 연결하는 중앙의 파이프로 이루어지고, 좌우 프레임 아래에는 바퀴 또는 캐스터가 붙어 있습니다. 4륜형 외에 3륜형도 의자와 바구니가 달린 실버 자동차도 보행차의 일종입니다.

사용 시 유의사항

- 보행기는 실내, 보행 차량은 야외 사용이 기본이다.
- 보행기는 보행 훈련이나 일어나기 훈련에도 사용된다.
- 보행 보조차에 걸터앉아서 사용할 때에는 주차 브레이크가 장착된 것을 선택한다.
- 실버카는 안정감이 부족하므로 중증 장애인에게 적합.
- 외출 시에는 미끄러지지 않는 신발을 신는다.
- 보행기 · 보행 보조차 모두 팔꿈치를 30도 구부린 높이에 그립의 위치를 조정한다(높이를 조절할 수 없는 것도 있다).

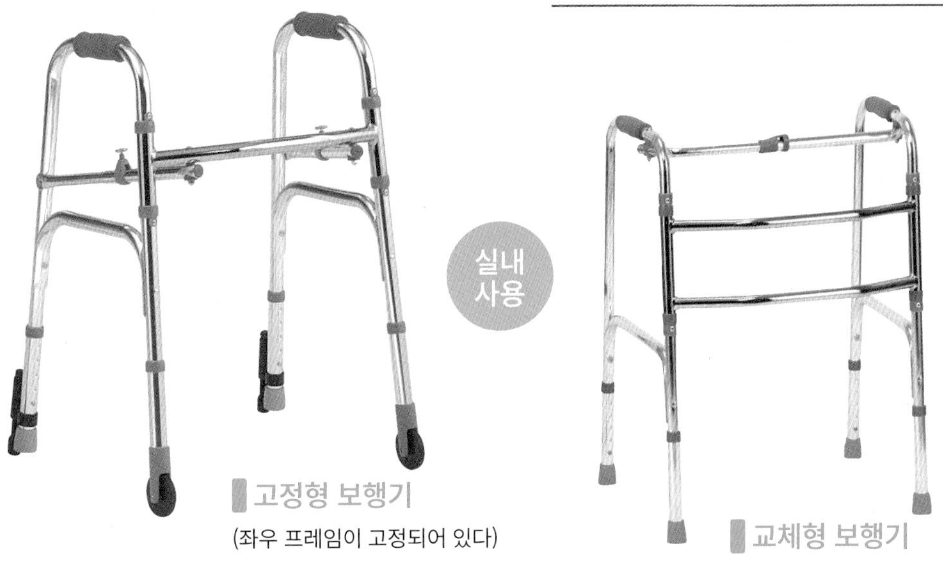

고정형 보행기
(좌우 프레임이 고정되어 있다)

교체형 보행기
(프레임의 연결부가 마름모꼴로 꺾임)

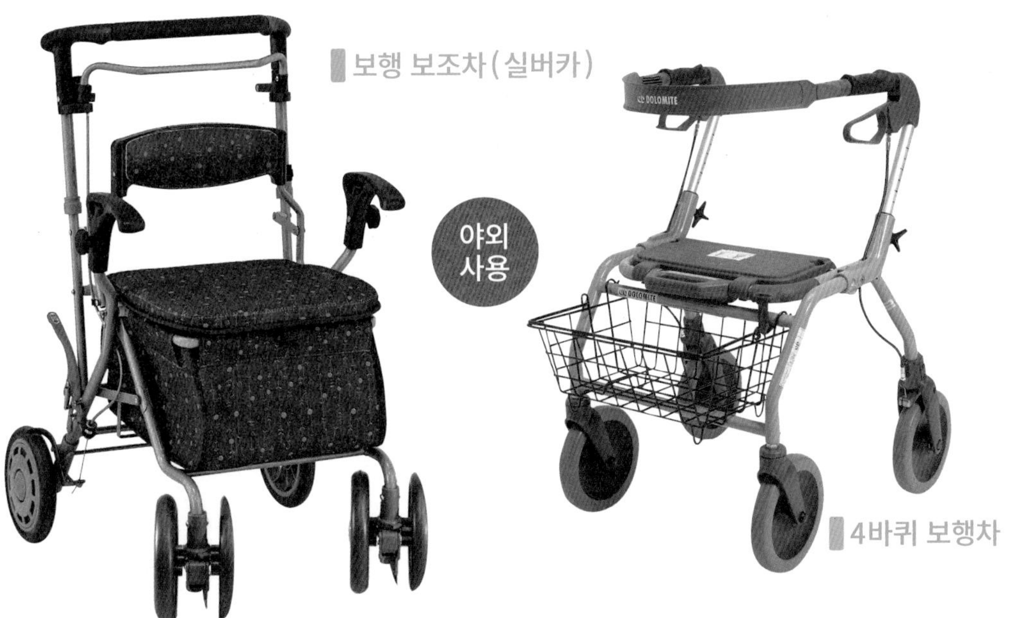

보행 보조차(실버카)

4바퀴 보행차

4 휠체어 선택

휠체어는 사용자 본인이 조작할 수 있는 '수동형'과 케어하는 사람이 조작하는 '케어형'이 있습니다. 전동 휠체어를 포함하여 이용자의 상태에 맞게 조절하여 사용합니다.

휠체어 구조 (케어형 휠체어)

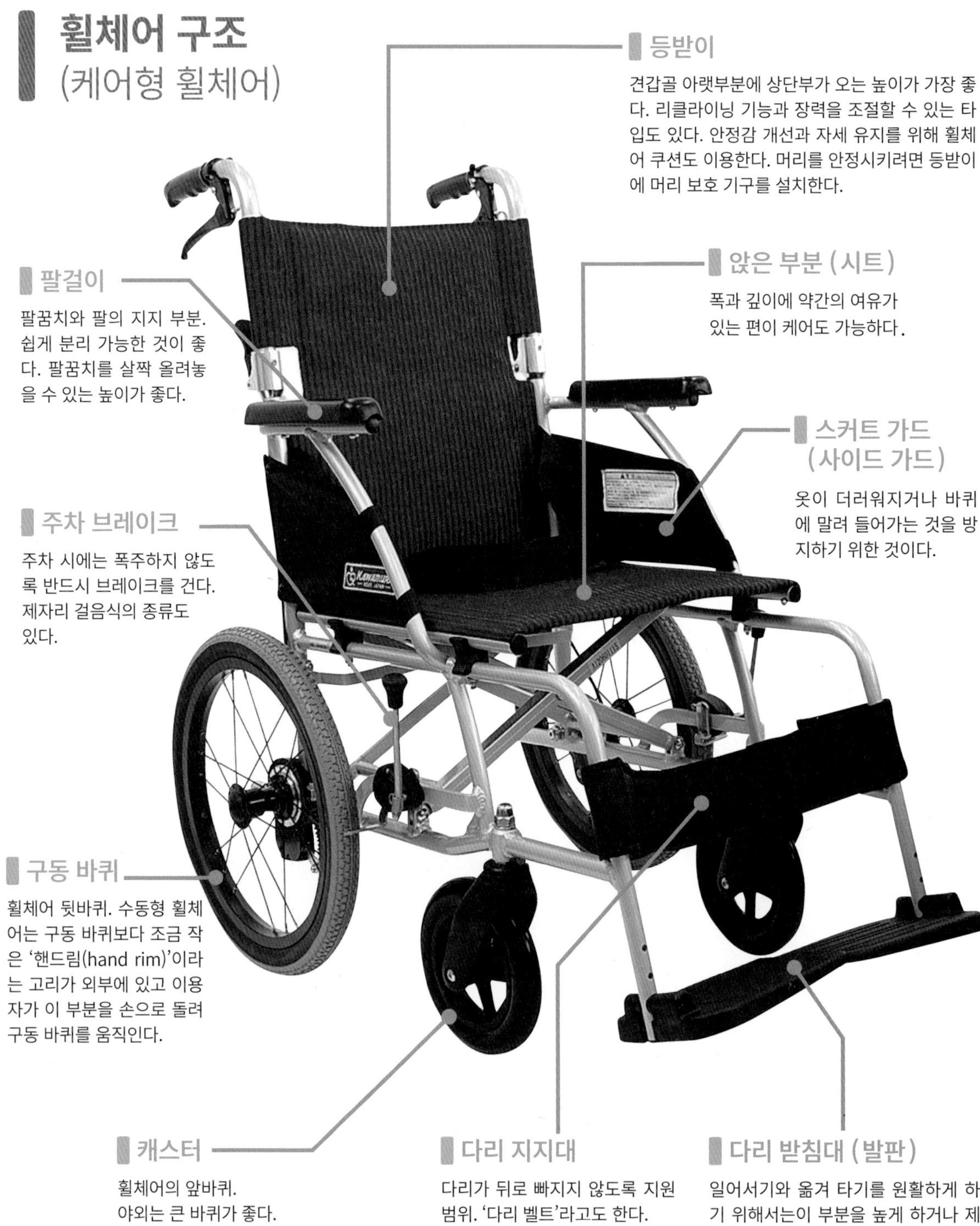

등받이

견갑골 아랫부분에 상단부가 오는 높이가 가장 좋다. 리클라이닝 기능과 장력을 조절할 수 있는 타입도 있다. 안정감 개선과 자세 유지를 위해 휠체어 쿠션도 이용한다. 머리를 안정시키려면 등받이에 머리 보호 기구를 설치한다.

팔걸이

팔꿈치와 팔의 지지 부분. 쉽게 분리 가능한 것이 좋다. 팔꿈치를 살짝 올려놓을 수 있는 높이가 좋다.

앉은 부분 (시트)

폭과 깊이에 약간의 여유가 있는 편이 케어도 가능하다.

스커트 가드 (사이드 가드)

옷이 더러워지거나 바퀴에 말려 들어가는 것을 방지하기 위한 것이다.

주차 브레이크

주차 시에는 폭주하지 않도록 반드시 브레이크를 건다. 제자리 걸음식의 종류도 있다.

구동 바퀴

휠체어 뒷바퀴. 수동형 휠체어는 구동 바퀴보다 조금 작은 '핸드림(hand rim)'이라는 고리가 외부에 있고 이용자가 이 부분을 손으로 돌려 구동 바퀴를 움직인다.

캐스터

휠체어의 앞바퀴.
야외는 큰 바퀴가 좋다.

다리 지지대

다리가 뒤로 빠지지 않도록 지원 범위. '다리 벨트'라고도 한다.

다리 받침대 (발판)

일어서기와 옮겨 타기를 원활하게 하기 위해서는이 부분을 높게 하거나 제거하는 것이 좋다.

선택 시 주의사항

다음의 3가지 요소를 반드시 고려합시다.

자세 유지: 장시간 앉아 있어도 자세가 흐뜨러지지 않고 안정감이 좋은 것을 선택합니다. '케어 형식' 휠체어는 케어하는 사람의 손이 들어가도록 좌석의 폭 2cm 정도의 여유가 있는 것이 좋습니다.

이동 : '수동형', '케어형'에 관계 없이 실제로 조작하기 쉬운지 여부를 확인합니다. 케어하는 사람의 체력에도 배려할 필요가 있습니다.

이승(옮겨 타기): 침대 등에 옮겨가기가 용이한지도 고려합니다. 팔걸이, 다리 받침대, 다리 지지대 등은 작동이 잘되고 탈부착이 가능한 타입을 선택합니다.
앉은 자세 유지가 어려운 경우에 뒷면과 앉은 자리의 각도를 고정한 채 의자를 넘어뜨릴 수 있는 틸트 리클라이닝 기능이 있는 것이 편리합니다.

사용 시 유의사항

- 휠체어 쿠션은 안정감 유지, 자세의 안정, 욕창 예방 등에 필수적. 또한, 앉은 면의 높이에는 쿠션의 두께도 고려하여 조절한다.
- 충격을 줄이기 위해 바닥 높이의 오르내림을 더 신중하게 해야 한다.
- 신체가 흔들리고 전신에 장애가 있는 경우는 고정용 안전벨트를 사용한다.
- 앉은 면의 깊이가 너무 길거나, 얕거나 하면 골반이 뒤로 밀리기 때문에 주의가 필요하다.
- 욕창 예방을 위한 중증 장애인이 장시간 휠체어에 앉아 있는 동안에는 케어가 미묘하게 신체 좌우로 어긋나거나, 리클라이닝 기능이 있으면 등을 기대는 각도 변경을 각각 적절히 반복한다.
- 도로교통법에서는 휠체어는 보행자로 취급된다.
- 가격은 비싼 편이지만, 이용자의 신체적 특징이나 요구 등에 따라 다양한 부품을 교환할 수 있는 모듈형 휠체어 구매도 검토해 본다.

기구 잡기(그립)

케어하는 자가 휠체어를 조작할 때 잡는 부분. 케어의 배꼽 위치의 높이에 있는 것이 이상적임.

제동용 브레이크

케어가 조작해서 주행 중 속도 조절 및 주행을 억제하는 브레이크. 한쪽 손의 레버로 두 바퀴를 제동할 수 있는 타입은 제동용 브레이크는 한쪽에만 있다.

티핑 레버

휠체어의 하단에 있으며, 뒤로 튀어나온 파이프의 타입. 케어하는 자가 이 부분을 밟아서 지렛대의 원리로 앞바퀴가 떠오른다. 몇 단계 정도의 계단이나 건널목 등 바닥의 기복 및 장애물이 있는 곳을 오르내리고 주행할 때 쓴다.

휠체어를 선택하기 전 확인 사항

이용자의 신체 크기	신장, 앉은키, 무릎 아래의 길이, 허리 폭 등
이용자의 신체 · 인지 능력	팔과 다리의 관절 가동 범위, 근력, 신체 균형, 인지 능력 등
주거 환경	휠체어를 이용(옮겨 타기 및 주행 · 회전)하는 방이나 복도 등의 넓이나 폭, 바닥의 기복 유무 등

휠체어 종류

수동형 휠체어(양손 구동식)

이용자 자신이 조작 가능한 휠체어. 구동 바퀴의 바깥에 있는 핸드림을 이용자가 손으로 돌려서 작동시킬 수 있다. 핸드림을 누르면 주행하고 핸드림의 회전을 멈춤으로써 브레이크가 걸린다. 주차 브레이크는 구동 바퀴의 전방에 있는 경우가 많다.

구동 레버

핸드림

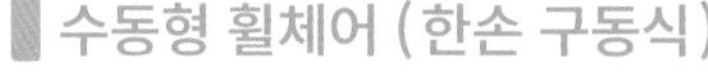

수동형 휠체어 (한손 구동식)

이용자 자신이 한 손으로 조작할 수 있는 휠체어. 이동하려는 방향으로 레버를 돌리는 식으로 움직이는 것으로, 전후좌우로 주행할 수 있다. 진행 방향과 반대쪽으로 레버를 조작하면 브레이크가 걸린다. 주차 브레이크도 한 손으로 조작 가능.

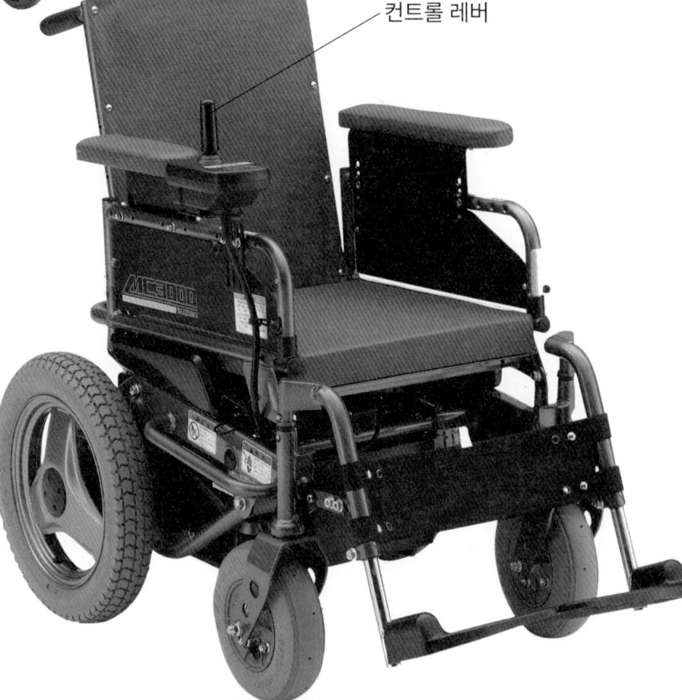

전동 휠체어

동력으로 전기 모터를 이용한 휠체어. 1개의 컨트롤 레버(조이스틱 레버)를 전후좌우로 쓰러뜨리는 것으로, 전후좌우로 달릴 수 있다. 컨트롤 레버에서 손을 떼면 자동으로 브레이크가 걸린다. 이 밖에 핸들로 조작하는 타입과 수동 휠체어에 전동 모터를 설치해 간이형 전동 휠체어도 있다.

휠체어 옮겨 타기 케어에 편리한 케어 용품

케어 벨트(안전 다기능 케어 벨트)

손잡이(핸드그립)가 여러 개 있는 것이 특징. 손잡이의 위치나 가지고 잡는 법을 바꿈으로서 다양한 케어 동작에 대응할 수 있다. 케어하는 사람에게도 장착시켜 이용자에게 그 벨트를 잡아주면 일으키기 등의 케어가 더 안정적이다.

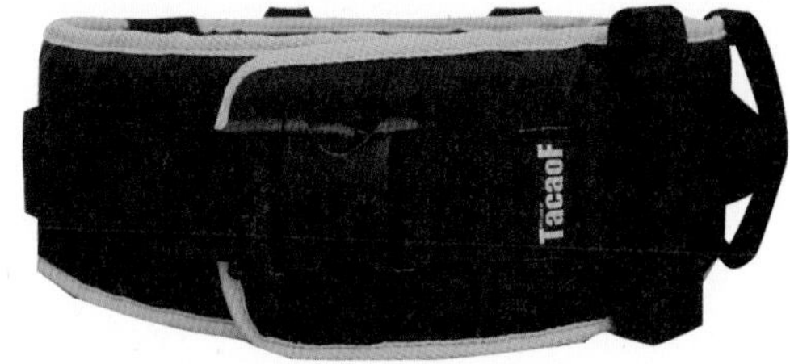

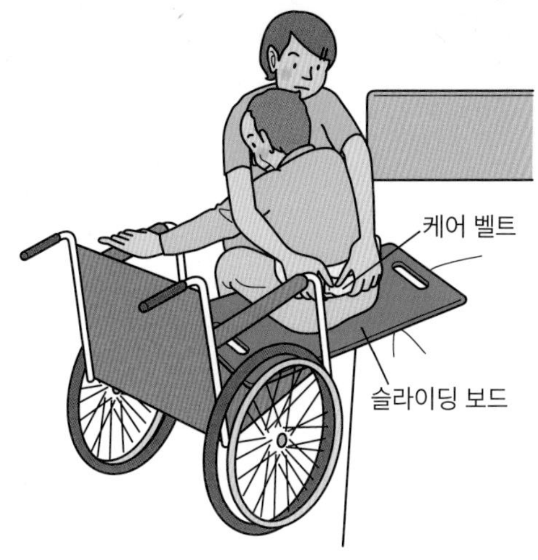

케어 벨트와 슬라이딩 보드를 사용한 이승 케어의 예

슬라이딩 보드(트랜스퍼 보드)

앉아 있는 자세 그대로 옮겨 타는 보조기구로 일어나기 어려운 사람에게 유용하다. 앉은 면을 옮겨 타기 위치와 동일한 높이로 해야하지만, 머리맡에 놓인 이동 변기 등으로 옮겨 타기에 사용할 수 있다. 또한, 슬라이딩 시트(➡P15)도 사용할 수 있다.

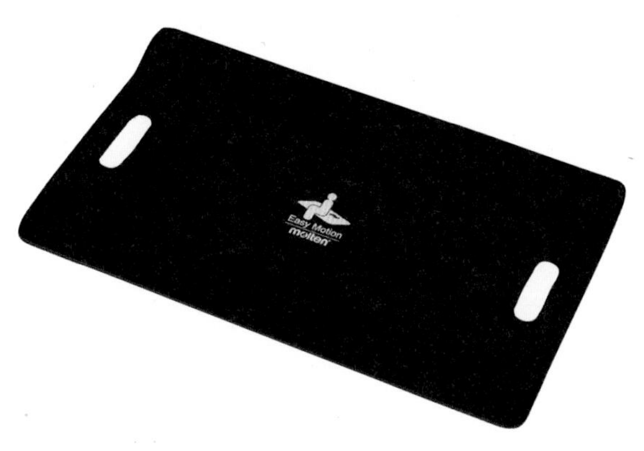

이동용 리프트

이동용 리프트를 제대로 활용하면 이용자에게 안전과 쾌적성이 확보될 뿐만 아니라, 케어의 부담도 크게 줄어든다. 이동용 리프트는 바닥 주행식, 고정식, 거치식으로 구분된다.

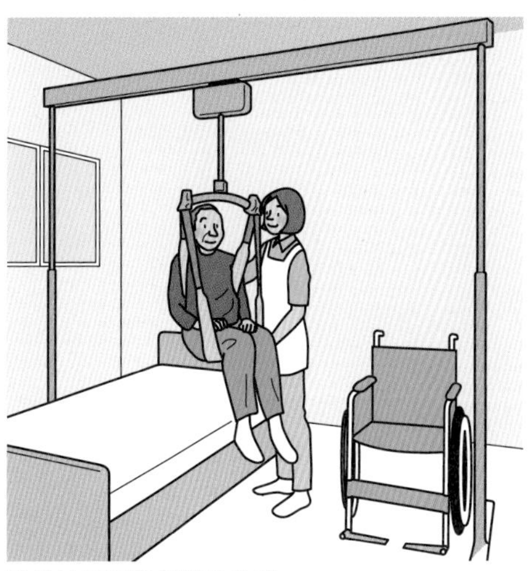

거치식 이동용 리프트의 예

재 해 발생에 대한 대비

우리나라도 이제는 지진 안전지대가 아닙니다. 2016년 9월 12일 경주 지역에서는 진도 5.8의 지진이 발생했으며, 2017년 11월 15일에는 포항 지역에서 진도 5.4의 지진이 발생했습니다. 또한, 2019년 4월 4일에는 강원도 고성 지역에서 대규모 산불이 발생하여 많은 주민이 피해를 입었습니다.

재해 시에 무엇보다도 우선되는 것은 안전 확보와 피난입니다. 최근에는 자체적인 노력의 기준이 되는 3일분의 비상 식량과 음료를 모은 비축 세트 등 비치용 방재 관련 용품도 충분히 제공되고 있기 때문에 비축해 두는 것이 좋습니다.

비상 휴대품은 정기적으로 점검하고 즉시 꺼낼 수 있도록 정리해 둡시다.

● 긴급 시 편리한 상품

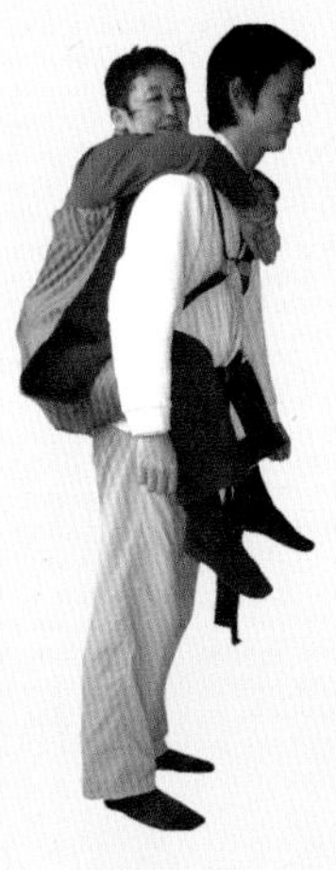

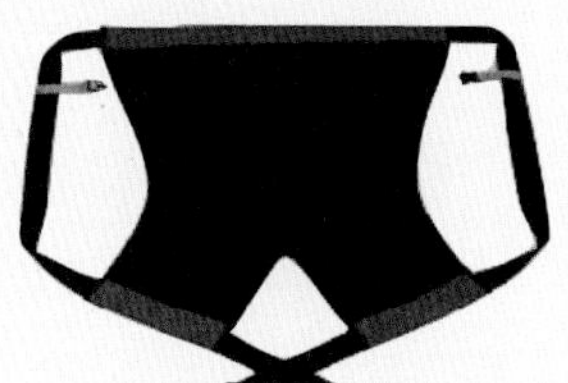

안전하게 짊어질 수 있는 도구

양다리를 껴안지 않고도 업을 수 있는 보조기구. 케어하는 사람의 양팔이 자유롭기 때문에 긴급 피난 시와 계단 오르내리기 등의 이동 케어를 더욱 안전하게 할 수 있다.

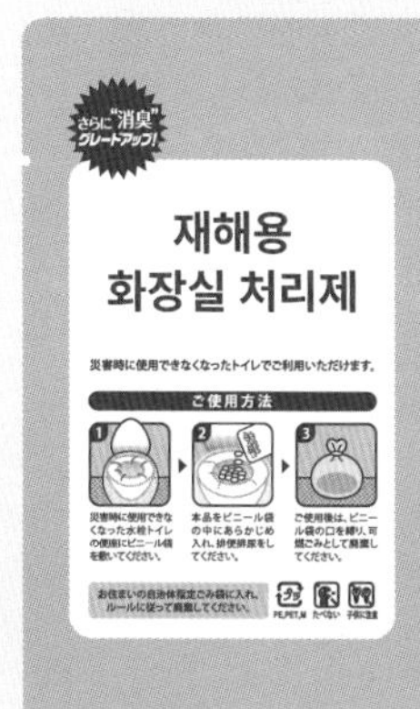

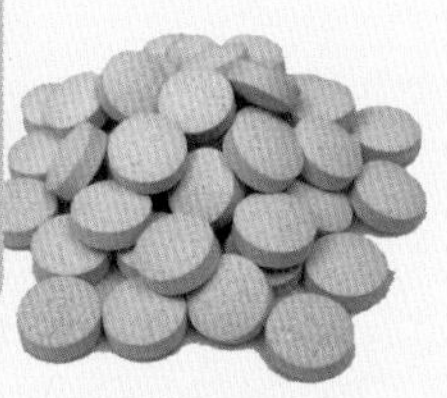

재해용 화장실 처리제

뒷처리가 간단한 살균 탈취제. 수돗물이 단수된 화장실과 간이 화장실 등에 비닐을 깔고 그 위에 이 약을 넣고 나서 용변을 본다.

● 병의 상태에 따른 비상 휴대품

병의 상태	비상 휴대품
노약하거나 치매에 걸린 사람	기저귀, 휴대용 화장실, 기저귀 교환용 비닐 시트, 메는 용의 다양한 끈(포대기 끈), 상비약, 처방전 등
난치병, 몸의 내부에 장애가 있는 사람	휴대용 화장실, 상비약, 처방전, 식사 세트 (치료식) 【신장 질환】투석시설 목록, 투석검사 데이터의 사본 등 【호흡기 질환】휴대용 산소병 등 【방광 · 직장 질환】스토마용 장비, 장세척 세트(물, 물티슈, 비닐봉투, 고무줄, 가위) 등
지체장애인	기저귀, 휴대용 화장실, 기저귀 교환용 비닐 시트, 업는용 끈, 여분의 휠체어, 타월, 보장구(補裝具), 전동 휠체어 배터리 등
지적장애인	상비약, 처방전, 꼭 필요한 신변 품목, 본인이 먹을 수 있는 식량 등
정신장애인	상비약, 처방전, 물
시각장애인	장갑, 안경, 흰 지팡이, 시계(음성식, 촉지식 등), 점자판, 상비약, 처방전 등
청각장애인	보청기(전용 배터리), 메모 용지, 필기도구(필담용), 피리, 경보음, 이메일 기능을 갖춘 휴대전화 등
(참고) 유아	기저귀, 물티슈, 분유, 생수 등

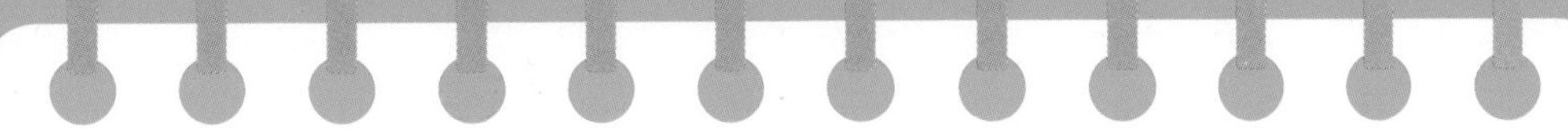

PART

2

이동 케어

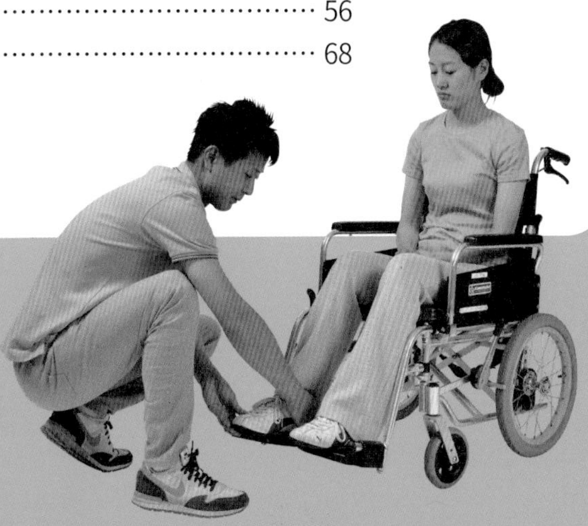

1 이동 케어의 기본 동작

사람들이 일상생활을 하기 위해서는 이동이 필요합니다. 이동 케어는 '돌아 눕기 케어', '일어서기 케어' '일어서기 케어', '앉기 케어','걷기 케어' 등 5가지 기본 동작이 있습니다.

돌아 눕기 케어

돌아 눕기는 주로 욕창을 방지하기 위해 실시하는 케어입니다. 몸 닦기 및 침대 시트 교환을 할 때에도 이 케어가 필요합니다.

• 돌아 눕기 케어 (➡ P30)

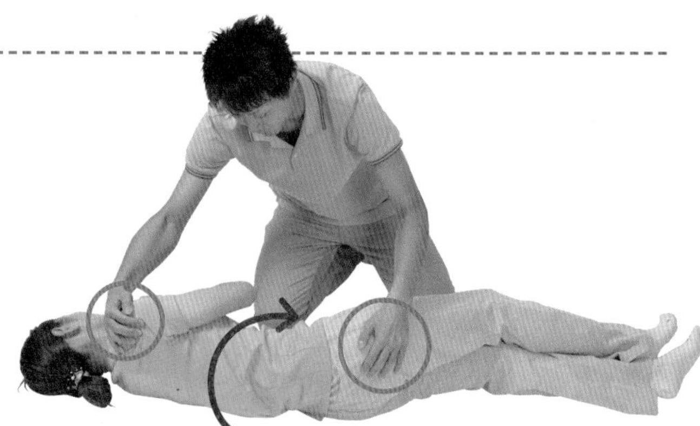

어깨와 엉덩이에 손을 대고 앞쪽으로 돌아눕힌다.

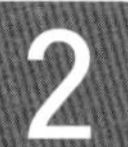

일으나기 케어

누워 있기만 하면 안 되기 때문에 일어나기는 필요한 케어입니다. 일어나는 동작이 가능하면 양손이 자유로워지고, 책을 읽을 수 있게 됩니다.

• 일어나기 케어 (➡ P34)

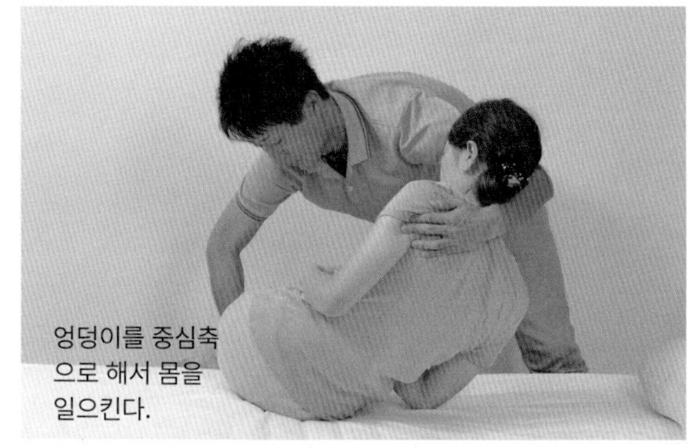

엉덩이를 중심축으로 해서 몸을 일으킨다.

3 일어서기 케어

휠체어에 옮겨 타는 동작 등에 필요한 케어입니다. 잘못된 방법으로 일어서기를 하면 허리를 다치기 쉽기 때문에 주의가 필요합니다.

일어서기 케어는 상대방의 움직임에 따라 '이동시키는 것'이 아니라 '일어설 수 있는' 케어라는 점에 유의해야 합니다.

• 바닥에서 일어서기 (➡ P38)
• 의자에서 일어서기 (➡ P44)

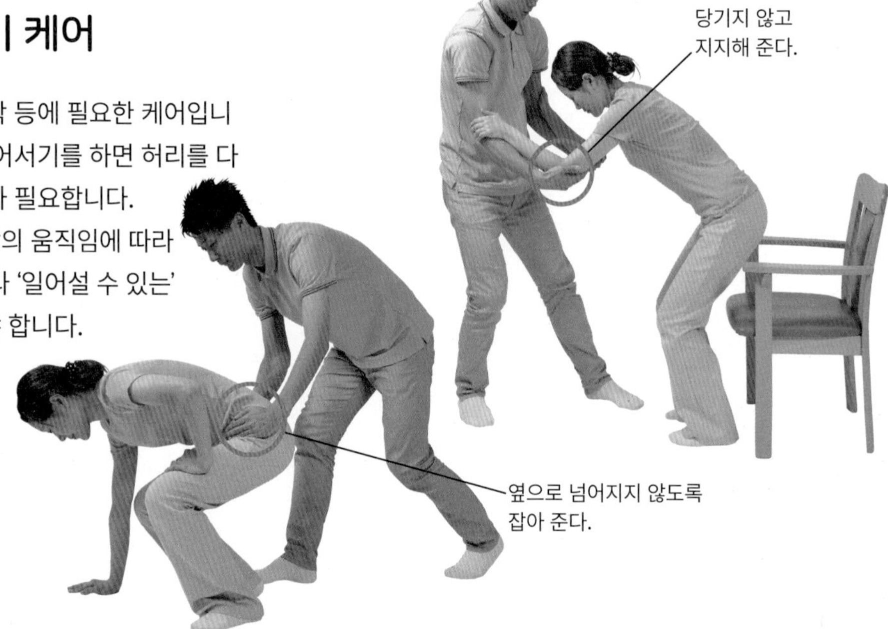

당기지 않고 지지해 준다.

옆으로 넘어지지 않도록 잡아 준다.

4 앉기 케어

화장실 등에 앉을 때 필요한 동작입니다. 앉는 동작의 케어 방법은 일어서기 케어의 동작과 반대로 실시합니다. 일어서기 케어와 앉기 케어는 함께 기억해 두면 좋습니다.

- 앉기 케어 (➡ P48 · 52)

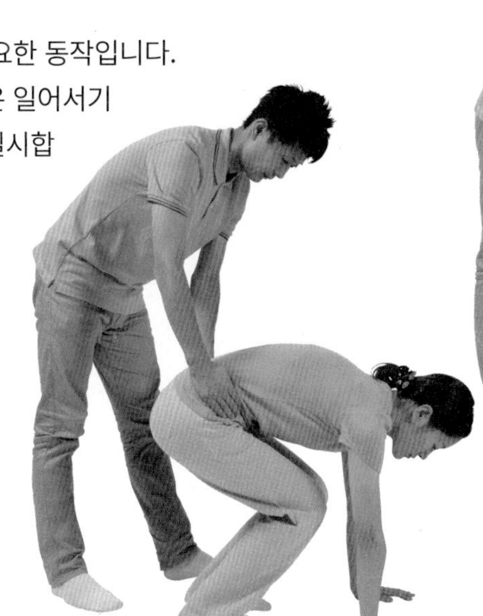

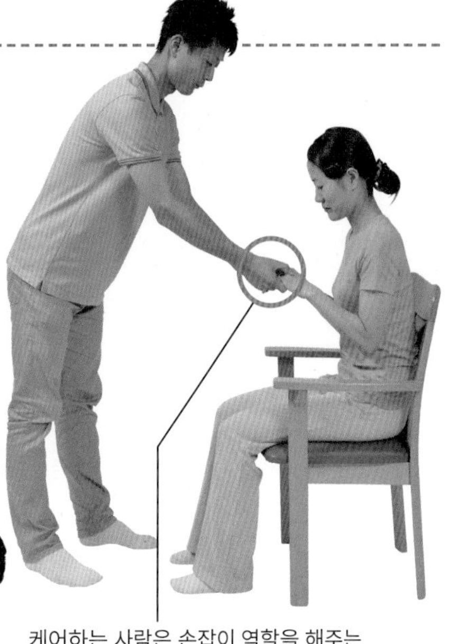

케어하는 사람은 손잡이 역할을 해주는 방식으로 지원한다

5 걷기 케어

걷기 케어는 화장실 등에 갈 때 필요합니다. 상대방이 걷는 보폭에 맞추고 걷는 속도에 맞춘 케어라는 점을 유의해야 합니다. 계단 오르내리기 케어도 있습니다.

- 걷기 케어 (➡ P68)
- 계단 오르내리기 케어(➡ P72)

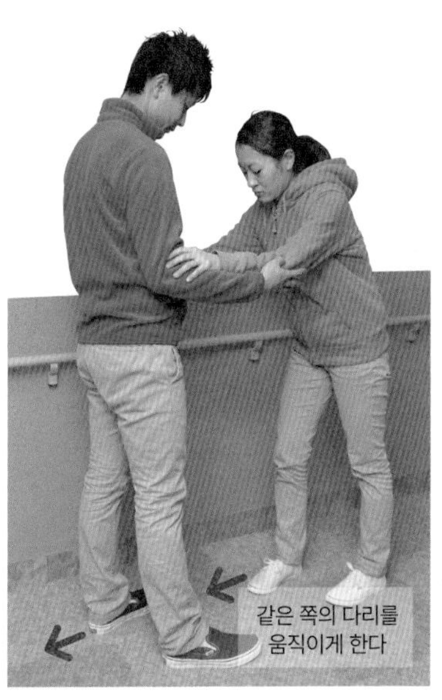

같은 쪽의 다리를 움직이게 한다

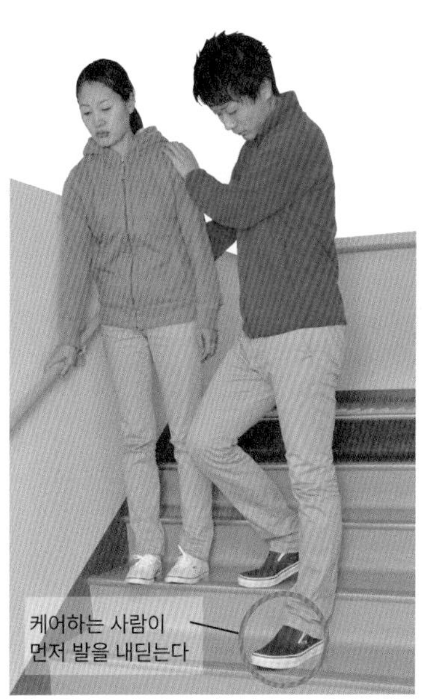

케어하는 사람이 먼저 발을 내딛는다

케어받는 사람이 할 수 없는 동작만 도와준다

일상생활에 필요한 동작은 여기에서 소개한 5 종류의 이동 케어 방법을 병행하여 케어를 합니다. 예를 들어, 침대에서 화장실에 가는 경우는 '일어서기'→ '일어서기'→ '걷기'→ '(변기에) 앉기' 등의 기능을 수행합니다. 이 가운데에 케어받는 사람이 할 수 없는 것이 '걷기'뿐이라면, 걷기만을 케어하고 나머지는 스스로 하도록 합니다. 동작이 가능한 부분은 본인이 스스로 하도록 하고, 불가능한 동작만 도와주는 것이 서로가 편안한 케어의 핵심입니다.

2 이동 케어의 기본 원칙

이동 케어에서는 케어하는 사람은 케어받는 사람을 '움직이도록 하는 것'이 아니라 케어받는 사람의 동작에 따라 '움직이는 것'이라는 점을 인식하고 행해야 합니다.

1 신체의 자연스러운 동작을 익힌다

'이동 케어'에서는 케어받는 사람의 신체 동작과 중심 이동의 원리를 이해하는 것이 중요합니다. 또한, 상대방의 움직임에 맞춤으로써 서로의 신체적 부담을 줄일 수 있습니다. 머리로 이미지화하기 어려운 동작은 실제로 직접 해보면 좋을 것입니다.

상대의 움직임에 맞추어 케어한다

사람은 일어설 때 무게 중심은 '위쪽'이 '앞쪽'으로 이동합니다. 케어받는 사람의 동작을 헤아리면서 케어를 하기 위해서는 '위쪽'으로 들어 올리는 것이 아니라 '앞쪽'으로 몸을 당기는 케어가 옳다는 것을 알 수 있습니다.

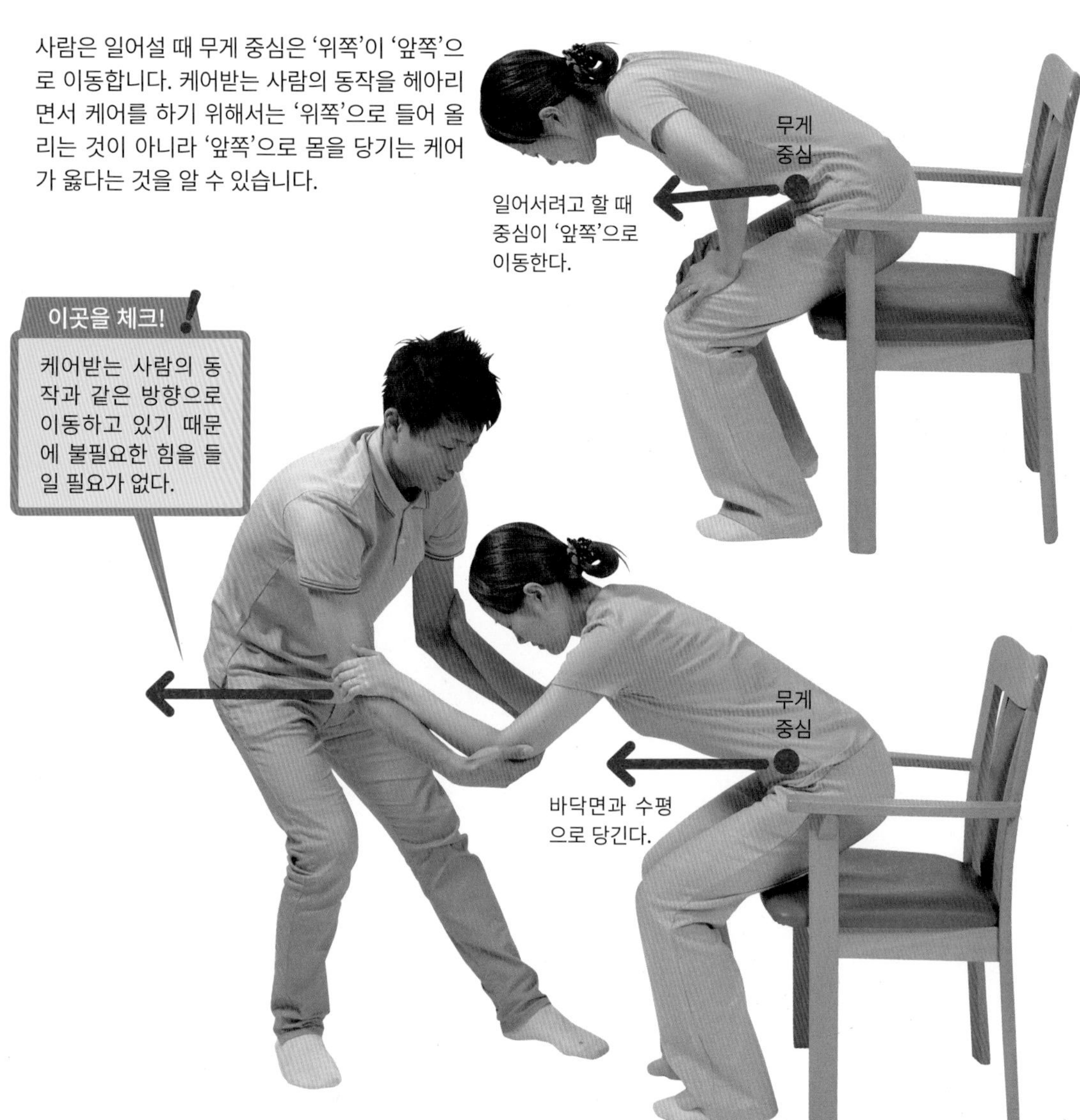
무게
중심
일어서려고 할 때
중심이 '앞쪽'으로
이동한다.
이곳을 체크!
케어받는 사람의 동작과 같은 방향으로 이동하고 있기 때문에 불필요한 힘을 들일 필요가 없다.
무게
중심
바닥면과 수평
으로 당긴다.

2 대화를 하면서 불안감을 해소한다

누구나 갑자기 신체 접촉을 당하거나 이동시키면 기분이 좋지 않습니다. 이점은 케어에 있어서도 마찬가지입니다. 먼저 "○○님, △△합시다"라고 이야기를 하고 케어를 시작하면 케어받는 사람도 마음의 준비를 할 수 있습니다.
또한, 말을 거는 방식은 형식적인 것이 아니라, 상대방에게 제대로 전달될 수 있도록 하는 것이 중요합니다. 이야기를 하고 나서 잠깐 시간을 두고 케어 동작을 이어가면 좋습니다.

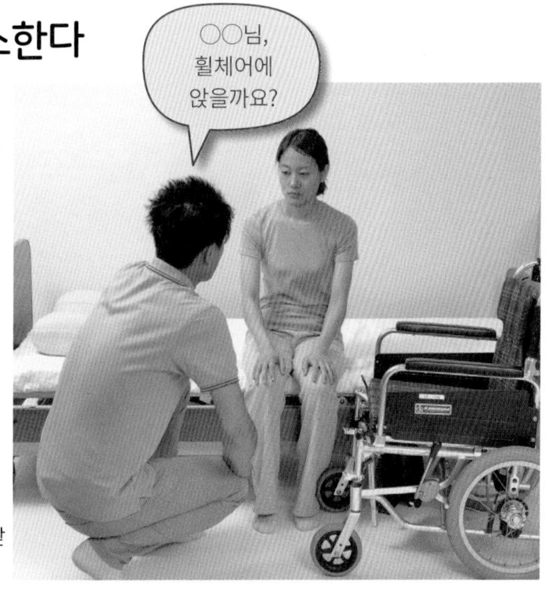

상대방의 눈을 보고 이야기한다. 그래야 케어받는 사람도 마음의 준비를 할 수 있다.

3 주변 환경에 신경을 쓰며 케어한다

케어를 할 때 상대방의 동작뿐만 아니라 주변 환경도 신경을 써야 합니다. 특히 밖에서 케어를 할 때는 항상 주위의 안전을 확인합니다.

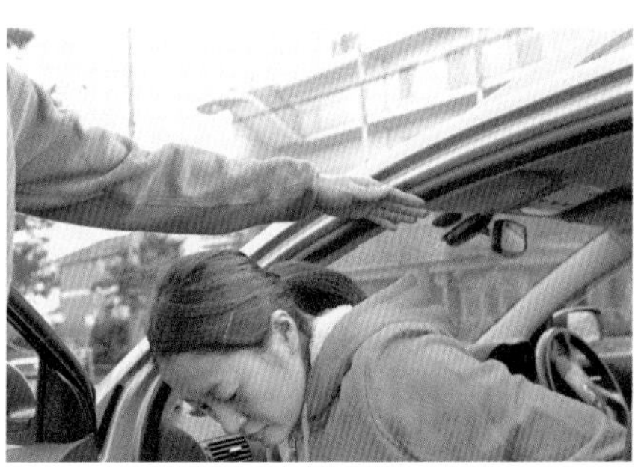

자동차에 탑승할 때 머리를 부딪히지 않도록 차 윗부분에 손을 넣는다.

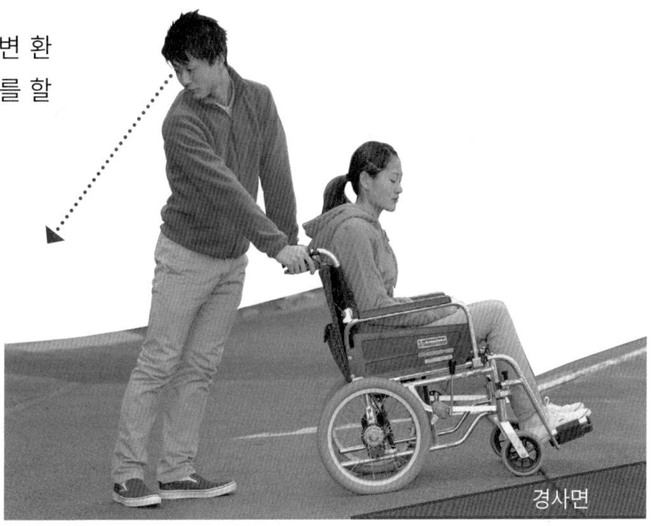

언덕길을 내려갈 때는 장애물이 있는지, 전후좌우의 안전을 확인한다.

서로 '편안한 케어'를 목표로 한다

가장 바람직한 케어는 상대방이 '케어를 받고 있다'고 느끼지 않는 케어입니다. 케어를 하고 있어서, 자신의 동작에 위화감이 생기거나 불필요한 동작을 거들어 주게 되면 케어 방법이 잘못될 수도 있습니다. 잘못된 케어는 요통의 원인이 되기도 합니다. '어떻게든 케어를 할 수 있어서 좋다'고 판단할 것이 아니라, '조금이라도 편안한 케어'를 하는 것을 목표로 노력하십시오.

1 욕창을 방지하는 돌아 눕기

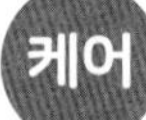

욕창은 신체의 일부가 압박되어 혈액의 흐름이 나빠지고 조직이 괴사한 상태입니다.
돌아 눕기 동작의 올바른 지식을 습득하여 욕창을 예방합시다.

돌아 눕기가 욕창을 방지한다

◦ **욕창이란?**

같은 자세로 오래 누워 있으면 신체의 일부가 압박되어 혈류가 나빠져서, 주변 조직이 괴사해 버립니다. 이것이 욕창입니다. 욕창이 악화되면 세균 감염 등을 일으켜 온몸에 증상이 퍼지기도 합니다.

◦ **돌아 눕기 및 욕창 예방**

욕창을 예방하기 위해서는 신체의 동일 부위가 오랫동안 압박을 받지 않도록 돌아 눕기를 해야 합니다.
건강한 사람은 자고 있는 동안에도 무의식적으로 몸을 돌아누울 수 있지만, 신체 기능이 약한 사람은 의식적으로 몸을 돌아 눕히거나 케어를 받아야 합니다. 욕창을 방지하기 위해 2시간에 한 번의 돌아 눕기가 필요합니다.

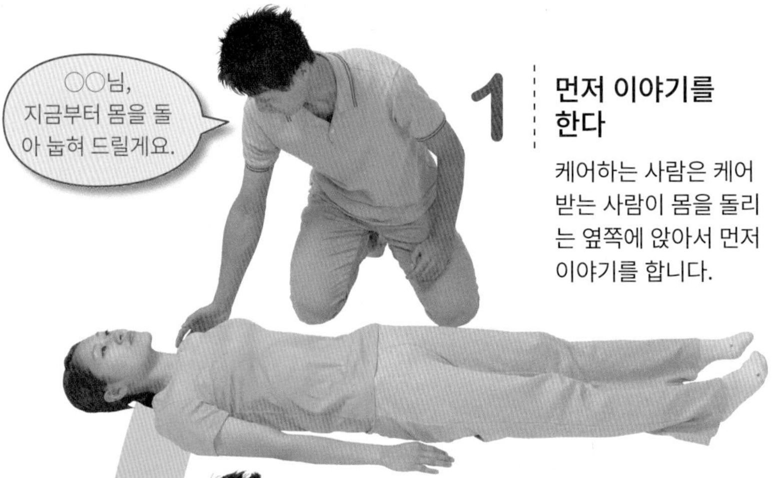

○○님,
지금부터 몸을 돌아 눕혀 드릴게요.

1 먼저 이야기를 한다

케어하는 사람은 케어받는 사람이 몸을 돌리는 옆쪽에 앉아서 먼저 이야기를 합니다.

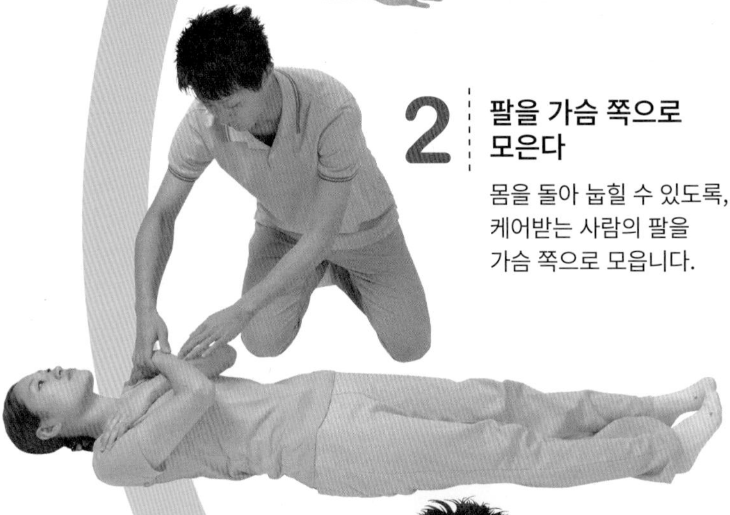

2 팔을 가슴 쪽으로 모은다

몸을 돌아 눕힐 수 있도록, 케어받는 사람의 팔을 가슴 쪽으로 모읍니다.

3 다리를 모은다

케어받는 사람의 다리를 잡습니다. 몸을 돌아 눕히는 방향과 반대로 다리를 위로 합니다.

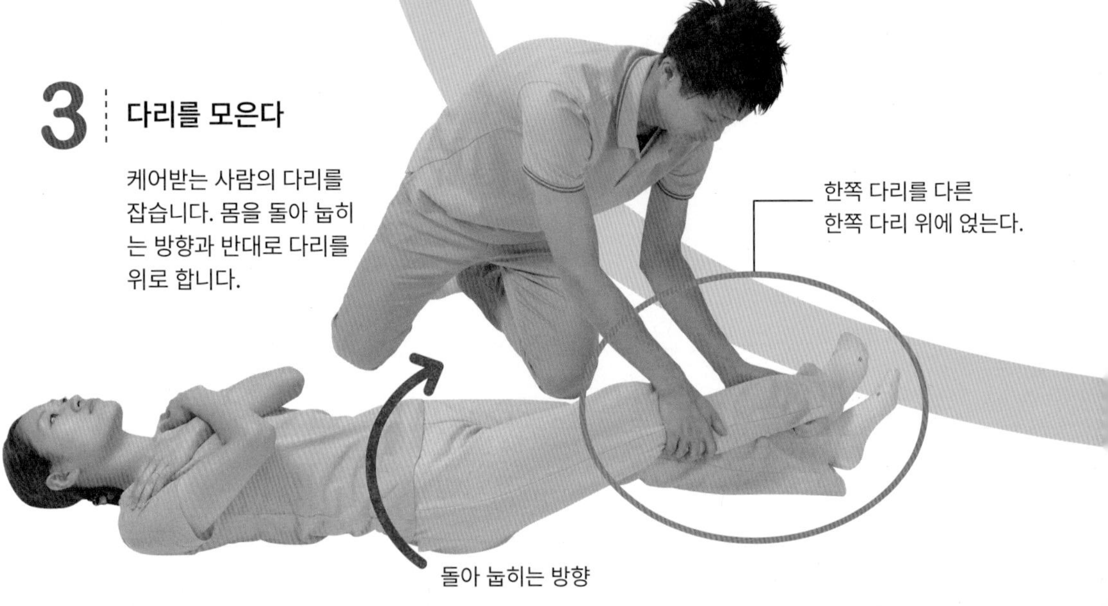

한쪽 다리를 다른 한쪽 다리 위에 얹는다.

돌아 눕히는 방향

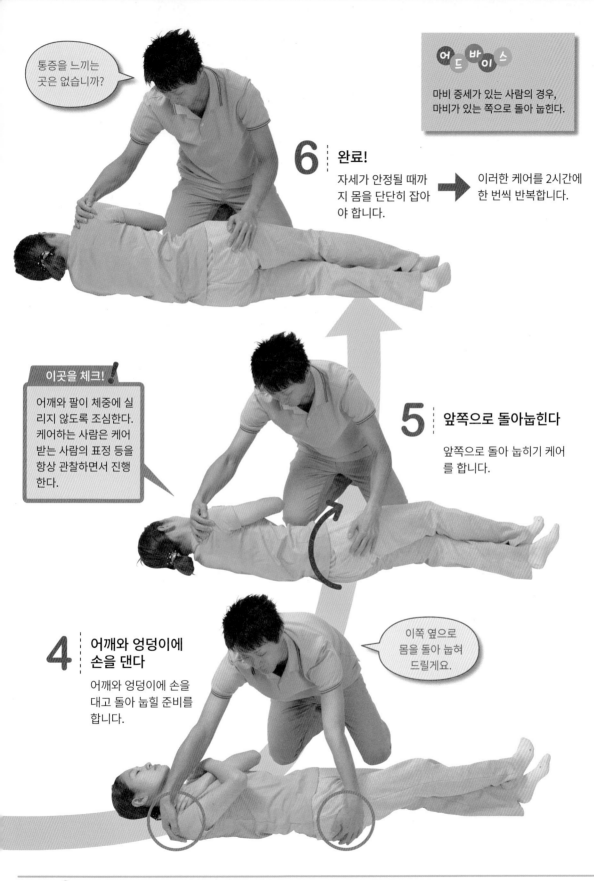

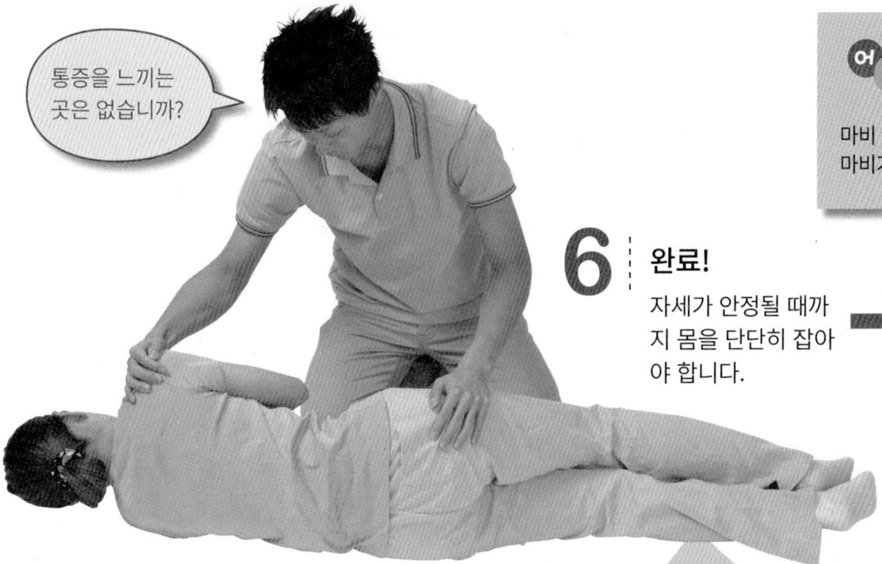

통증을 느끼는
곳은 없습니까?

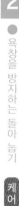

마비 증세가 있는 사람의 경우, 마비가 있는 쪽으로 돌아 눕힌다.

6 완료!

자세가 안정될 때까지 몸을 단단히 잡아야 합니다.

이러한 케어를 2시간에 한 번씩 반복합니다.

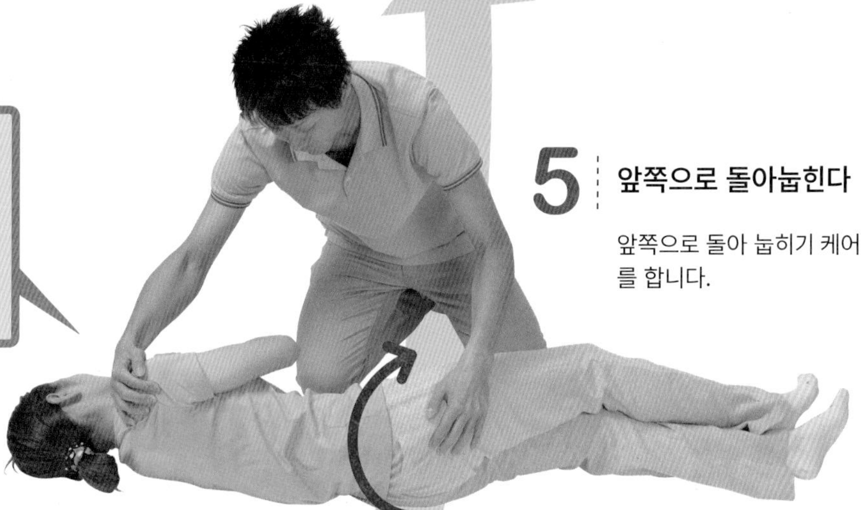

이곳을 체크!

어깨와 팔이 체중에 실리지 않도록 조심한다. 케어하는 사람은 케어 받는 사람의 표정 등을 항상 관찰하면서 진행한다.

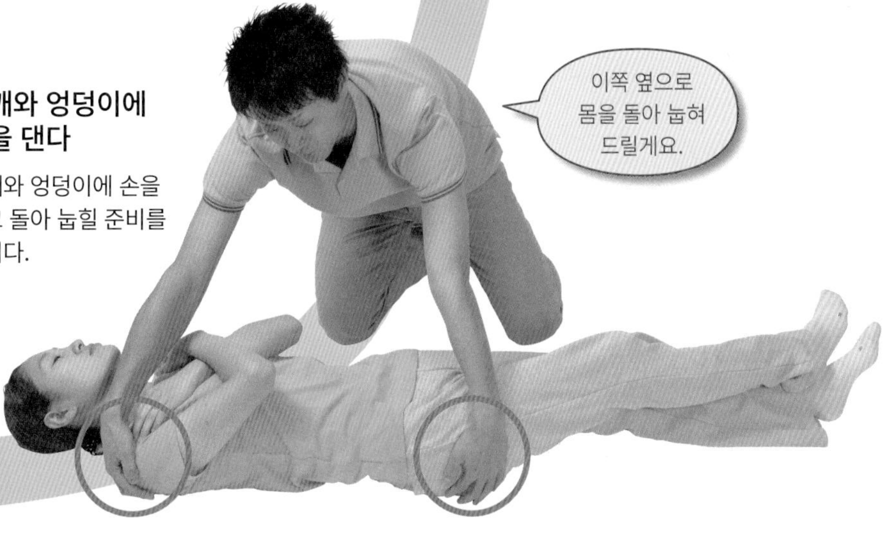

5 앞쪽으로 돌아눕힌다

앞쪽으로 돌아 눕히기 케어를 합니다.

이쪽 옆으로
몸을 돌아 눕혀
드릴게요.

4 어깨와 엉덩이에 손을 댄다

어깨와 엉덩이에 손을 대고 돌아 눕힐 준비를 합니다.

원 포인트

가정 등에서 자주 케어할 수 있는 여건이 어려운 경우에는 욕창 방지용 내압분산(耐圧分散) 매트리스 등을 사용하면 좋습니다.

1 침대에서 일어나기

자립

체력이 약해진 사람이라도 몸을 돌려서 옆으로 일어나면 편하게 할 수 있습니다.

이곳을 체크!

1~2의 동작은 몸을 돌려 눕게 한 후, 상체를 일어나게 하는 데에 필요한 동작이므로 반드시 이동 작을 거쳐야 한다.

침대에서 일어날 수 있도록 다리를 옮겨주세요

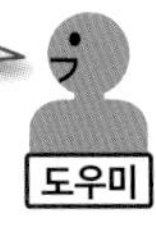
도우미

1 다리를 이동한다

중요

다리를 침대 가장자리로 옮깁니다.

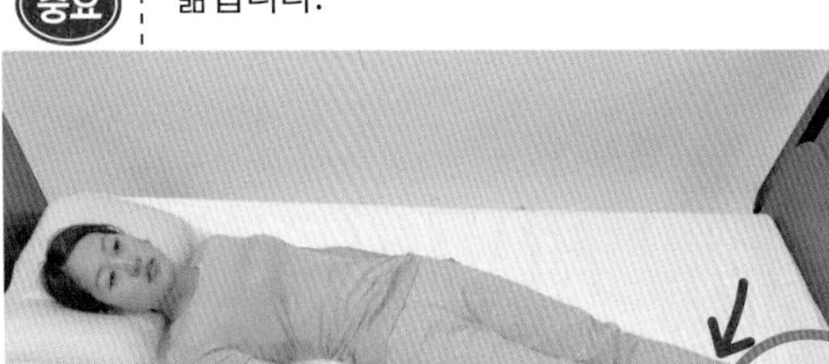
다리를 침대 가장자리로 옮긴다.

2 머리 윗부분을 침대 안쪽으로 당긴다

중요

머리를 다리와 반대 방향으로 밀어 몸을 비스듬히 합니다.

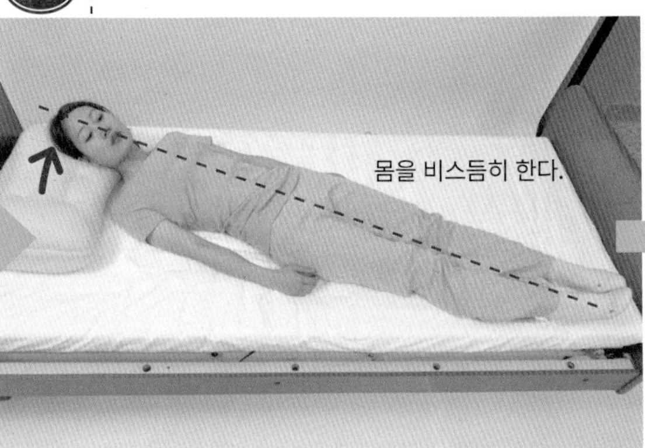
몸을 비스듬히 한다.

이곳을 체크!

상반신이 일어나는 반동으로 자연히 다리가 내려간다.

7 일어난다

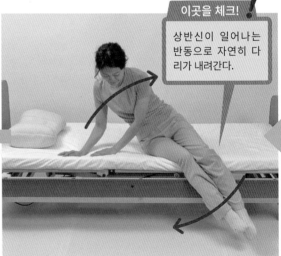

양손으로 침대를 짚도록 하고 상반신을 천천히 일어나도록 합니다.

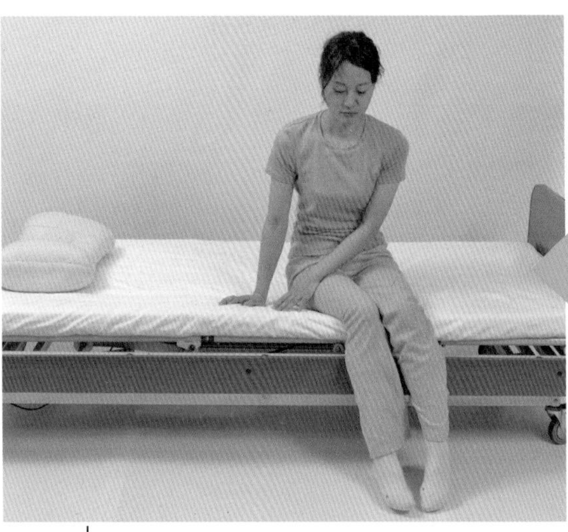

8 완료!

몸이 안정될 때까지 손의 힘은 빠지지 않도록 합니다.

무리하지 말고 천천히 일어나 주세요.

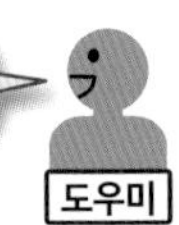
도우미

올바른 동작을 도전해 본다

중증환자로 드러누워 있어서 일어날 수 없다고 생각하는 사람도 올바른 동작을 숙지해서 일어날 가능성도 있습니다. 팔의 힘으로 일어날 수 없는 사람도 우선 일어나려고 노력해 보는 것이 중요합니다.

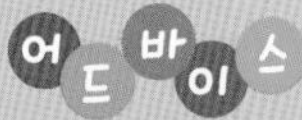

팔의 힘만으로 일어나게 하려고 하지 말고 온힘을 다해 일어날 수 있도록 대화를 나누며 시도해 봅시다.

이곳을 체크!

침대의 안쪽 다리를 세우면 돌아 눕기가 쉬워진다.

PART 2 ● 침대에서 일어나기 자립

3 안쪽 다리를 세운다

돌아 눕기를 쉽게 하기 위해 안쪽 다리를 세웁니다.

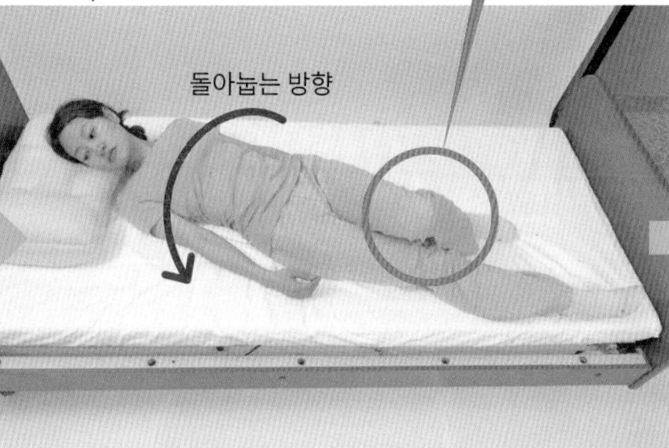

4 돌아눕는다

일어나는 방향으로 돌아누워 몸을 돌립니다.

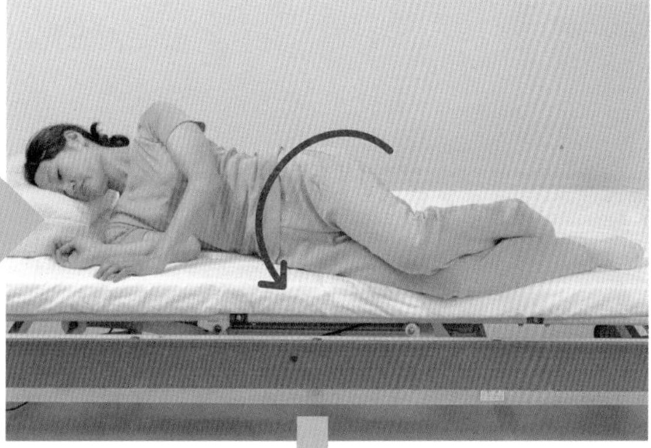

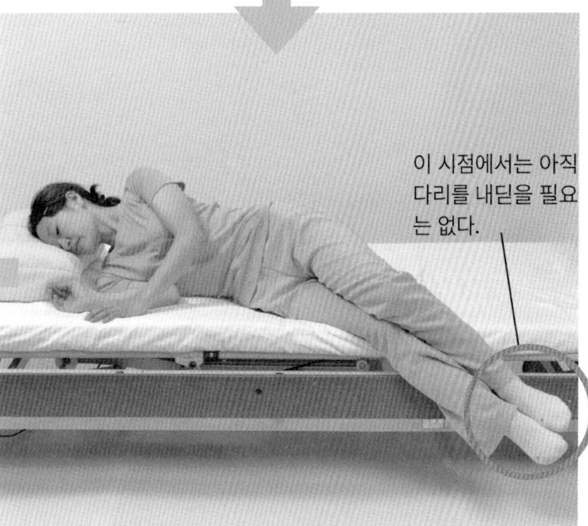

이 시점에서는 아직 다리를 내딛을 필요는 없다.

5 발을 침대에서 내린다

엉덩이와 다리를 움직이면서 발을 침대에서 내립니다.

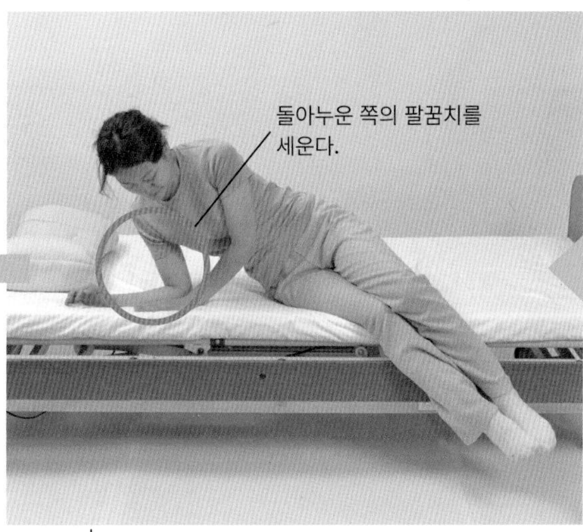

6 팔꿈치를 세운다

돌아누운 쪽의 팔꿈치를 의지해서 상반신을 지탱합니다.

원 포인트

무리한 자세를 취해서 일어나려고 하면 침대에서 떨어질 수도 있습니다. 몸의 방향을 확실하게 바꾸고 나서 일어나도록 합니다.

2 침대에서 일어나기

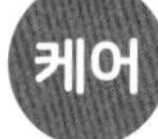

일어서기의 케어에서는 케어받는 사람의 머리 위치의 이동 반경이 큽니다.
올바른 지탱 방법을 익혀서 안전한 케어를 하도록 유의합니다.

1 이야기를 건넨다

알아듣기 쉬운 말로 이야기를 한 후에 몸에 손을 댑니다. 케어하는 사람은 일어나는 쪽에 위치해서 케어합니다.

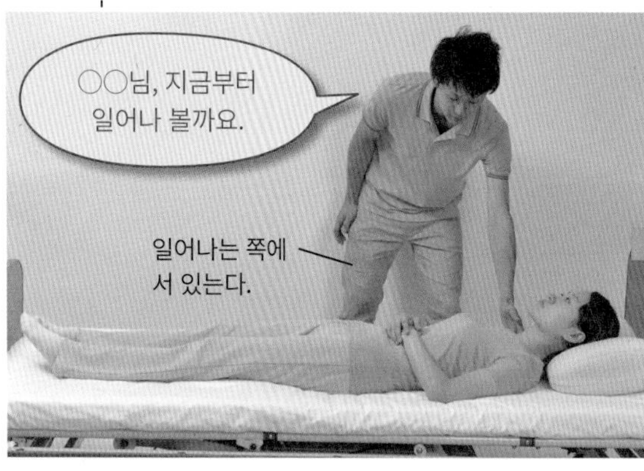

○○님, 지금부터
일어나 볼까요.
일어나는 쪽에
서 있는다.

2 무릎을 세운다

케어받는 사람의 무릎을 세웁니다.

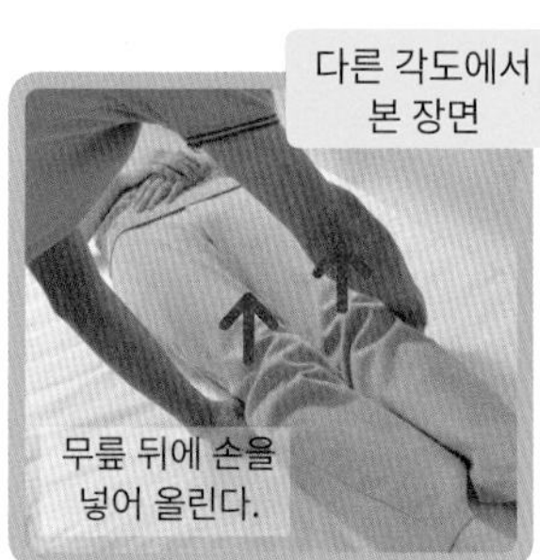

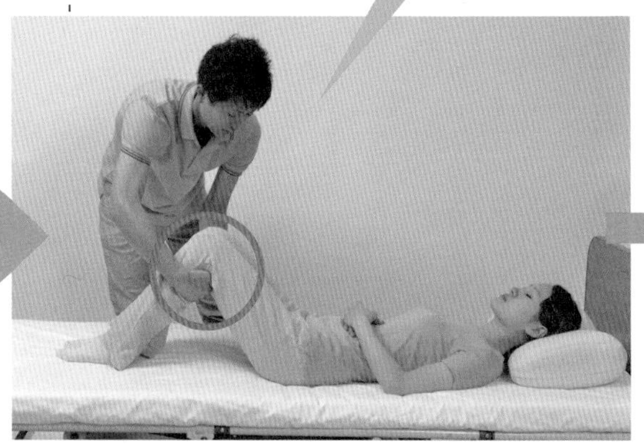

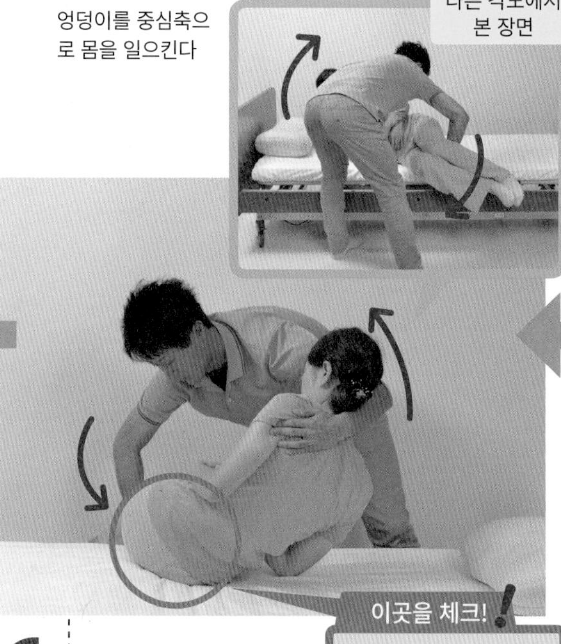

6 일어나기

상반신을 일으키면서 다리를 침대에서 내립니다.

이곳을 체크!

엉덩이가 침대에서 떨어지지 않도록 조심한다.

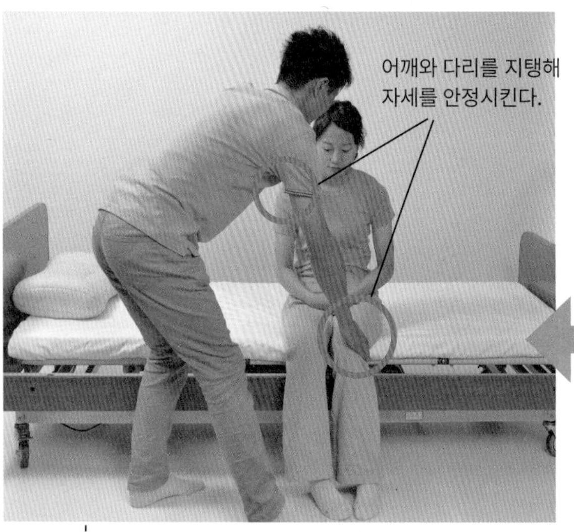

7 완료!

자세가 안정될 때까지 어깨와 다리를 확실하게 지원합니다.

누워만 있으면 안 된다

침대에서 일어나면 TV를 보거나 책을 읽을 수 있게 됩니다. 움직이지 않고 침대에만 누워 있지 않도록 하기 위해서는 몸과 뇌를 활동시키는 것이 중요합니다.

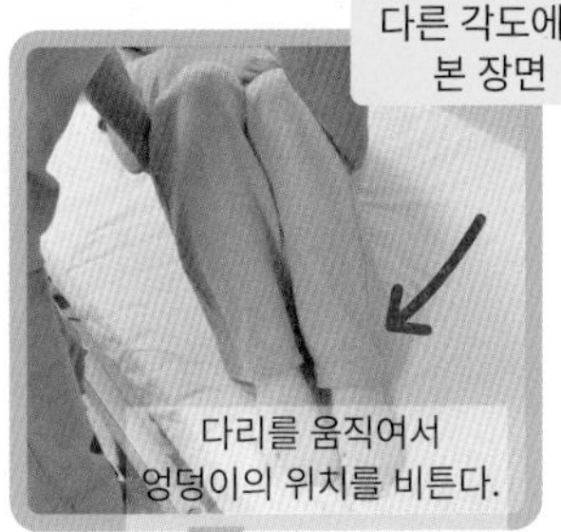

다른 각도에서 본 장면
다리를 움직여서 엉덩이의 위치를 비튼다.

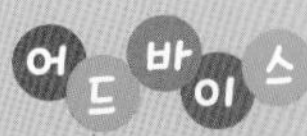

누워 있는 상태에서 그대로 일어나게 하면 케어하는 사람의 허리에 부담을 주기 때문에 주의해야 합니다.

3 엉덩이의 위치를 돌린다

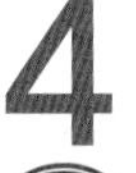

중요

다리의 위치를 침대 가장자리로 옮기고 엉덩이의 위치를 이동합니다.

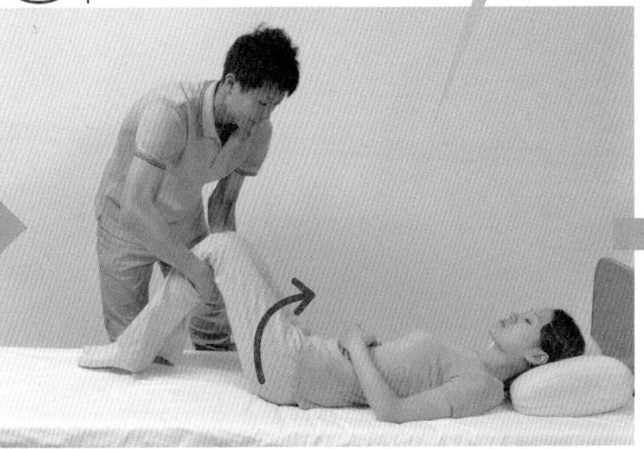

4 목 아래에 팔을 넣는다

중요

목 아래에 팔을 넣어서 어깨를 지탱합니다.

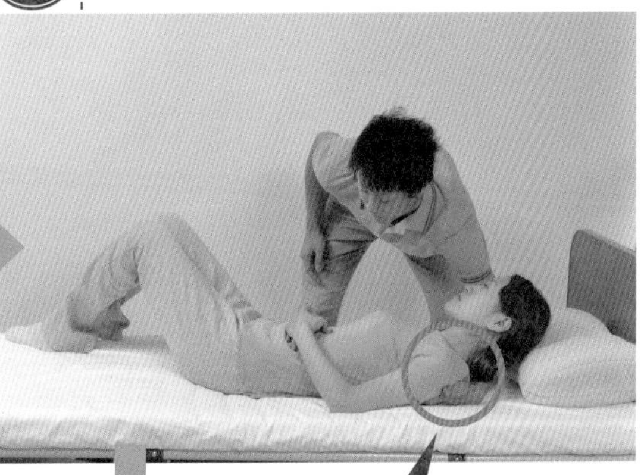

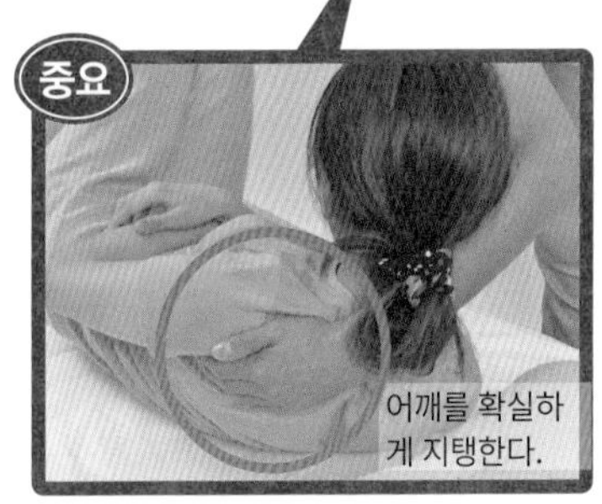

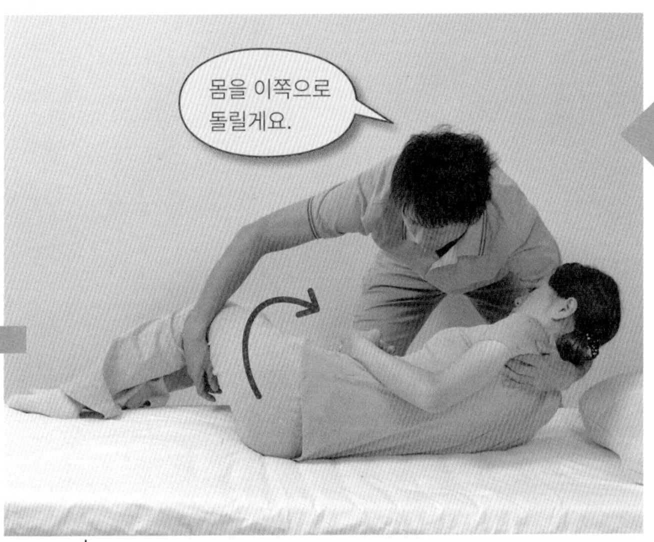

5 몸을 옆으로 뉘인다

다리를 잡고 몸을 옆으로 눕힙니다.

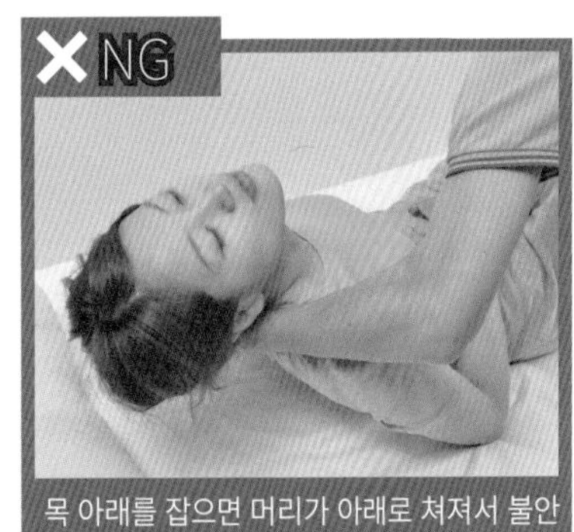

목 아래를 잡으면 머리가 아래로 쳐져서 불안정해지기 때문에 어깨를 지탱하도록 한다.

원 포인트 케어하는 사람의 허리에 통증을 줄 염려가 있는 경우에는 자동 조절 침대(➡P12)를 이용하는 것도 좋습니다.

1 바닥에서 일어서기

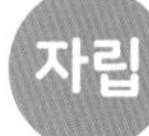

팔다리를 바닥에 짚기가 것이 어려운 힘이 약한 사람도 양손을 짚고 몸을 비틀면 자연스럽게 엉덩이가 위로 올라가게 되어 일어서기가 편해집니다.

힘을 필요로 하지 않는 일어나는 동작을 몸에 익힌다

근력이 쇠약해진 사람은 젊은 사람과 똑같은 몸동작으로 일어서기는 쉽지 않습니다. 팔다리를 바닥에 짚을 때 엉덩이가 위로 올라가기 쉽도록 양손을 대고 몸을 비틀듯이 자세를 취하고 일어납니다.

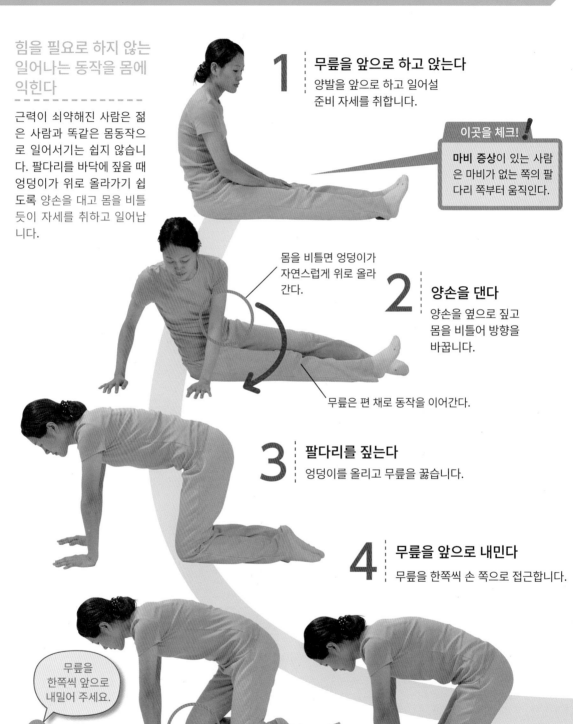

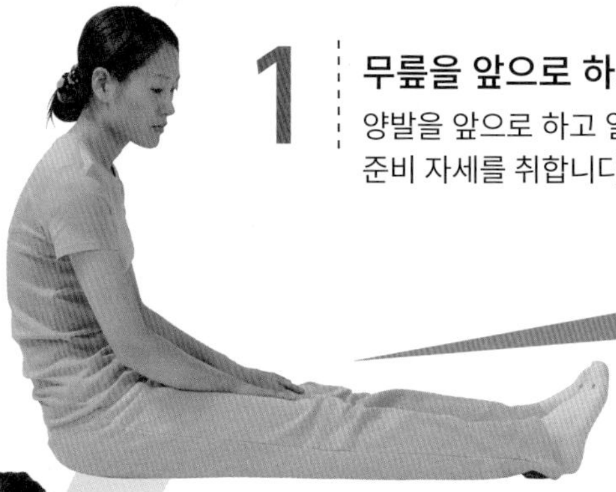

1 무릎을 앞으로 하고 앉는다

양발을 앞으로 하고 일어설 준비 자세를 취합니다.

이곳을 체크!

마비 증상이 있는 사람은 마비가 없는 쪽의 팔다리 쪽부터 움직인다.

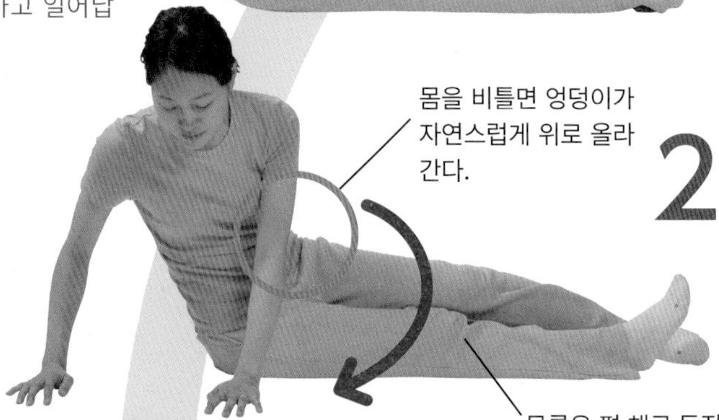

2 양손을 댄다

양손을 옆으로 짚고 몸을 비틀어 방향을 바꿉니다.

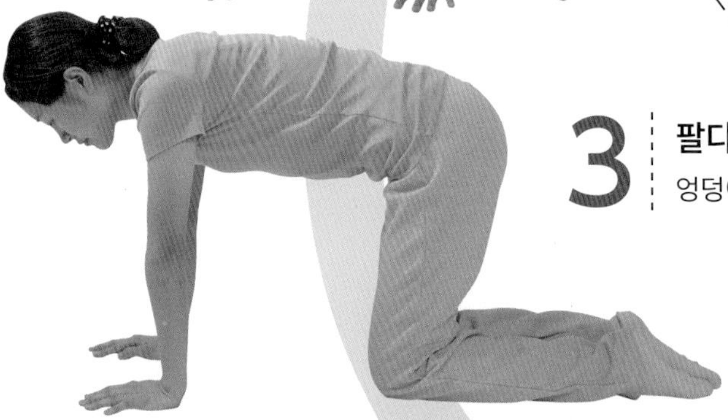

몸을 비틀면 엉덩이가 자연스럽게 위로 올라간다.

무릎은 편 채로 동작을 이어간다.

3 팔다리를 짚는다

엉덩이를 올리고 무릎을 꿇습니다.

4 무릎을 앞으로 내민다

무릎을 한쪽씩 손 쪽으로 접근합니다.

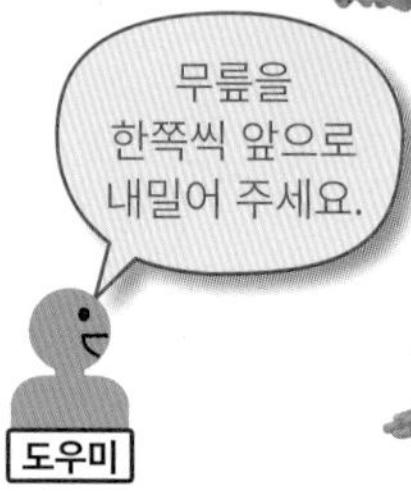

무릎을 한쪽씩 앞으로 내밀어 주세요.

도우미

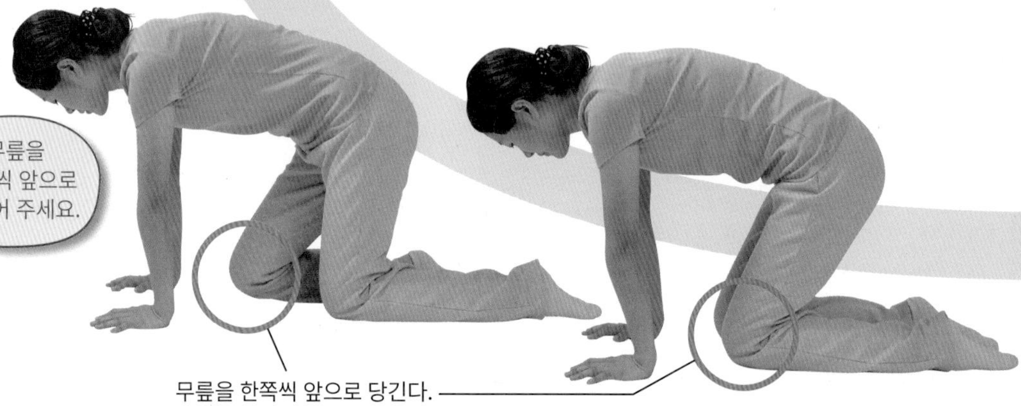

무릎을 한쪽씩 앞으로 당긴다.

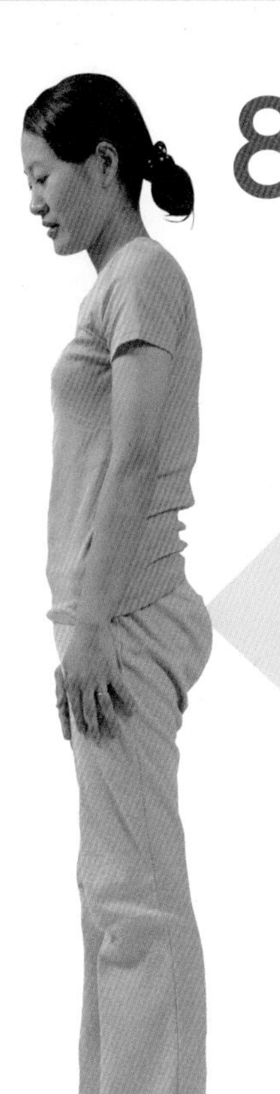

8 완료!

양발에 체중을 골고루 분산시키고 똑바로 일어섭니다.

균형이 흔들리지 않도록 천천히 일어나세요.

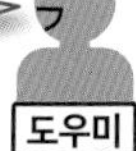

7 일어선다

무릎을 천천히 뻗어가면서 상반신을 일으킵니다.

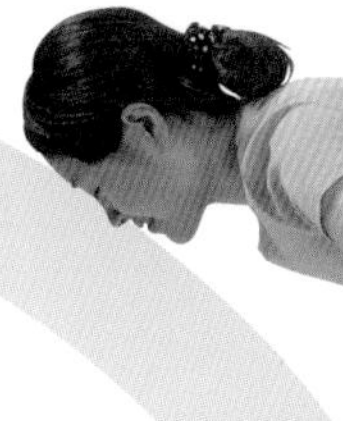

천천히 무릎을 뻗는다.

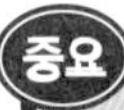

중요

5~6의 동작은 힘이 필요합니다. 동작하기가 어려운 사람은 받침대를 이용해서 일어나면 좋다 (➡P40).

6 손을 무릎에 올린다

양손의 각각 한손씩 무릎에 올려 놓습니다. 균형을 잡으면서 넘어지지 않도록 조심합니다.

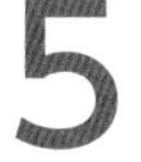

5 무릎을 세운다

무릎을 한쪽씩 세워서 일어납니다.

힘을 주어서 확실히 손을 댄다.

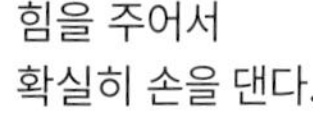

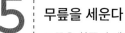

이곳을 체크!

뒤로 넘어지지 않도록 무게 중심을 앞쪽으로 싣는다.

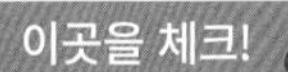

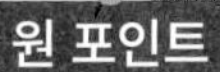

원 포인트

케어받는 사람이 스스로 일어나는 연습을 할 때에는 균형이 흐트러져서 넘어지지 않도록 항상 가까이에서 지켜봐야 합니다.

2 바닥에서 일어서기

케어

일어날 때에 균형이 흐트러뜨려져서 넘어지는 것을 방지하고, '동작을 시키기'보다는 '동작을 돕는다'라는 생각으로 케어합시다.

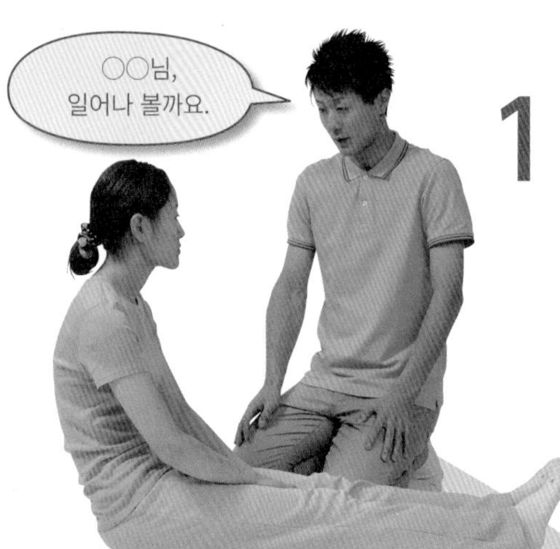

1 먼저 이야기를 건넨다

상대방의 눈을 보고 이야기합니다.

2 양손을 댄다

양손을 옆에 대고 몸의 방향을 바꿉니다.
자력으로 동작하기가 어려운 경우는 케어하는 사람이 허리를 받쳐서 힘을 주는 방향으로 밀어줍니다.

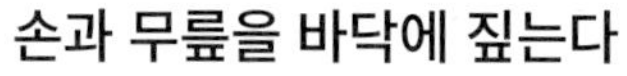

양손으로 허리를 받친다.

3 손과 무릎을 바닥에 짚는다

케어하는 사람은 허리를 양손으로 꽉 껴안도록 해서 자세를 안정시킵니다.

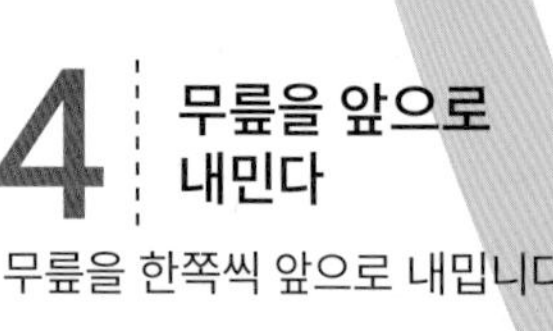

4 무릎을 앞으로 내민다

무릎을 한쪽씩 앞으로 내밉니다.

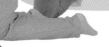

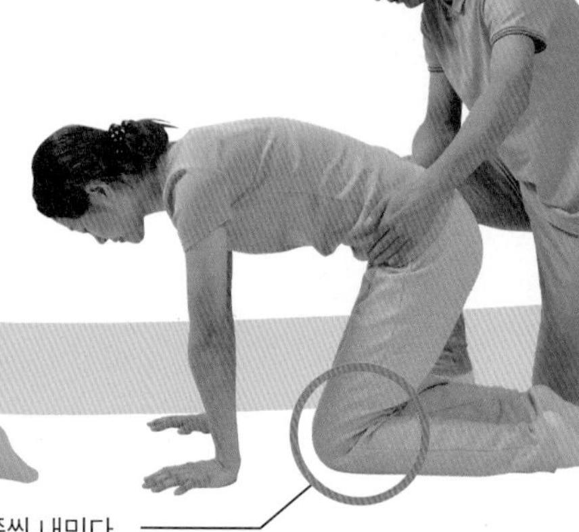

무릎을 한쪽씩 내민다.

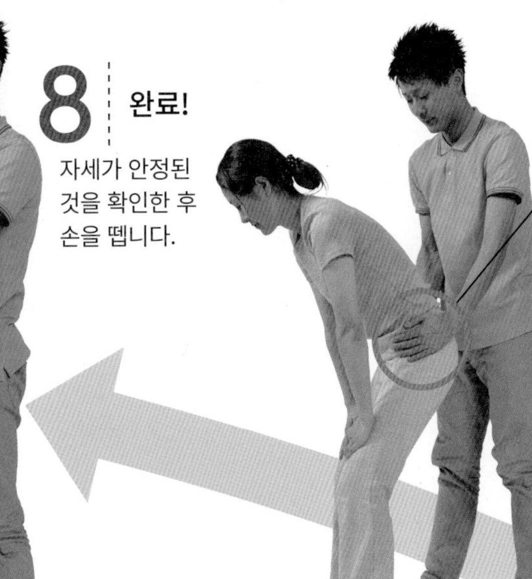

8 완료!

자세가 안정된 것을 확인한 후 손을 뗍니다.

허리를 잡은 손으로 몸을 받쳐 주되, 힘은 주지 않는다.

7 일어선다

무릎을 천천히 뻗는다

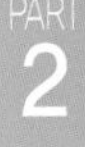

PART 2 ● 바닥에서 일어서기 케어

중요

케어하는 사람은 다리를 크게 벌리고 무게 중심을 안정시킨다.

이곳을 체크!

일어서기 동작 시에 가장 불안정한 자세가 되는 것이 바닥에서 손을 뗄 때이다. 넘어지는 것에 주의한다.

6 무릎에 손을 올린다

두 손을 각 무릎에 얹어 놓습니다. 케어하는 사람은 케어받는 사람이 넘어지지 않도록 확실히 잡아줍시다.

5 무릎을 세운다

무릎을 한쪽씩 세워 나갑니다.

이곳을 체크!

케어하는 사람이 양 무릎을 세운 곳에서 케어받는 사람도 일어선다.

원 포인트 허리를 잡아줄 때 벨트를 잡아도 좋습니다. 그러나 벨트가 뽑히지 않도록 주의해야 합니다.

3 받침대를 이용하여 바닥에서 일어서기

자립

일어서기 동작에서 가장 힘이 필요한 것은 손과 무릎을 짚고 일어서는 동작입니다.
받침대를 이용하면 이 동작이 편해집니다.

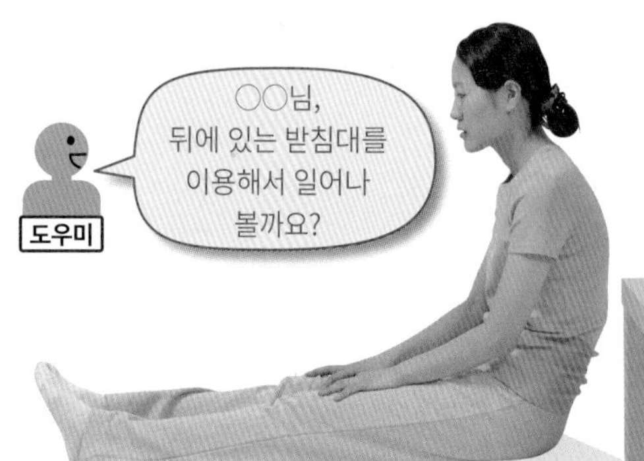
○○님,
뒤에 있는 받침대를
이용해서 일어나
볼까요?
도우미

1 받침대를 놓는다

손을 짚기 편안한 위치에 받침대를 놓습니다.

이곳을 체크!

손과 무릎을 짚을 때 손을 대기 쉬운 뒤쪽의 비스듬한 곳에 위치에 둔다.

2 양손을 댄다

양손을 옆으로 짚고 몸의 방향을 바꿉니다.

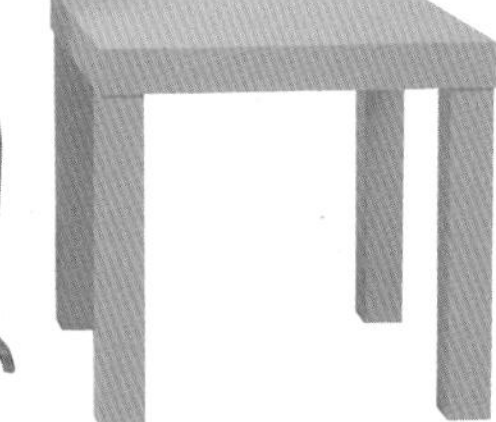

3 손과 무릎을 짚는다

손과 무릎을 짚고 받침대 쪽으로 이동합니다.

4 받침대에 손을 짚는다

받침대에 한쪽씩 손을 짚는다.

이곳을 체크!

손에 힘을 주기 쉽도록 받침대에서 가까운 위치에서 손을 짚는다.

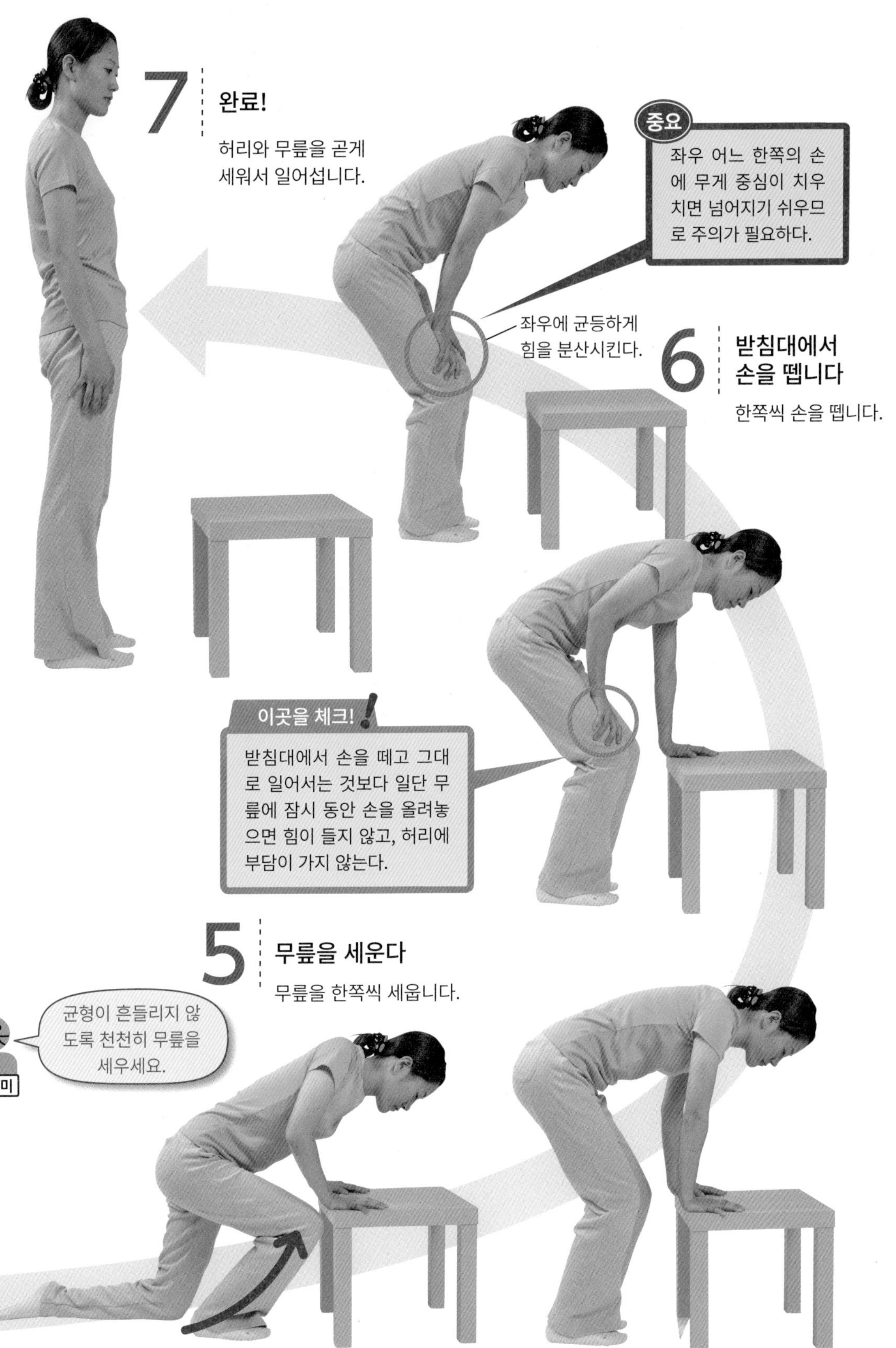
7
완료!
허리와 무릎을 곧게 세워서 일어섭니다.
중요
좌우 어느 한쪽의 손에 무게 중심이 치우치면 넘어지기 쉬우므로 주의가 필요하다.
좌우에 균등하게 힘을 분산시킨다.
6
받침대에서 손을 뗍니다
한쪽씩 손을 뗍니다.
이곳을 체크!
받침대에서 손을 떼고 그대로 일어서는 것보다 일단 무릎에 잠시 동안 손을 올려놓으면 힘이 들지 않고, 허리에 부담이 가지 않는다.
5
무릎을 세운다
무릎을 한쪽씩 세웁니다.
균형이 흔들리지 않도록 천천히 무릎을 세우세요.
도우미

원 포인트 받침대 대신에 튼튼하고 안전한 의자 등을 사용해도 좋습니다.

4 의자에서 일어서기

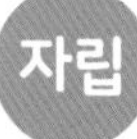
자립

일어서기 케어를 하는 사람은 케어받는 사람이 어떻게 일어서는지를 제대로 이해하고 있어야 합니다.

일어서는 동작을 하는 사람의 무게 중심이 이동하는 것을 의식한다

케어받는 사람이 어떻게 움직이는지를 확인해 보면, 일어설 때 무게 중심이 앞으로 상당히 많이 쏠리는지를 알 것입니다. 이것은 일어서기 위해서는 무게 중심을 앞으로 이동하는 것이 필요하기 때문입니다. 이러한 감각을 인식해야 비로소 과도하게 힘을 들이지 않고 자연스럽게 일어설 수가 있습니다.

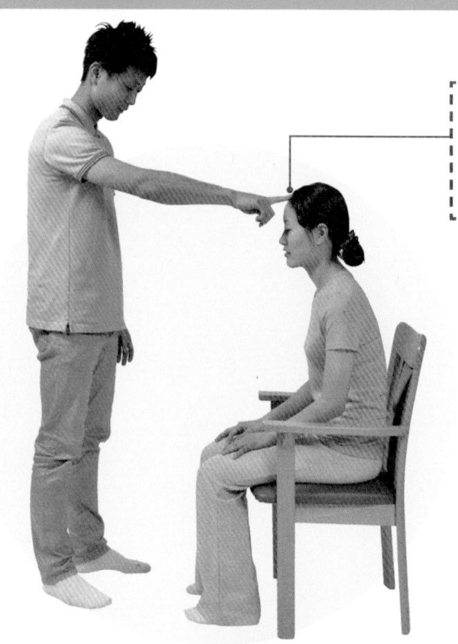

사람은 이마에 손가락을 대는 것만으로도 일어설 수 없게 된다.

어드바이스

자력으로 일어서기 동작을 하는 모습을 확인할 경우에는 그저 단순히 일어서는 것이 아니라, 일어나려고 할 때 언제 힘을 주는지 등의 타이밍을 기억하고 케어받는 사람에게 이미지가 전달되도록 합니다.

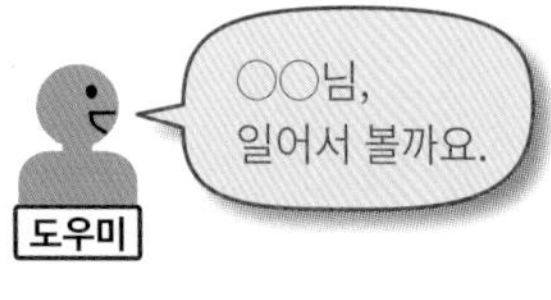
○○님,
일어서 볼까요.
도우미

1 의자에 살짝 걸터앉는다

등받이에서 몸을 떼고 일어나는 동작을 준비합니다.

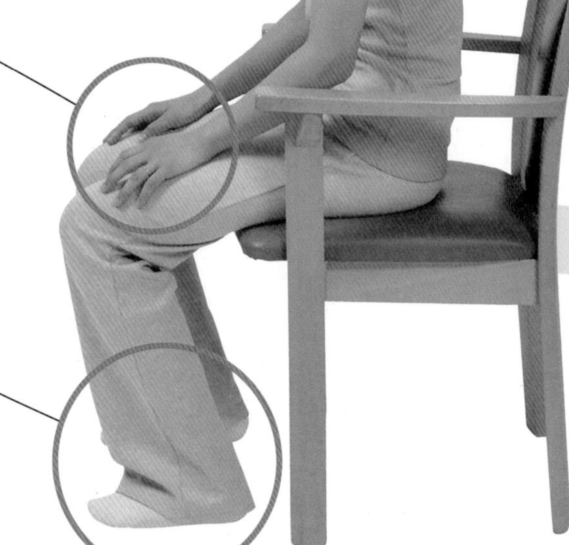
등받이에서 몸을 뗀다.
손은 무릎 위에 얹는다.
발을 가볍게 당겨 놓는다.

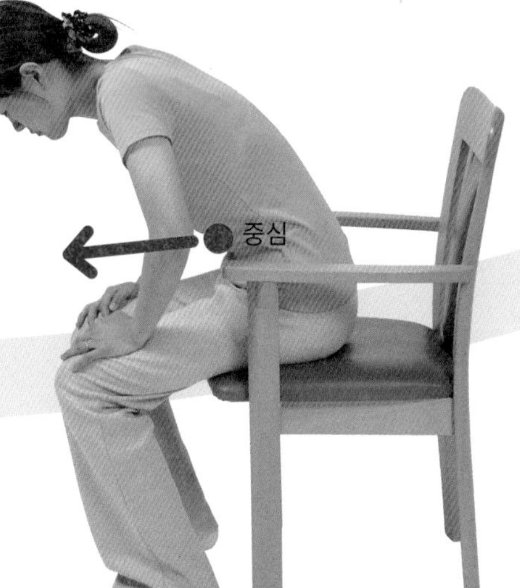

2 머리를 앞으로 향한다

머리를 앞으로 향하고,
양다리에 확실하게 체중을 싣습니다.

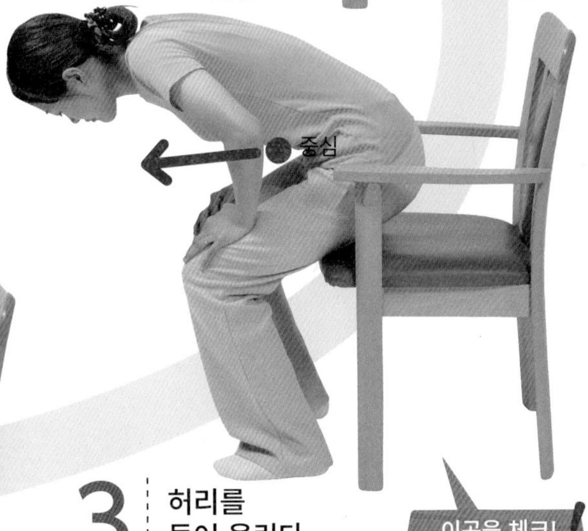

3 허리를 들어 올린다

천천히 허리를 들어올립니다. 무게 중심을 앞으로 향하게 하면 자연스럽게 허리가 위로 올라갑니다.

이곳을 체크!

여기까지의 무게 중심 이동은 '위쪽'이라는 점을 명심해야 한다.

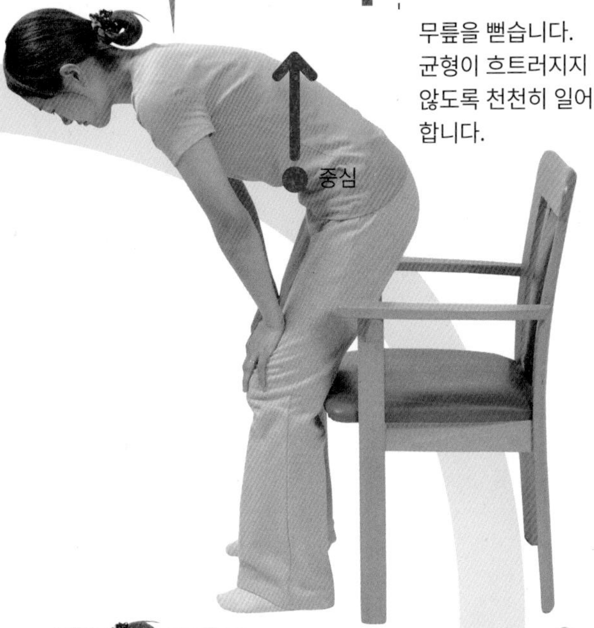

4 무릎을 뻗는다

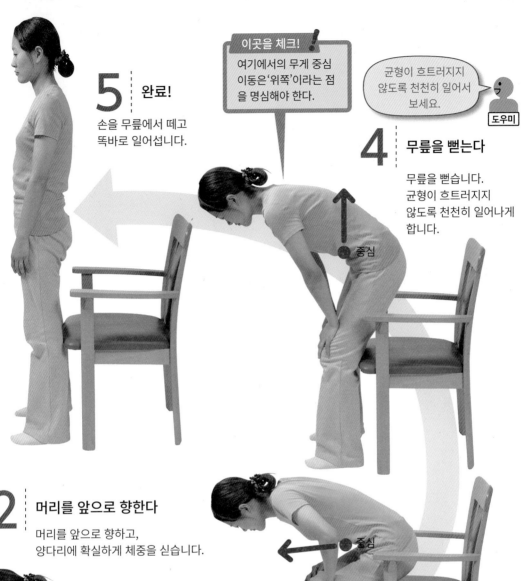

무릎을 뻗습니다.
균형이 흐트러지지 않도록 천천히 일어나게 합니다.

이곳을 체크!

여기에서의 무게 중심 이동은'위쪽'이라는 점을 명심해야 한다.

도우미: 균형이 흐트러지지 않도록 천천히 일어서 보세요.

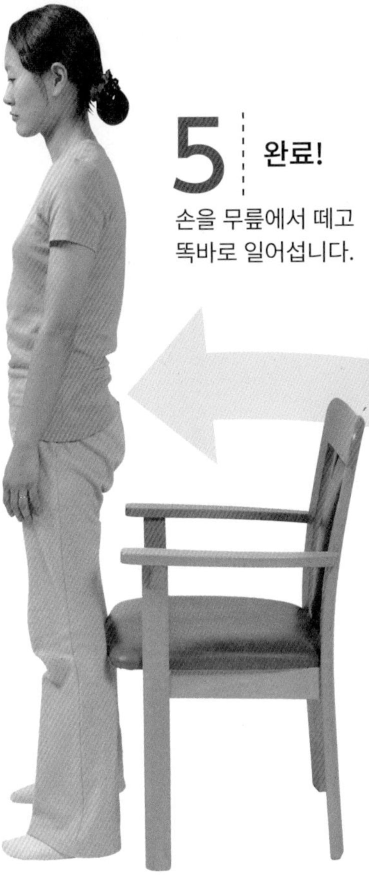

5 완료!

손을 무릎에서 떼고
똑바로 일어섭니다.

원 포인트 소파처럼 몸이 푹 가라앉는 의자에서는 일어서기가 쉽지 않습니다.
앉을 때에는 허리에 안정감을 주는 의자를 선택합시다.

5 의자에서 일어서기

케어

의자에서 일어설 때 먼저 무게 중심을 앞으로 향하게 합니다. 케어하는 사람은 이 감각을 의식하고 과도한 힘을 들이지 않고, 케어받는 사람의 동작에 맞춘 케어를 하는 데 유의해야 합니다.

1 먼저 이야기를 건넨다

케어받는 사람에게 시선을 맞추어 말을 건넵니다.

2 팔을 잡게 한다

케어하는 사람과 케어받는 사람이 한쪽 팔을 바깥쪽 팔꿈치 부위를 잡습니다. 케어받는 사람이 팔을 잡도록 합니다.

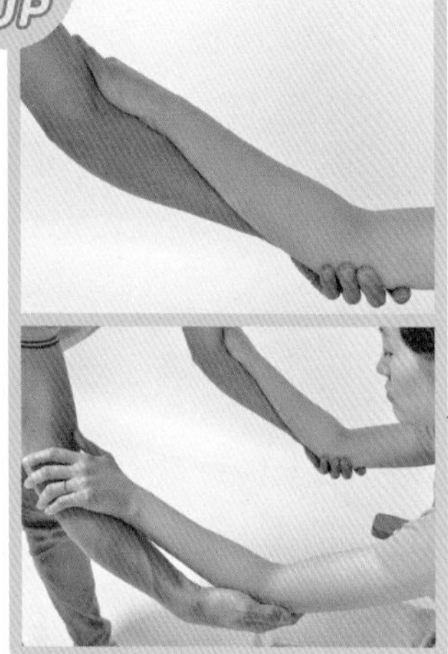

서로 팔꿈치 부위를 잡는다.

발을 어깨너비만큼 벌려서 무게 중심을 안정시킨다.

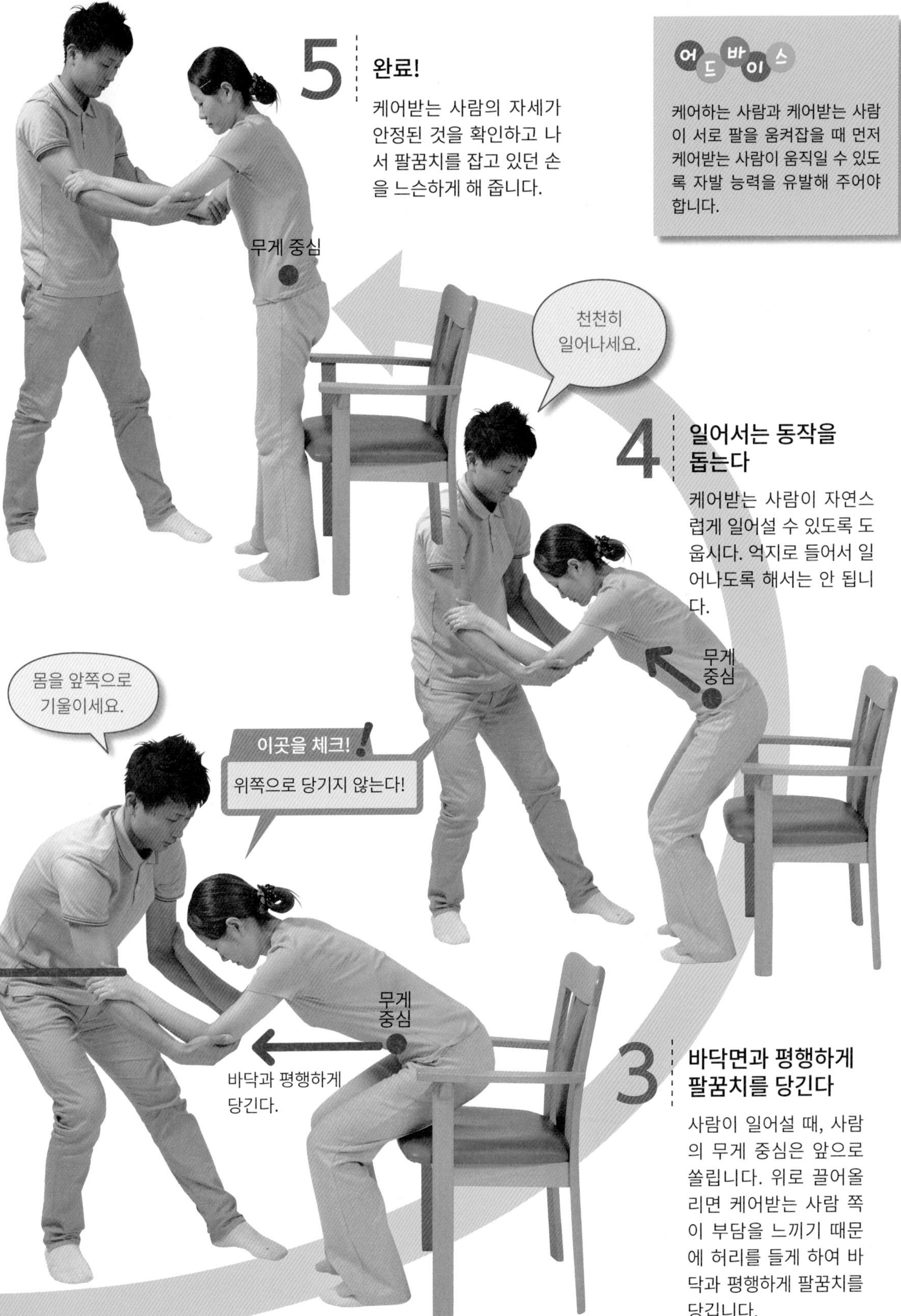
무게 중심
천천히
일어나세요.
무게
중심
몸을 앞쪽으로
기울이세요.
이곳을 체크!
위쪽으로 당기지 않는다!
무게
중심
바닥과 평행하게
당긴다.

5 완료!

케어받는 사람의 자세가 안정된 것을 확인하고 나서 팔꿈치를 잡고 있던 손을 느슨하게 해 줍니다.

어드바이스

케어하는 사람과 케어받는 사람이 서로 팔을 움켜잡을 때 먼저 케어받는 사람이 움직일 수 있도록 자발 능력을 유발해 주어야 합니다.

4 일어서는 동작을 돕는다

케어받는 사람이 자연스럽게 일어설 수 있도록 도웁시다. 억지로 들어서 일어나도록 해서는 안 됩니다.

3 바닥면과 평행하게 팔꿈치를 당긴다

사람이 일어설 때, 사람의 무게 중심은 앞으로 쏠립니다. 위로 끌어올리면 케어받는 사람 쪽이 부담을 느끼기 때문에 허리를 들게 하여 바닥과 평행하게 팔꿈치를 당깁니다.

원 포인트 눈높이를 맞추고 말을 걸어서 통증이 있는지 없는지 등 표정을 살피도록 합니다. 케어받는 사람이 불안감을 느끼지 않도록 하면 신뢰 관계를 쌓을 수 있습니다.

1 의자에 앉기

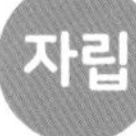

자연스러운 케어를 하기 위해서는 사람이 앉을 때 무게 중심이 어떻게 이동하는지를 이해하고 의자의 앉는 면의 높이와 위치를 배려해야 합니다.

엉덩이 무게 중심을 무릎 쪽으로 옮기는 이미지를 연상한다.

사람이 앉을 때 먼저 취하는 자세는 몸이 앞으로 쏠리게 됩니다. 앞으로 수그릴 때 무게 중심을 몸에서 무릎으로 옮기는 이미지를 연상하면 좋습니다.

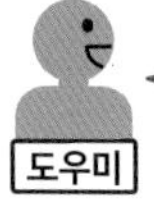

○○님, 뒤쪽에 의자를 놓았으니 앉아보세요.

1 똑바로 선다

의자 앞에 똑바로 일어섭니다.

이곳을 체크!

의자 위치를 제대로 확인한다.

무게 중심

이곳을 체크!

무릎과 의자의 앉는 면의 높이가 같은 의자를 선택한다.

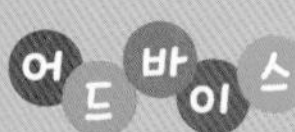
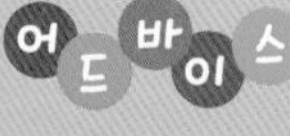

앉는 동작은 보이지 않는 뒤쪽의 의자에 앉게 되므로 의자를 뒤에 두었다는 것을 알려주어 케어받는 사람이 안심하도록 합니다.

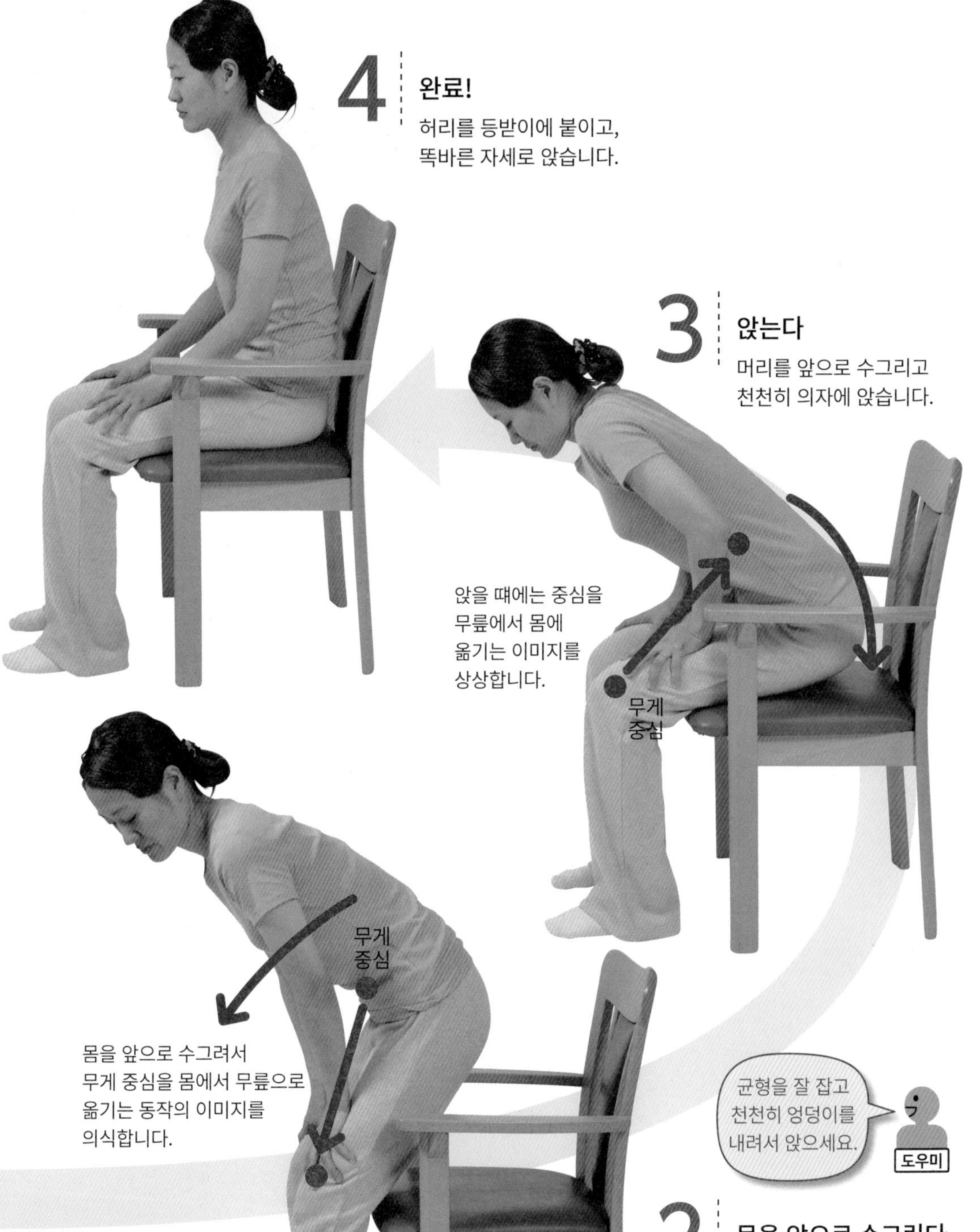
무게
중심
무게
중심
균형을 잘 잡고
천천히 엉덩이를
내려서 앉으세요.
도우미

4 완료!

허리를 등받이에 붙이고,
똑바른 자세로 앉습니다.

3 앉는다

머리를 앞으로 수그리고
천천히 의자에 앉습니다.

앉을 때에는 중심을
무릎에서 몸에
옮기는 이미지를
상상합니다.

몸을 앞으로 수그려서
무게 중심을 몸에서 무릎으로
옮기는 동작의 이미지를
의식합니다.

2 몸을 앞으로 수그린다

몸을 앞으로 수그리고
손을 무릎에 댑니다.

이곳을 체크

몸을 수그릴 때 균형이
흔들리지 않도록 주의
한다.

원 포인트 몸을 수그리는 동작이 불안하다고 느끼는 사람은 미리 받침대를 놓고 거기에 손을 짚고 앉아도 좋습니다.

2 의자에 앉기

케어

몸에 힘이 없는 사람은 앉는 동작에 두려움을 느끼는 경우도 있습니다.
앉는 사람이 불안감을 느끼지 않도록 케어에 유의합니다.

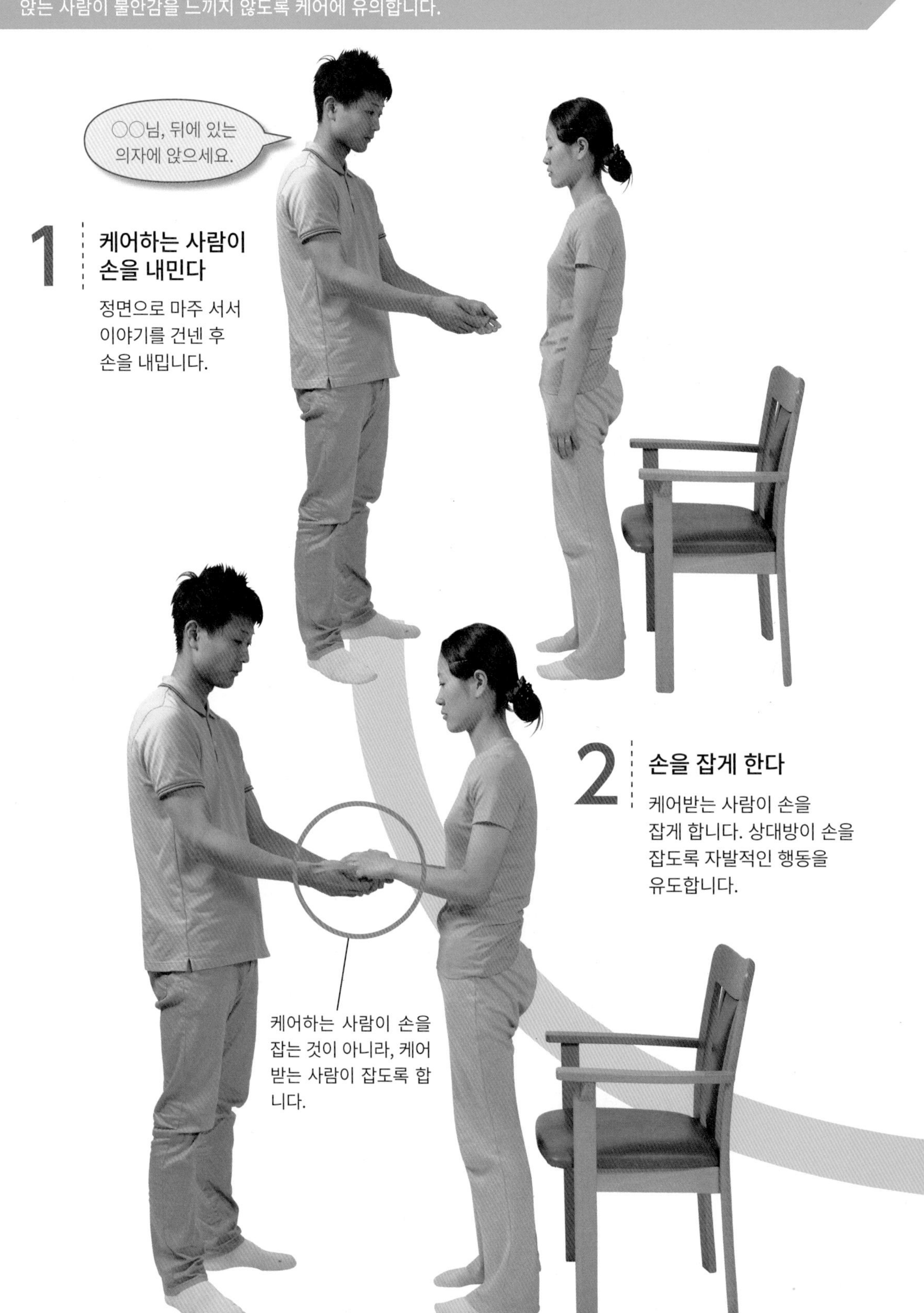

1 케어하는 사람이 손을 내민다

정면으로 마주 서서 이야기를 건넨 후 손을 내밉니다.

2 손을 잡게 한다

케어받는 사람이 손을 잡게 합니다. 상대방이 손을 잡도록 자발적인 행동을 유도합니다.

케어하는 사람이 손을 잡는 것이 아니라, 케어받는 사람이 잡도록 합니다.

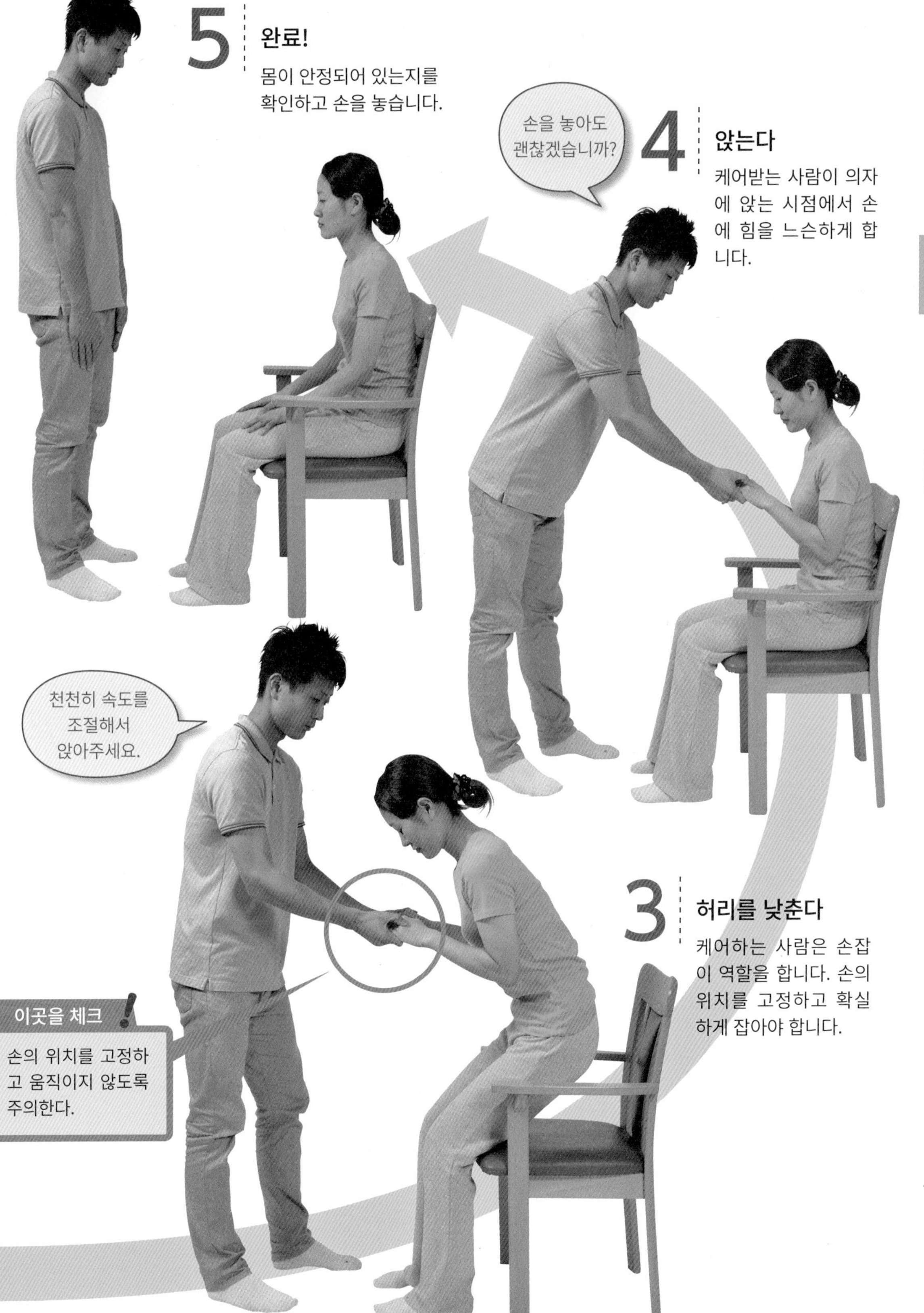
천천히 속도를
조절해서
앉아주세요.
손을 놓아도
괜찮겠습니까?

3 허리를 낮춘다

케어하는 사람은 손잡이 역할을 합니다. 손의 위치를 고정하고 확실하게 잡아야 합니다.

이곳을 체크

손의 위치를 고정하고 움직이지 않도록 주의한다.

4 앉는다

케어받는 사람이 의자에 앉는 시점에서 손에 힘을 느슨하게 합니다.

5 완료!

몸이 안정되어 있는지를 확인하고 손을 놓습니다.

원 포인트 의자, 손잡이가 있는 벽 가까이에 의자를 놓으면 자력으로 동작할 수 있는 힘이 없어도 혼자서 앉을 수 있습니다.

3 바닥에 앉기

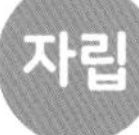

온돌방 등의 집 구조에서 생활하기 위해 바닥에 앉아서 활동하는 경우, 앉는 동작을 기억해야 합니다. 앉는 동작의 기본은 바닥에서 일어서는 동작(➡P36)의 반대입니다.

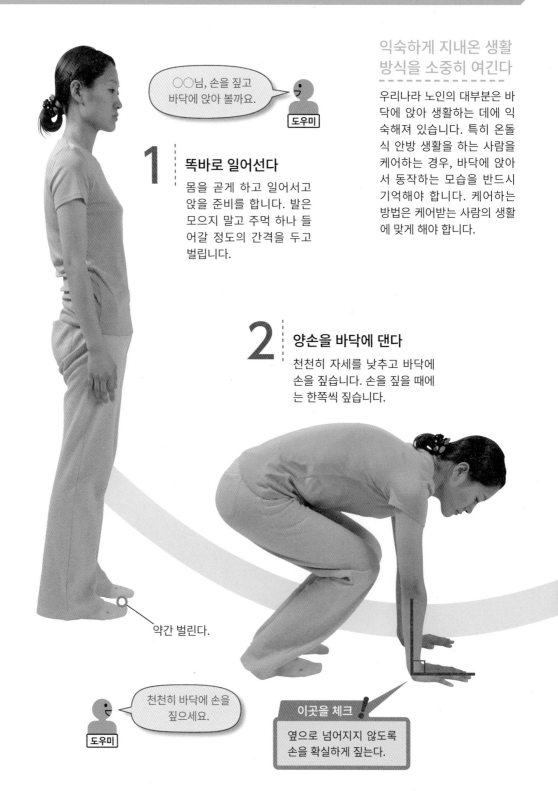

익숙하게 지내온 생활 방식을 소중히 여긴다

우리나라 노인의 대부분은 바닥에 앉아 생활하는 데에 익숙해져 있습니다. 특히 온돌식 안방 생활을 하는 사람을 케어하는 경우, 바닥에 앉아서 동작하는 모습을 반드시 기억해야 합니다. 케어하는 방법은 케어받는 사람의 생활에 맞게 해야 합니다.

○○님, 손을 짚고 바닥에 앉아 볼까요.

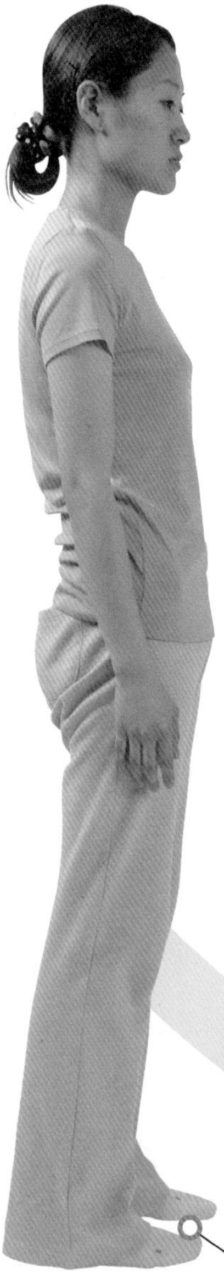

도우미

1 똑바로 일어선다

몸을 곧게 하고 일어서고 앉을 준비를 합니다. 발은 모으지 말고 주먹 하나 들어갈 정도의 간격을 두고 벌립니다.

약간 벌린다.

2 양손을 바닥에 댄다

천천히 자세를 낮추고 바닥에 손을 짚습니다. 손을 짚을 때에는 한쪽씩 짚습니다.

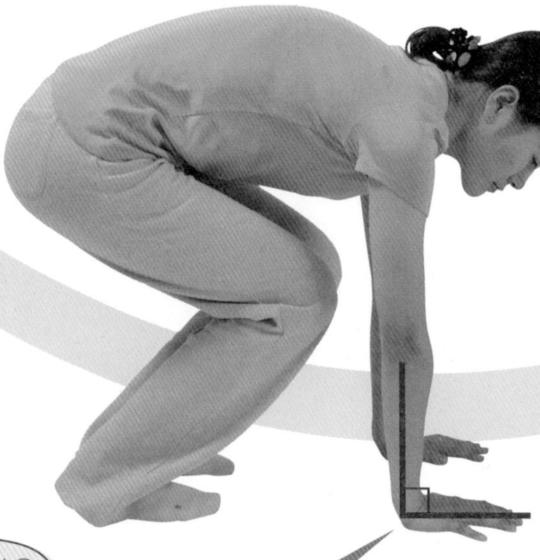

천천히 바닥에 손을 짚으세요.

도우미

이곳을 체크

옆으로 넘어지지 않도록 손을 확실하게 짚는다.

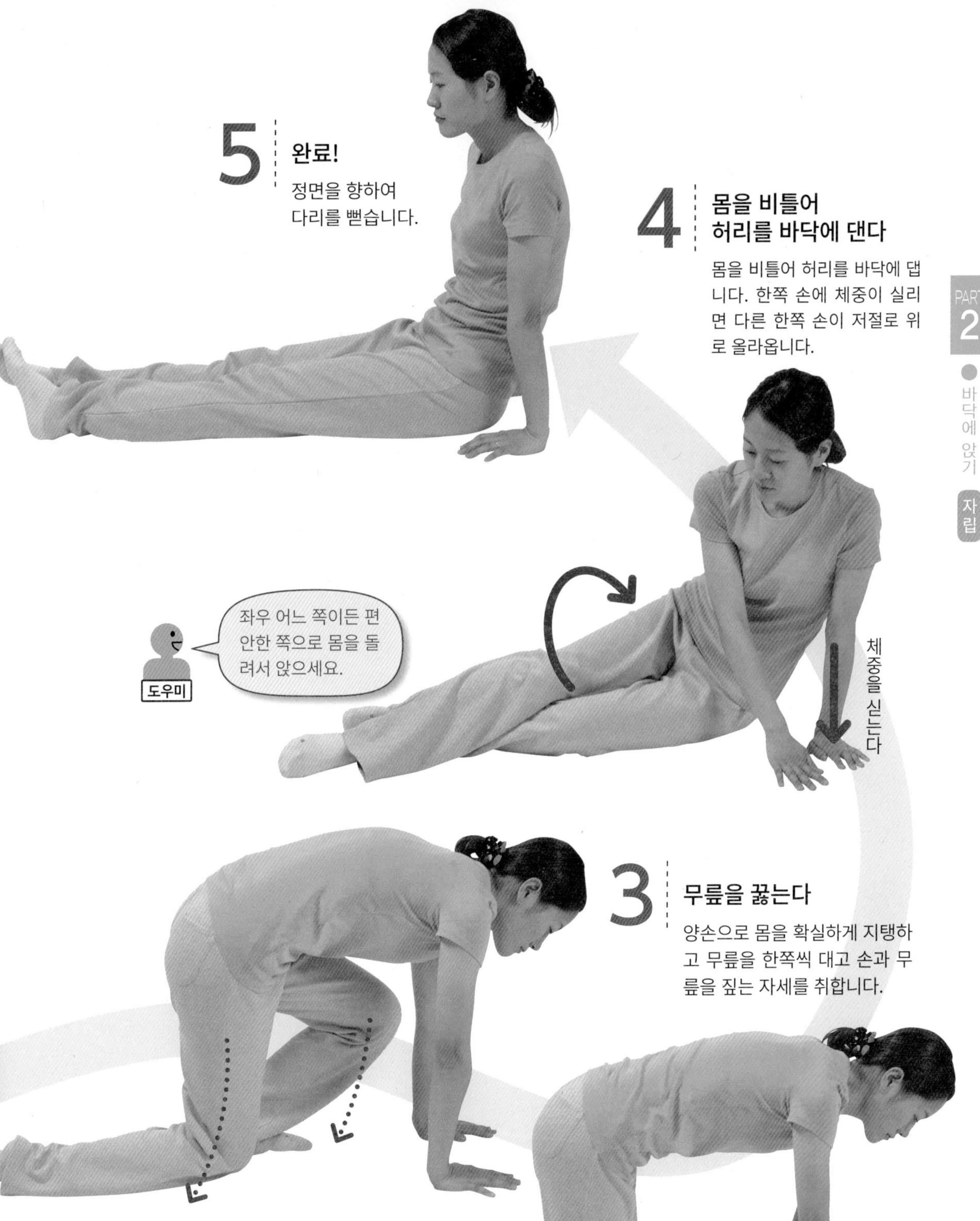

좌우 어느 쪽이든 편안한 쪽으로 몸을 돌려서 앉으세요.
도우미
체중을 싣는다

5 완료!

정면을 향하여 다리를 뻗습니다.

4 몸을 비틀어 허리를 바닥에 댄다

몸을 비틀어 허리를 바닥에 댑니다. 한쪽 손에 체중이 실리면 다른 한쪽 손이 저절로 위로 올라옵니다.

3 무릎을 꿇는다

양손으로 몸을 확실하게 지탱하고 무릎을 한쪽씩 대고 손과 무릎을 짚는 자세를 취합니다.

원 포인트 넘어질 위험이 있는 사람은 케어하는 사람이 즉시 도울 수 있는 위치에서 지켜보아야 합니다.

4 바닥에 앉기

케어

바닥에 앉을 때 좌우로 비틀거리는 사람을 위한 케어를 소개합니다.
이 케어에서 케어하는 사람은 케어받는 사람의 자세를 지지하는 동작이 중심이 됩니다.

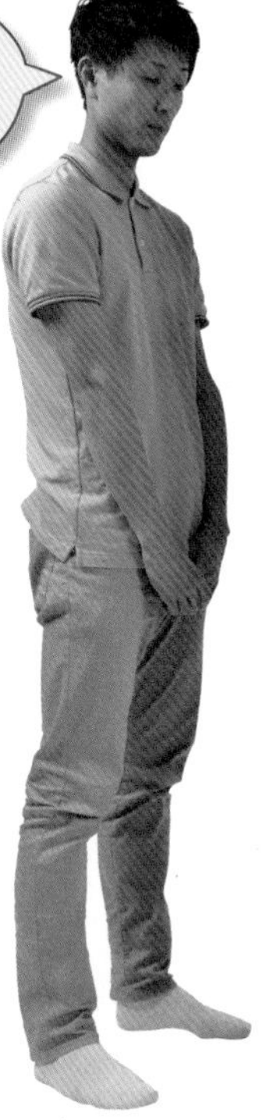
○○님, 손을
바닥에 짚고
앉아 보세요.

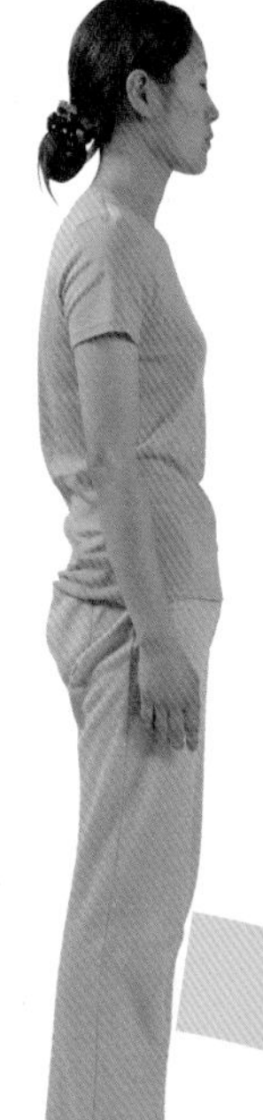

어드바이스

시간이 걸리더라도 재촉하지 말고 상대방의 동작 속도에 맞추어 케어를 합니다.

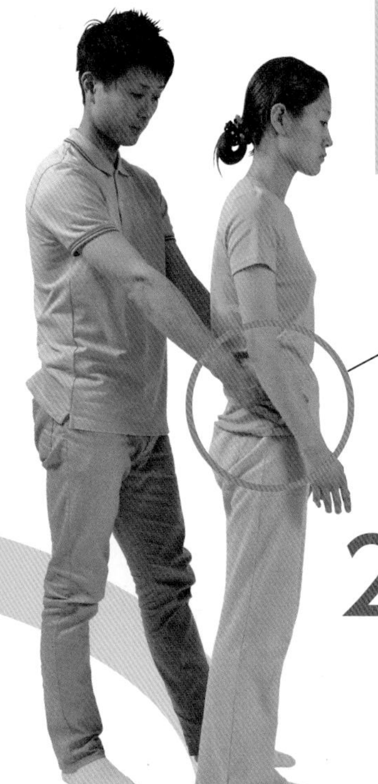
골반 주위를
받들어준다.

2 허리를 잡는다

케어받는 사람의 허리를 잡습니다. 골반 주위를 지탱해 주면 좋습니다.

1 말을 건넨다

말을 건넨 후 케어받는 사람 뒤로 갑니다.

바닥에 손을
천천히
짚으세요.

3 양손을 바닥에 짚는다

케어하는 사람이 균형을 잡지 못하여 옆으로 넘어지는 일이 없도록 확실히 지탱합니다.

이곳을 체크

케어하는 사람은 힘을 주지 말고 단순히 지원하는 것만으로도 충분하다.

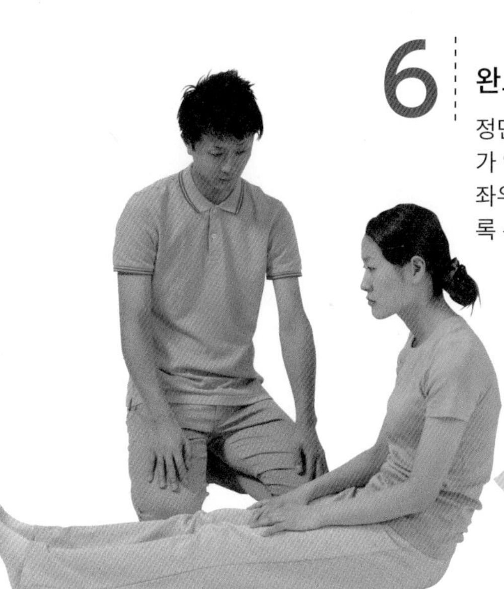

6 완료!

정면으로 향하여 앉아서 자세가 안정되면 손을 놓습니다. 좌우 혹은 뒤로 넘어지지 않도록 주의합니다.

허리를 천천히 바닥 쪽으로 낮추어 주세요.

허리를 편한 쪽으로 낮추세요.

이곳을 체크!

케어받는 사람의 동작에 맞추어 허리를 받들어 준다.

5 몸을 비틀며 허리를 낮춘다

몸을 비틀어 앉습니다. 케어하는 사람이 여기에서 취해야 할 동작은 케어받는 사람의 동작보다 조금 늦을 정도로 하면 좋을 것입니다.

4 무릎을 댄다

바닥에 무릎을 한쪽씩 대고 팔다리를 짚는다.

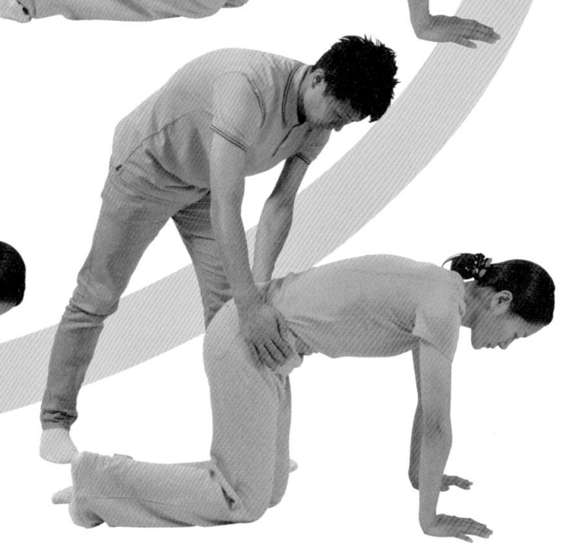

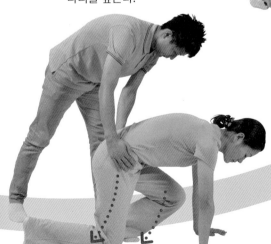

원 포인트 바닥에 앉을 때 케어하는 사람은 무리하게 들어 올리거나 잡아당기거나 해서는 안 되며, 케어받는 사람의 동작에 맞추어서 케어를 합니다.

5 받침대를 이용하여 바닥에 앉기

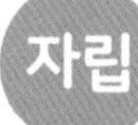

받침대를 이용하면 손과 무릎을 짚는 동작이 편안해집니다.
기본 동작은 일어서기(➡P40)의 반대이므로 병행해서 기억해 두면 좋습니다.

> ○○님, 앞에 있는 받침대를 이용해서 앉아 보세요. (도우미)

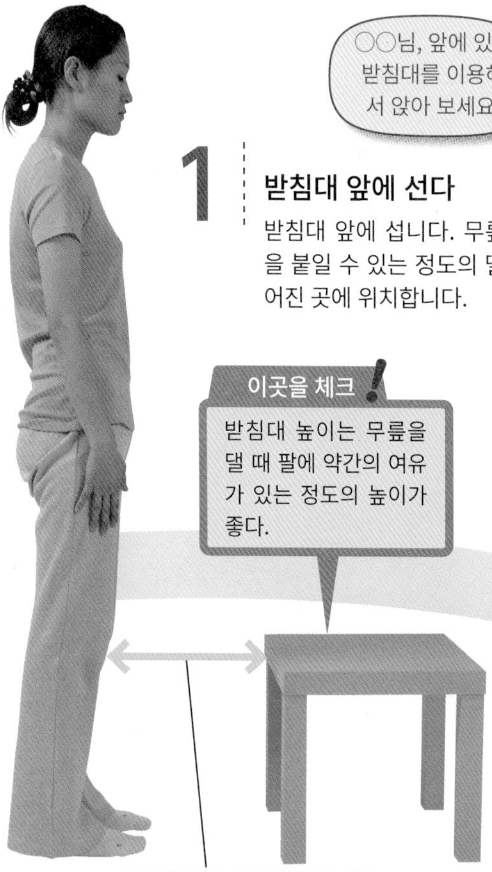

1 받침대 앞에 선다

받침대 앞에 섭니다. 무릎을 붙일 수 있는 정도의 떨어진 곳에 위치합니다.

이곳을 체크

받침대 높이는 무릎을 댈 때 팔에 약간의 여유가 있는 정도의 높이가 좋다.

무릎을 갖다 댔을 때 부딪히지 않도록 사이를 떼어 놓습니다.

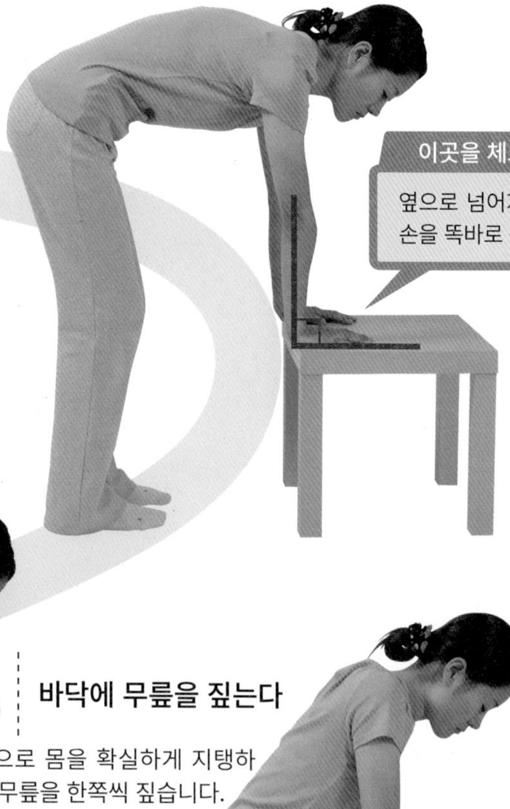

2 양손을 받침대에 댄다

천천히 자세를 낮추어서 양손을 받침대에 댑니다.

이곳을 체크

옆으로 넘어지지 않도록 손을 똑바로 갖다 댄다.

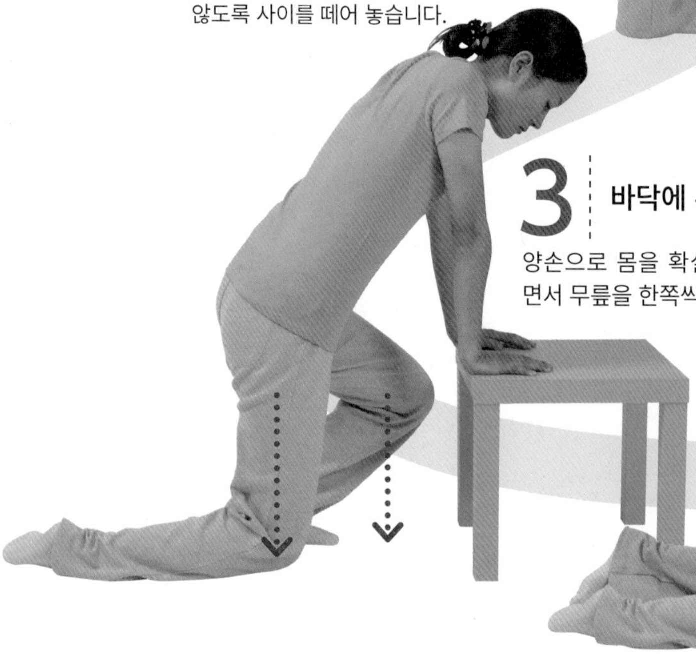

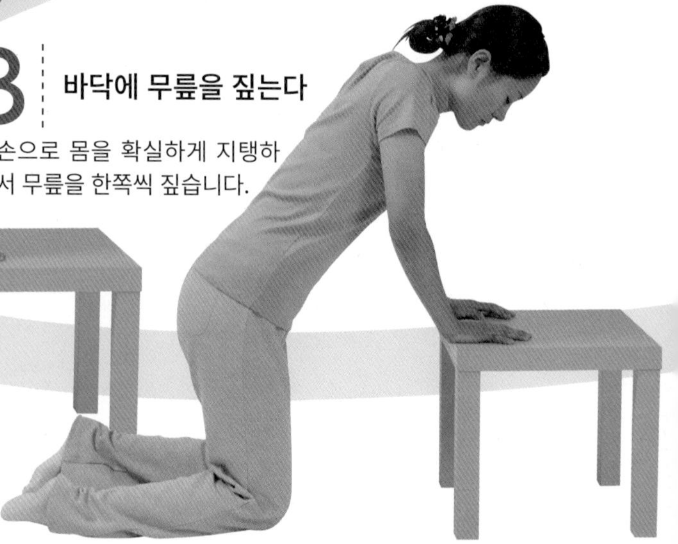

3 바닥에 무릎을 짚는다

양손으로 몸을 확실하게 지탱하면서 무릎을 한쪽씩 짚습니다.

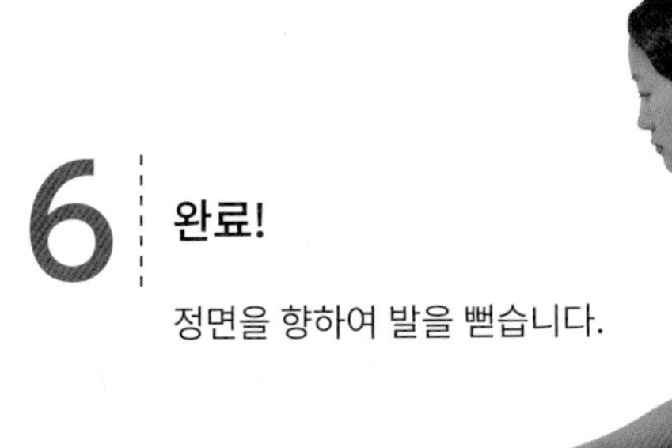

6 완료!

정면을 향하여 발을 뻗습니다.

이곳을 체크!

몸에 불필요한 힘이 들어가 있지 않은지 확인한다.

5 몸을 틀어고 허리를 낮춘다

몸을 비틀어 허리를 바닥에 댑니다. 허리를 바닥에 부딪히지 않도록 동작을 천천히 합니다.

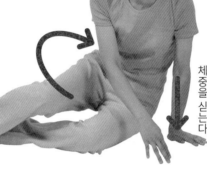

체중을 싣는다

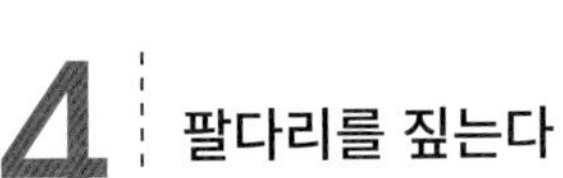

4 팔다리를 짚는다

받침대로부터 한쪽씩 손을 떼어 바닥에 손을 대고 팔다리를 짚습니다.

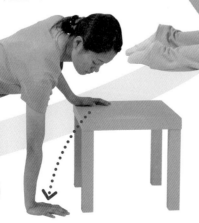

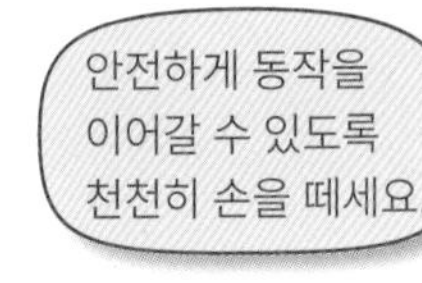
안전하게 동작을
이어갈 수 있도록
천천히 손을 떼세요.

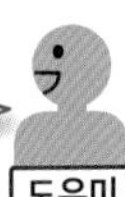
도우미

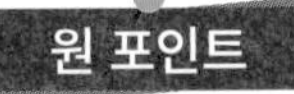
원 포인트

도구를 이용하면 동작 반경이 넓어질 수 있습니다.
본인에게 어떤 동작을 할 수 있는지를 파악하는 것도 케어의 중요한 포인트입니다.

1 침대에서 휠체어로 옮겨 타기

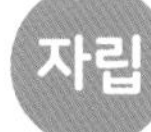
자립

케어 바를 이용하여 침대에서 휠체어로 옮겨 탑니다.
침대에서 휠체어로 이동하는 것은 넘어지기 쉬워서 위험하므로 반드시 케어하는 사람이 지켜봐야 합니다.

1 휠체어를 위치시킨다

휠체어를 침대 근처에 놓습니다. 발이 발판에 부딪히지 않도록 분리해 둡시다.

이곳을 체크!
휠체어는 케어 바의 반대편에 놓는다.

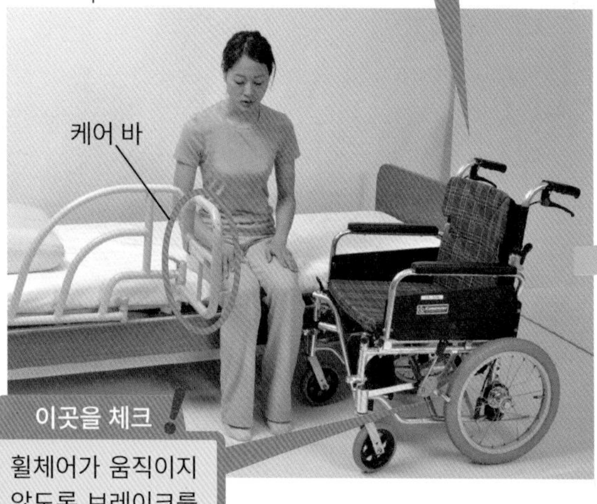
케어 바

이곳을 체크!
휠체어가 움직이지 않도록 브레이크를 반드시 걸어 둔다.

2 손으로 케어 바를 잡는다

케어 바에 손을 잡고 휠체어에 가까운 발을 앞으로 내밉니다.

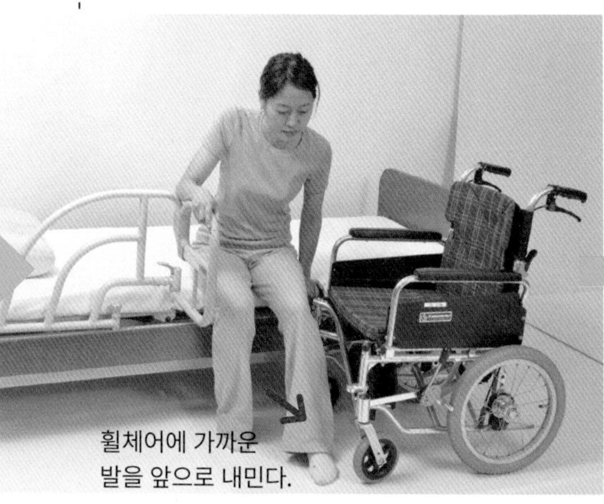
휠체어에 가까운
발을 앞으로 내민다.

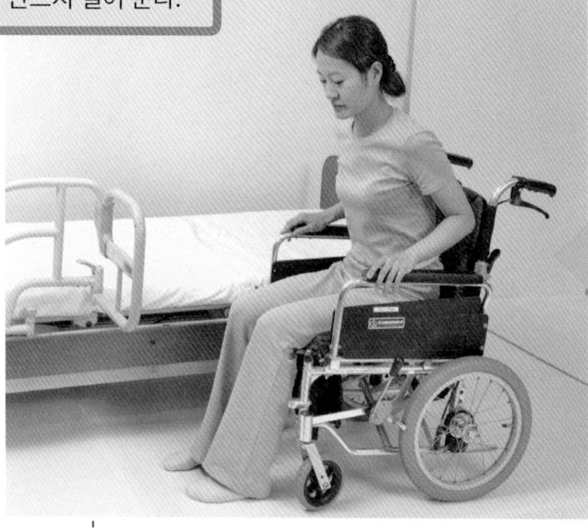

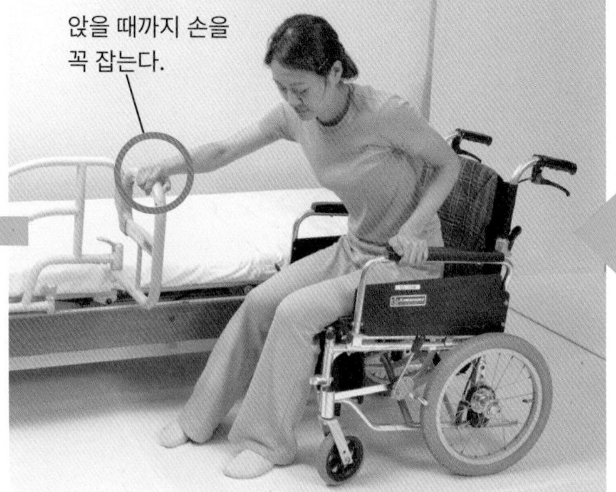
앉을 때까지 손을
꼭 잡는다.

5 휠체어에 앉는다

몸을 휠체어로 옮겨 앉습니다. 케어 바는 앉을 때까지 놓지 않도록 합니다.

6 완료!

휠체어 손잡이를 이용해서 안쪽으로 깊숙이 앉습니다.

몸이 안정감을
느낄 수 있도록
깊숙이 앉으세요.

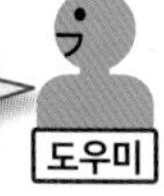
도우미

※ 케어하는 사람의 부담을 줄인다

◦ 응용 가능한 기본 동작
침대에서 휠체어로 옮겨 타는 동작은 이동 변기에 가서 배설할 때의 동작에도 응용이 가능하므로 케어하는 사람의 부담을 줄이는 데에 도움이 됩니다.

◦ 옮겨 탈 수 있는지를 판단
침대에서 휠체어로 옮겨 탈 수 있는 방법은 손을 잡고 일어설 수가 있는지를 판단 기준으로 하면 좋습니다.

3 휠체어의 팔걸이를 잡는다

머리를 앞으로 향하게 하고 휠체어 안쪽의 팔걸이를 잡습니다.

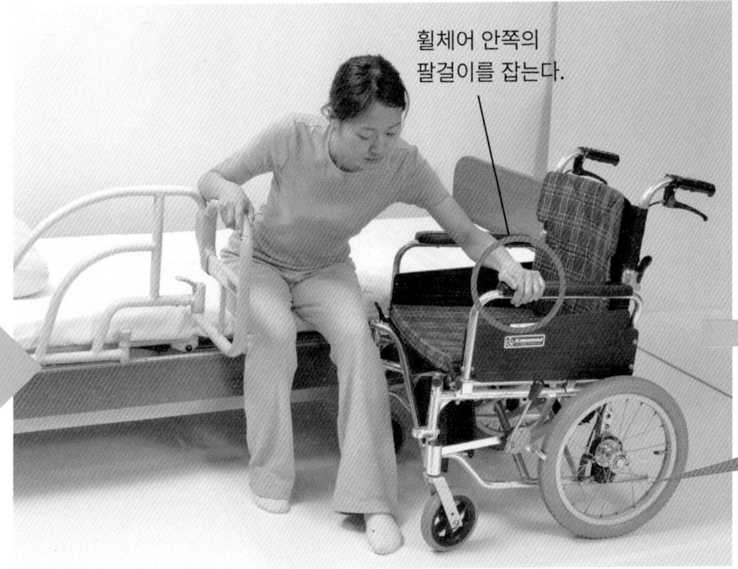

휠체어 안쪽의
팔걸이를 잡는다.

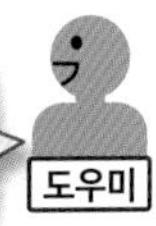

앞으로 넘어지지 않도록 자세를 확실하게 가다듬어 주세요.
도우미

이곳을 체크

브레이크가 잡혀 있는지 또는 앞바퀴가 흔들거리지 않는지의 여부를 여기에서 다시 한번 확인한다.

이곳을 체크

몸을 앞으로 수그린 자세로 일어선다.

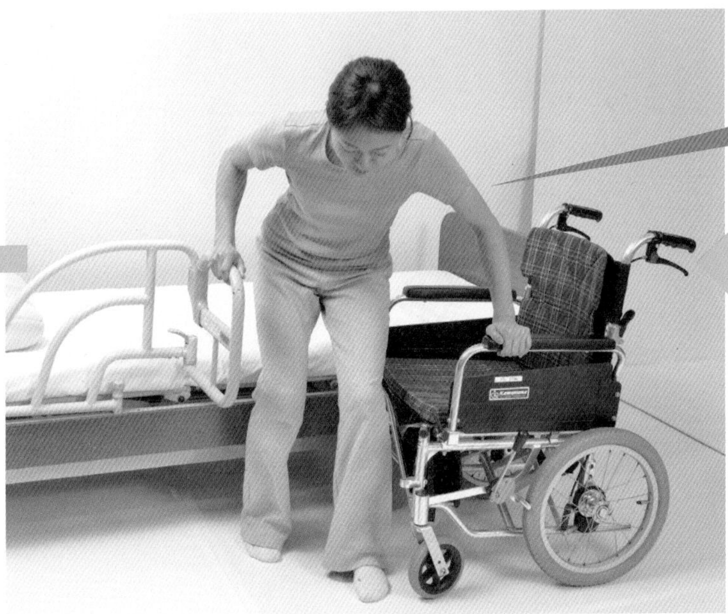

4 일어선다

의자에서 일어서는 방법으로 허리를 위로 향하게 합니다. 균형이 흔들리기 가장 쉬운 동작이므로 케어하는 사람은 가까이에서 지켜봅니다.

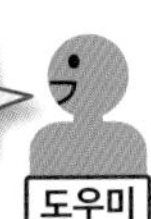

균형이 흐트러지지 않도록 천천히 일어나세요.
도우미

원 포인트 케어 바를 이용하면 침대 안전 펜스를 사용하는 것보다도 몸을 앞으로 수그리기 쉬워집니다.

2 침대에서 휠체어로 옮겨 타기

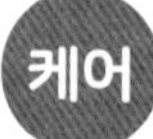

침대에서 휠체어에 자력으로 옮겨 탈 수 없는 사람들을 위한 케어입니다.
무리하게 힘을 들이지 않고 자연스럽게 케어하도록 합니다.

1 말을 건넨다

상대방의 눈을 보고 말을 건넵시다. 발판은 다리에 부딪히지 않도록 분리해 둡시다.

이곳을 체크

반드시 주차 브레이크를 걸어 둔다.

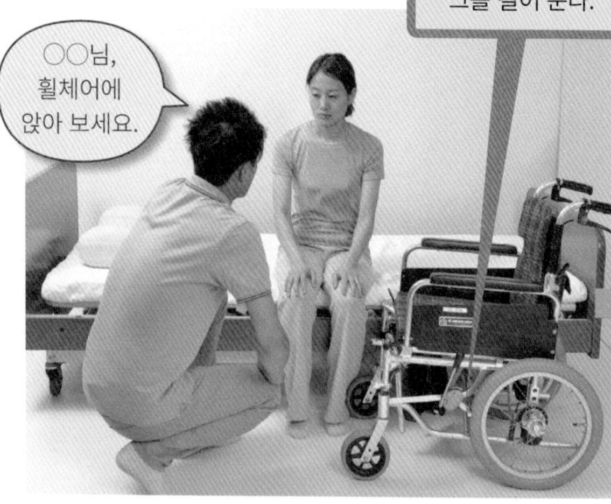

2 허리에 손을 감싸 안는다

케어받는 사람의 허리 뒤쪽으로 손을 돌려 감쌉니다.

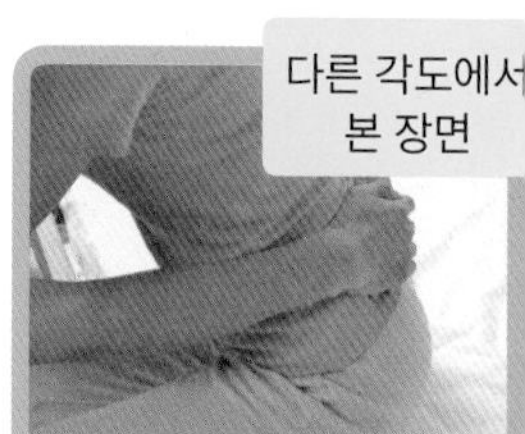
다른 각도에서 본 장면

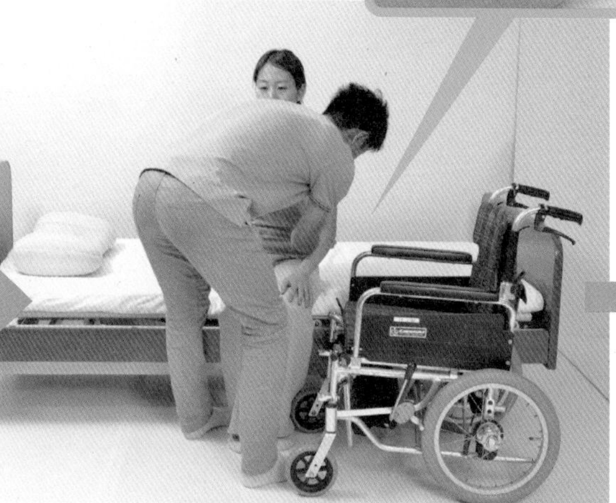

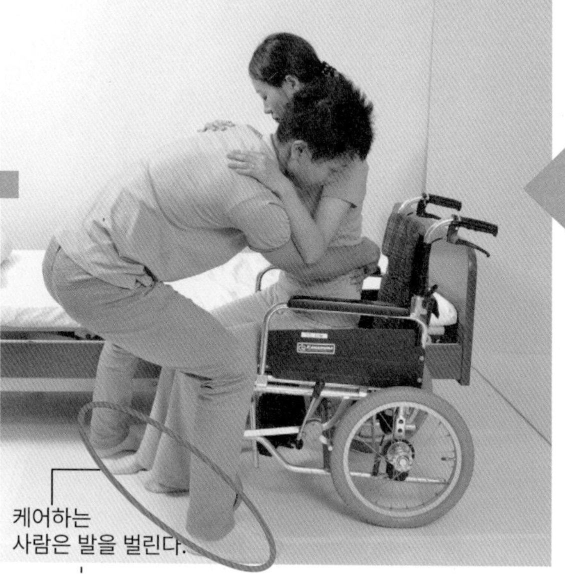
케어하는 사람은 발을 벌린다.

5 휠체어에 앉는다

천천히 휠체어에 앉도록 합니다.

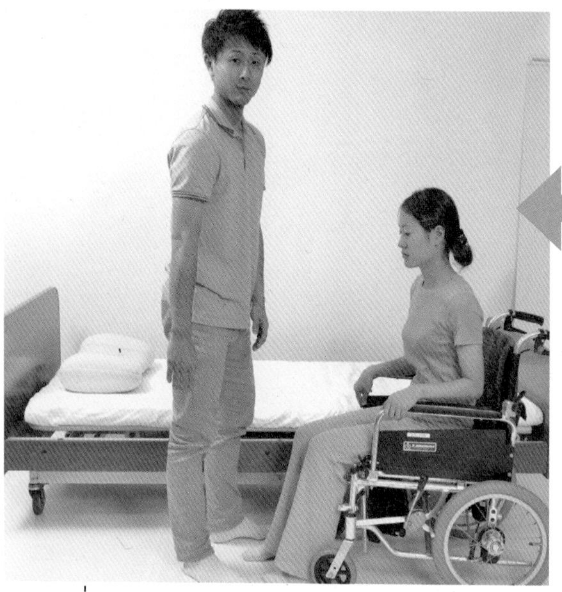

6 완료!

깊숙이 앉아 자세가 갖추어진 것을 확인하고 손을 뗍니다.

다른 각도에서 본 장면

허리에서 손이 떨어지지 않게 확실하게 힘을 준다.

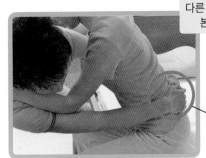

3 어깨에 손을 감싸게 한다

어깨에 손을 감싸게 하고 일어설 준비를 합니다.

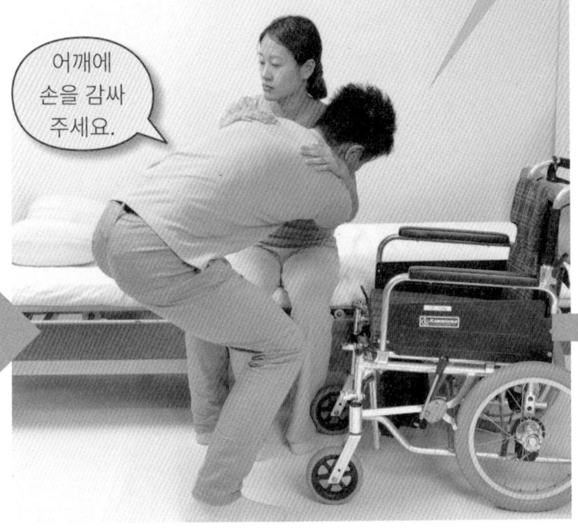

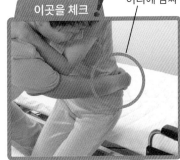

이곳을 체크!

확실하게 손을 허리에 감싸 안는다.

무리하게 힘을 들이지 않고, 케어받는 사람의 동작에 맞추어서 케어 합니다.

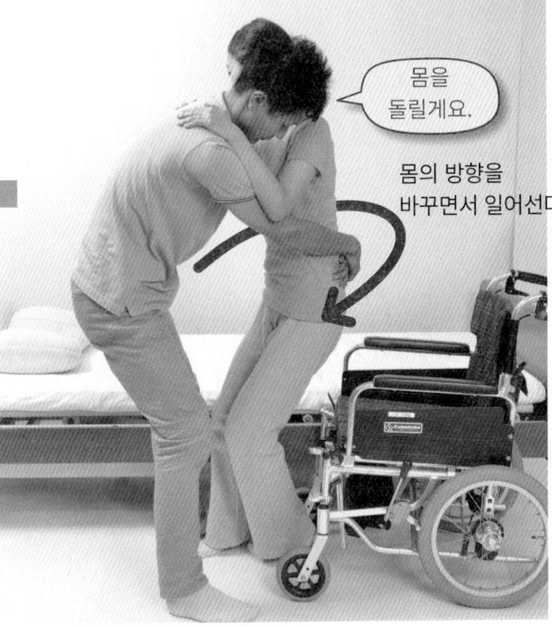

몸을
돌릴게요.
몸의 방향을
바꾸면서 일어선다.

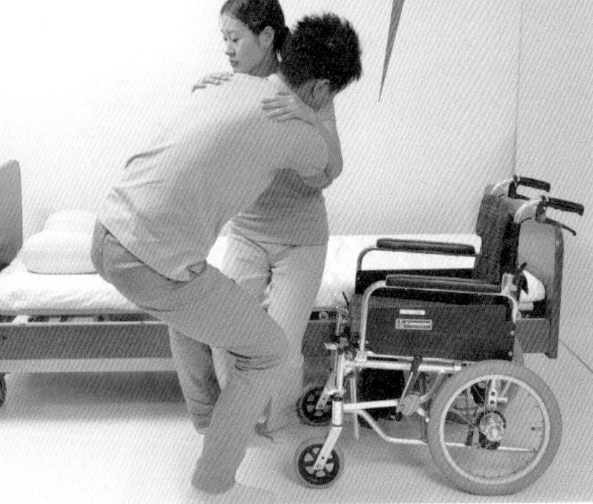

4 일어서기

허리를 끌어당겨서 몸의 방향을 바꾸면서 일어섭니다. 몸을 밀착시키면 힘을 주기 쉽고 케어하기가 편안해집니다.

원 포인트 일어서는 동작이 어려운 경우 슬라이딩 보드(➡P23)를 사용하면 좋습니다.

3 휠체어 케어 준비 | 발판 설치

케어

휠체어의 발판을 설치해서 휠체어를 밀 준비를 합니다.
발판을 움직일 때 케어받는 사람의 발에 부딪히지 않도록 조심합시다.

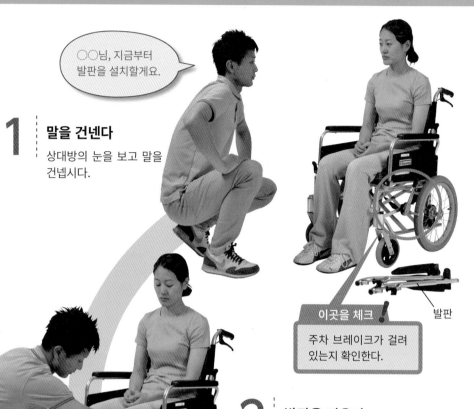

○○님, 지금부터
발판을 설치할게요.

1 말을 건넨다

상대방의 눈을 보고 말을 건넵시다.

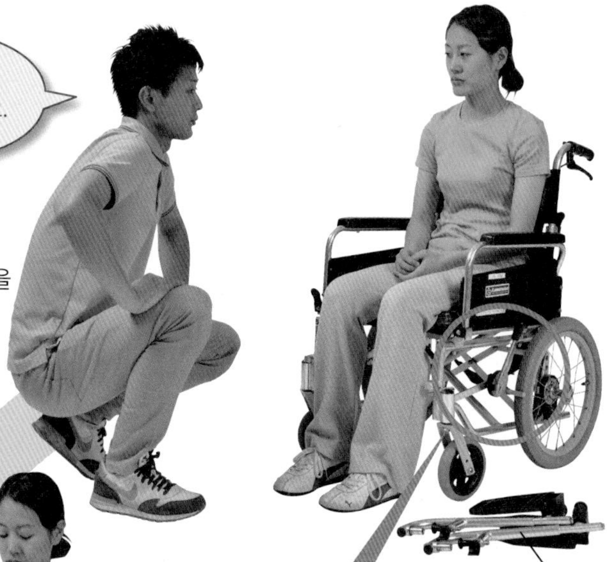

발판

이곳을 체크!

주차 브레이크가 걸려 있는지 확인한다.

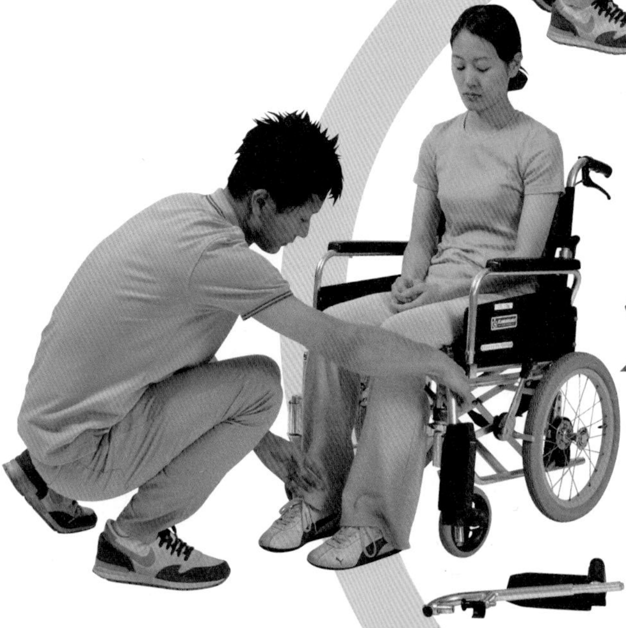

2 발판을 끼운다

다리에 부딪히지 않도록 발판을 젖혀서 끼웁니다.

3 발판을 정면으로 돌린다

다리를 들어 올리고 발판을 정면으로 돌립니다. 케어받는 사람의 발을 조심히 들어 올립니다.

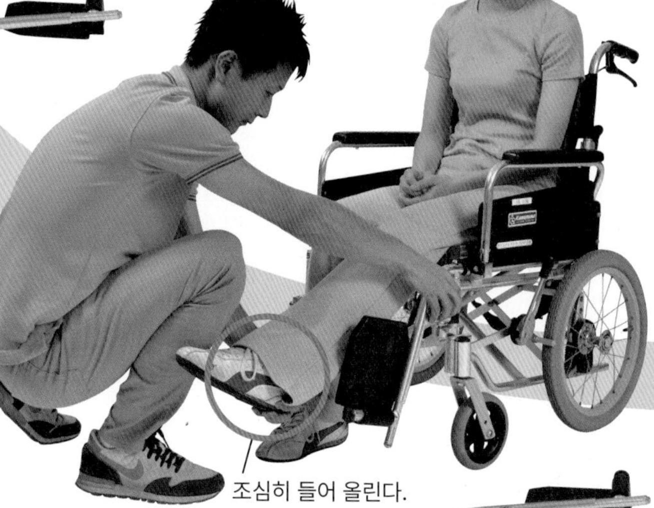

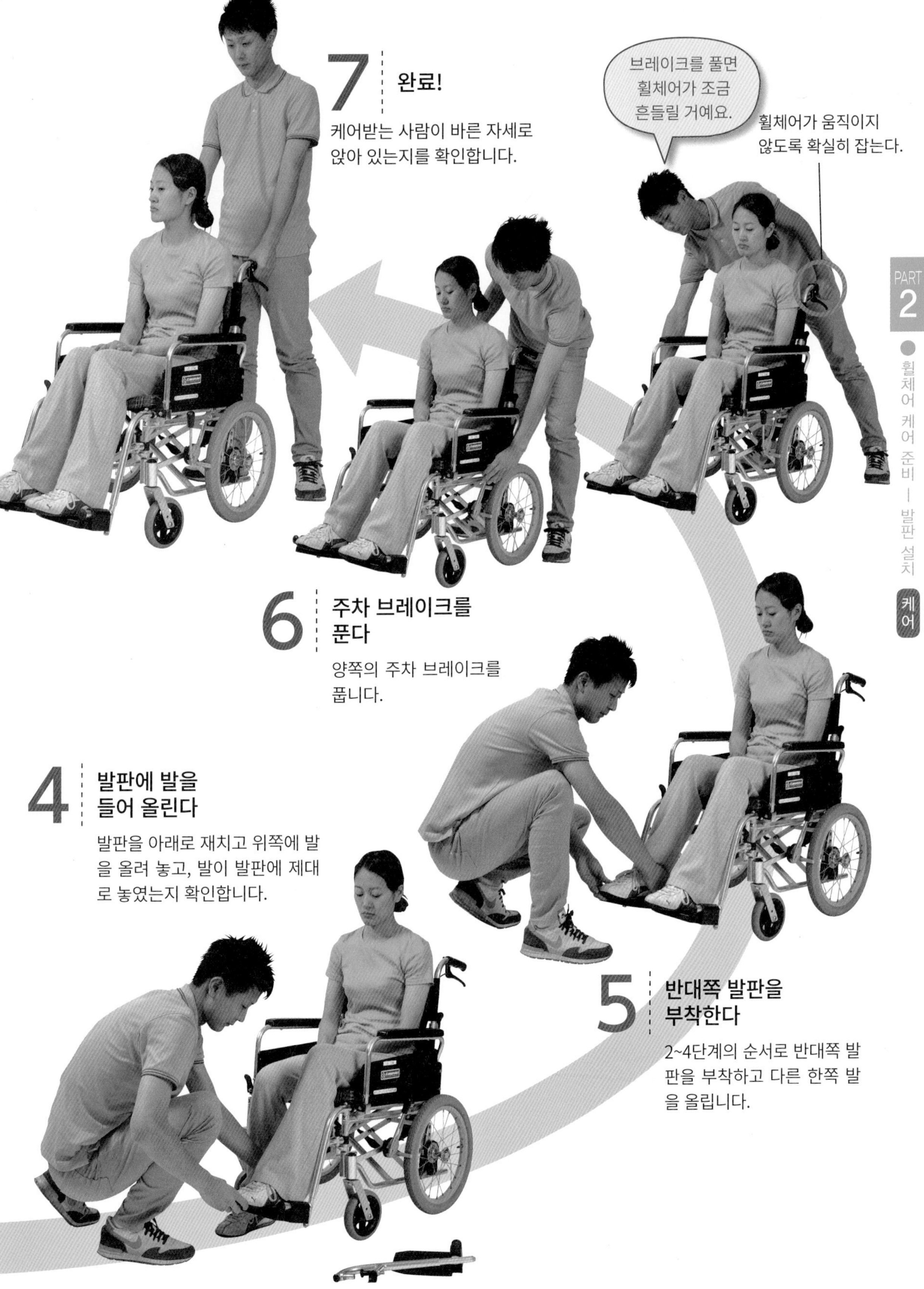
브레이크를 풀면
휠체어가 조금
흔들릴 거예요.
휠체어가 움직이지
않도록 확실히 잡는다.

7 완료!

케어받는 사람이 바른 자세로 앉아 있는지를 확인합니다.

6 주차 브레이크를 푼다

양쪽의 주차 브레이크를 풉니다.

4 발판에 발을 들어 올린다

발판을 아래로 재치고 위쪽에 발을 올려 놓고, 발이 발판에 제대로 놓였는지 확인합니다.

5 반대쪽 발판을 부착한다

2~4단계의 순서로 반대쪽 발판을 부착하고 다른 한쪽 발을 올립니다.

원 포인트 발판이 분리되지 않는 타입의 휠체어도 있습니다. 사용하지 않을 때에는 방해가 되지 않도록 발판을 바깥쪽으로 접어 둡니다.

4 휠체어 미는 방법

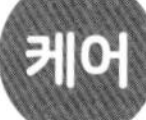

휠체어는 턱에 걸리거나 급브레이크를 걸거나 하면 케어받는 사람의 몸에 충격을 줍니다.
사고를 일으키지 않기 위해서 올바른 방법을 알아둡시다.

언덕길 내려오기

진행 방향

경사

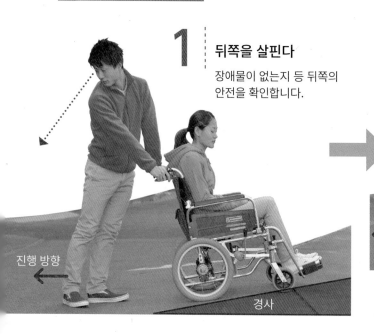

1 뒤쪽을 살핀다

장애물이 없는지 등 뒤쪽의 안전을 확인합니다.

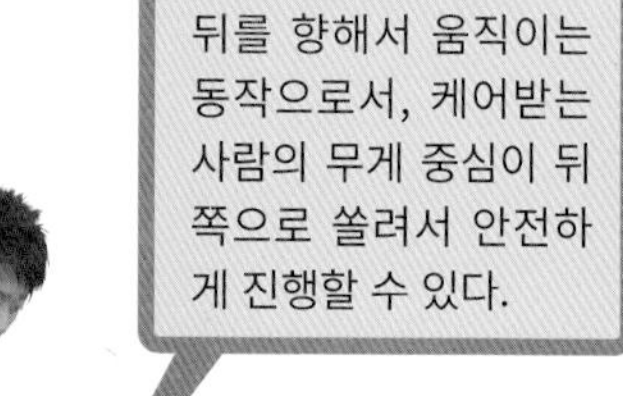

이곳을 체크
뒤를 향해서 움직이는 동작으로서, 케어받는 사람의 무게 중심이 뒤쪽으로 쏠려서 안전하게 진행할 수 있다.

진행 방향

경사

2 뒤쪽 방향으로 이동한다

천천히 뒤쪽으로 이동합니다.

턱이 있는 곳 올라가기

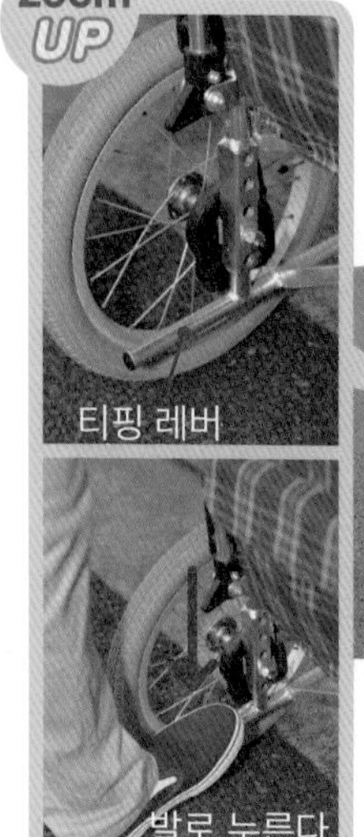

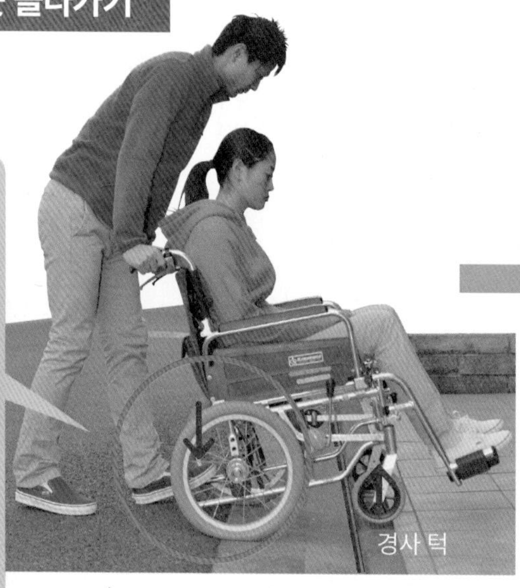

1 앞바퀴를 들어 올린다

티핑 레버를 발로 누르고 지렛대 원리로 앞바퀴를 턱 위쪽에 얹는다.

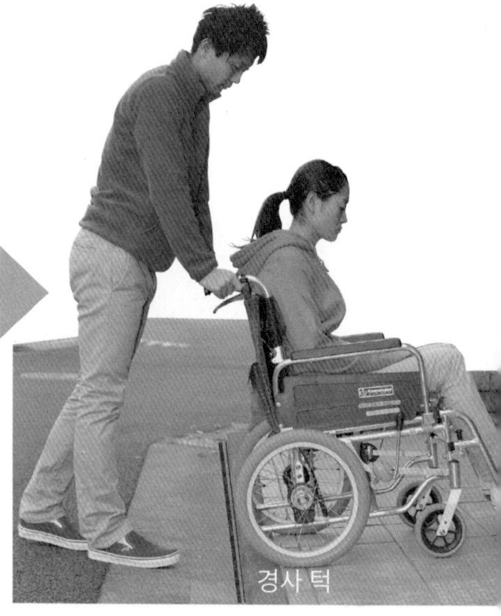

2 뒷바퀴를 들어 올린다

휠체어를 앞으로 밀고 뒷바퀴도 충격이 가해지지 않도록 조심히 밀어 올린다.

안전을 최우선으로 생각하고 케어한다

휠체어 이동이 어려운 동작은 아니지만 방법이 틀리면 케어받는 사람이 공포심을 느낄 수 있습니다. 작은 턱이나 걸림 현상 등에 주의하고 정중하게 케어하도록 유의합니다.

턱이 있는 장소 내려가기

1 뒤를 확인한다

장애물이 있는지 없는지 등을 살펴서, 뒤쪽의 안전을 잘 확인합니다.

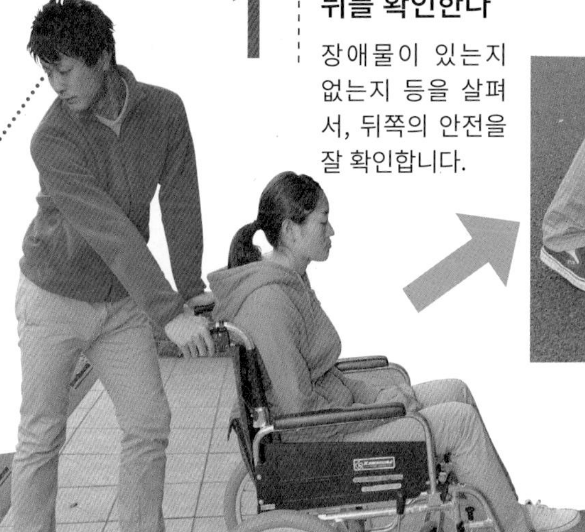

2 뒤쪽을 향해서 뒷바퀴를 내린다

뒤쪽으로 향해서 뒷바퀴부터 턱을 내려 갑니다.

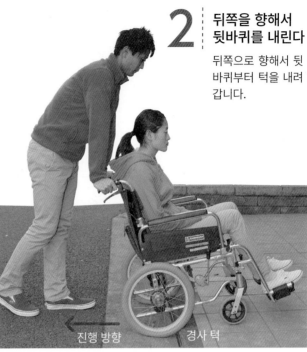

진행 방향

경사 턱

3 앞바퀴를 내린다

충격이 가해지지 않도록 앞바퀴를 부드럽게 내린다.

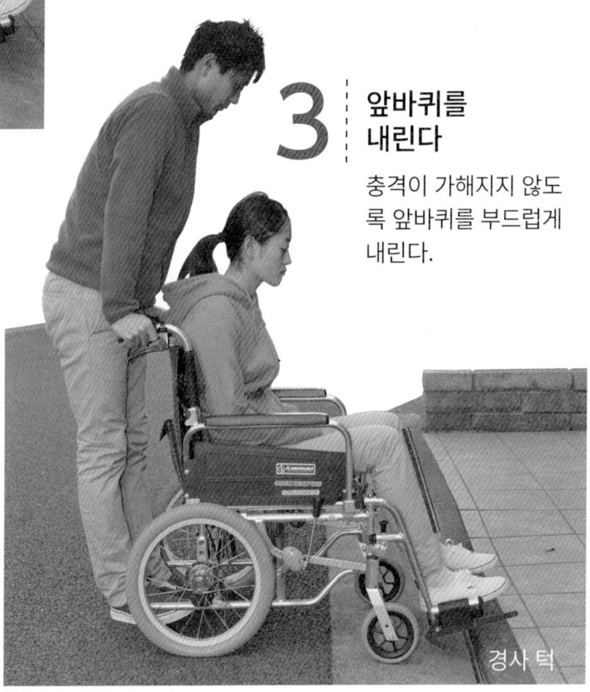

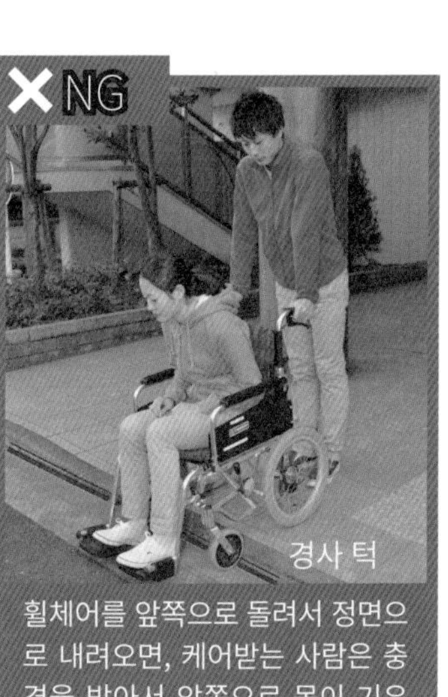

휠체어를 앞쪽으로 돌려서 정면으로 내려오면, 케어받는 사람은 충격을 받아서 앞쪽으로 몸이 기우뚱거리게 되므로 위험하다.

원 포인트

케어받는 사람의 몸에 부담이 가지 않도록 비탈길이나 경사 턱을 피할 수 있는 경로를 미리 알아 두는 것이 좋습니다.

5 휠체어에서 자동차에 옮겨 타기

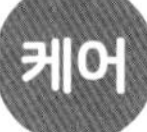

휠체어에서 자동차에 옮겨 타는 동작입니다. 운전하는 동안에도 케어받는 사람의 모습을 살필 수 있도록 조수석에 앉도록 합니다.

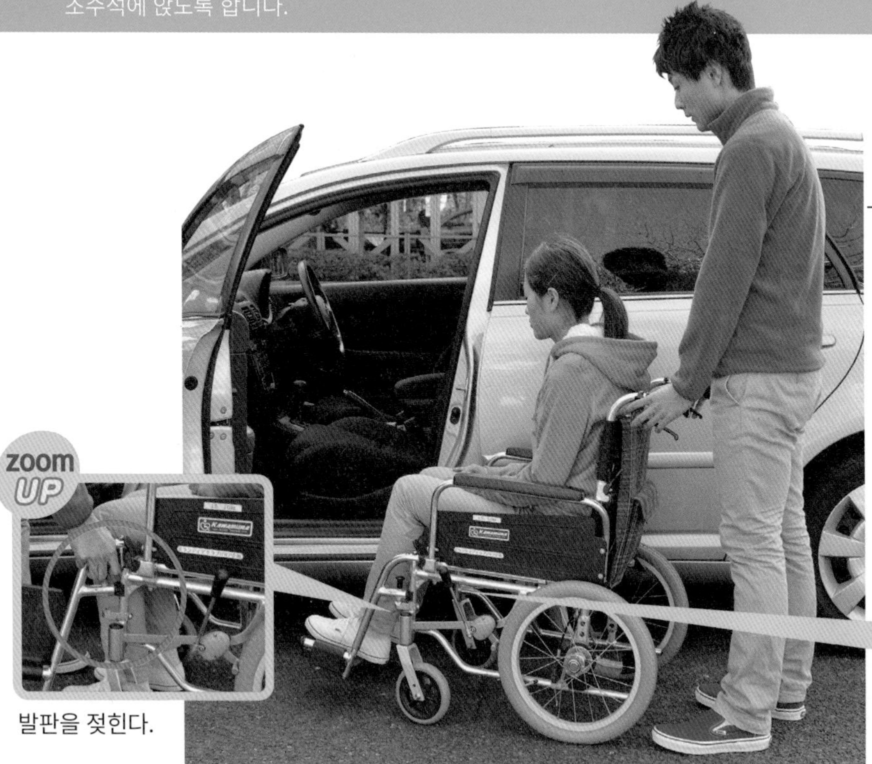

발판을 젖힌다.

1 휠체어를 자동차 근처에 접근시킨다

휠체어를 자동차 도어 근처에 접근시키고 주차 브레이크를 겁니다.
발판을 분리하거나 바깥쪽으로 젖힙니다.

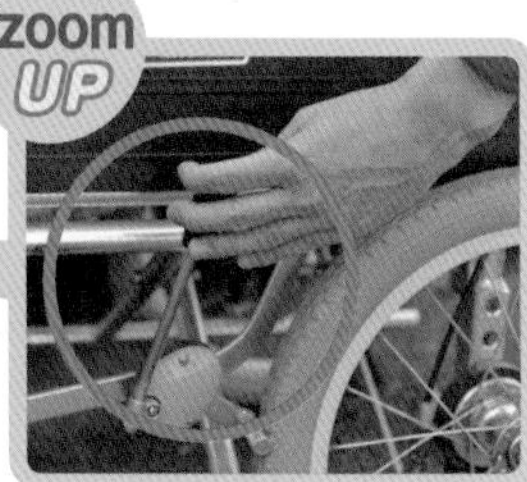

주차 브레이크를 건다.

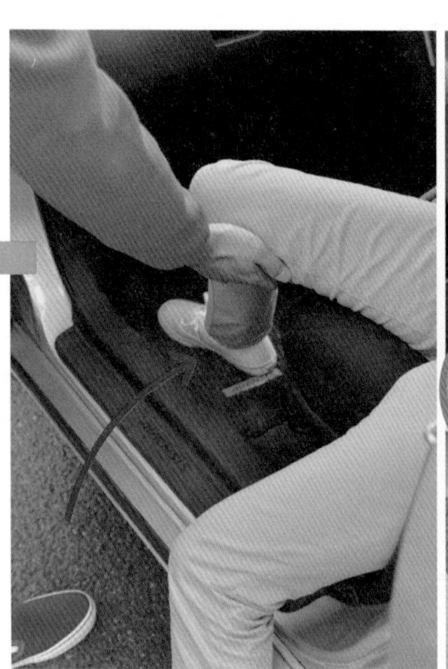

도어 가장자리에 스치지 않도록 조심한다.

4 발을 차 안으로 넣는다

무릎 뒤쪽에 손을 넣고 다른 손으로 발목을 지탱하고 다리를 차 안으로 넣습니다. 발이 도어 가장자리에 닿지 않도록 주의합니다.

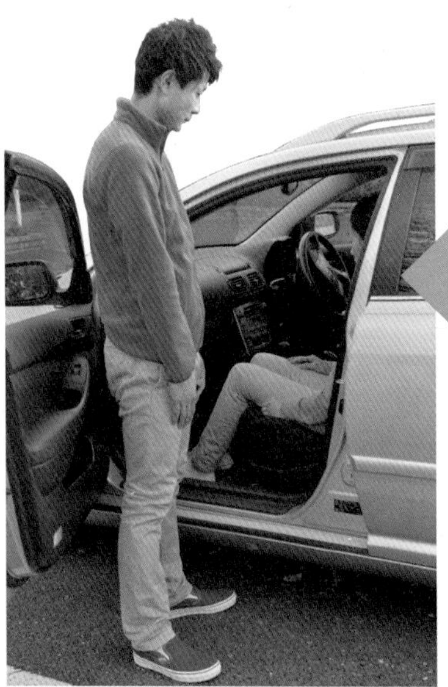

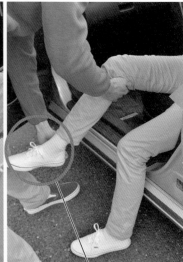

5 완료!

반대쪽 발도 같은 방법으로 옮겨 싣습니다.

어드바이스

케어받는 사람이 이용하는 차량에는 평소에 조수석에 물건을 두지 않도록 합니다.

2 자동차 팔걸이와 의자에 손을 얹는다

허리를 세워서 왼손으로 자동차 도어 팔걸이를 잡고 오른손을 좌석 위에 올려 놓습니다. 조수석 주변에 물건이 놓이지 않았는지 확인합니다.

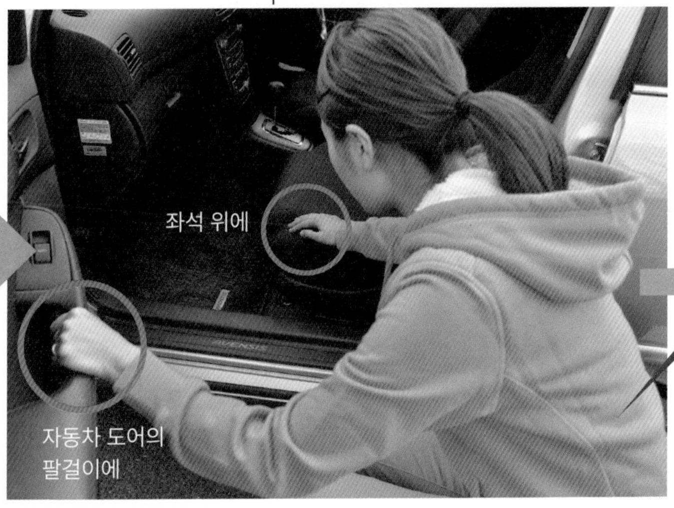

중요

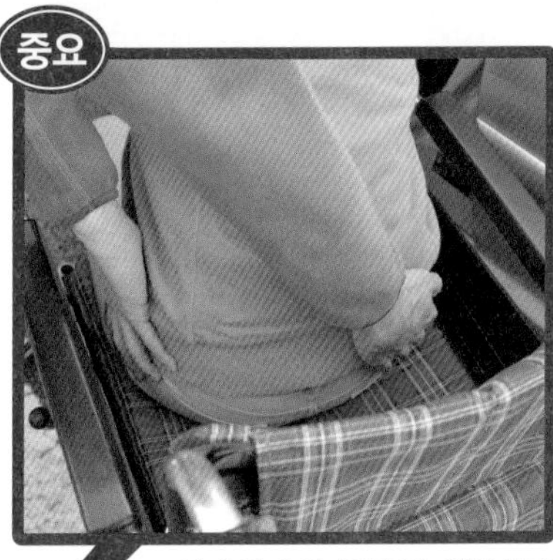

아래의 3의 동작이 원활하게 이루어질 수 있도록 이때 케어받는 사람의 허리를 앞으로 내밀게 한다.

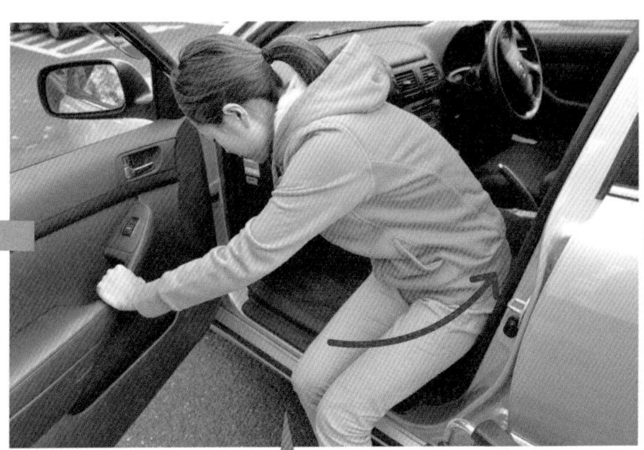

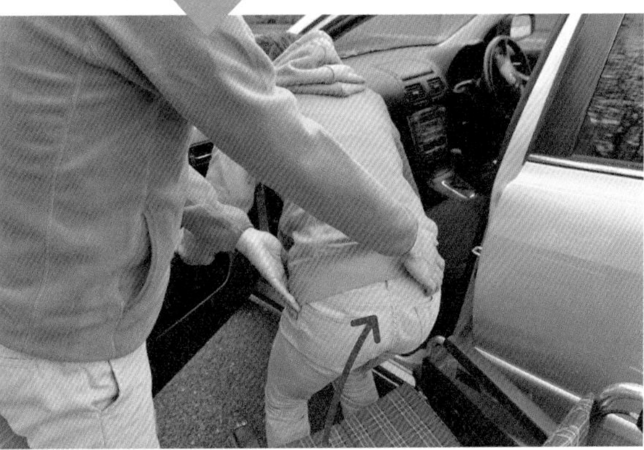

도우미

머리를 부딪히지 않도록 주의하세요.

이곳을 체크

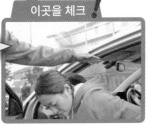

머리가 부딪히지 않도록 손을 곁들인다.

3 휠체어에서 자동차 좌석으로 옮겨 탄다

허리를 들어서 몸을 돌려 좌석에 앉힙니다. 앉은 자세가 안정되면 허리에서 손을 뗍니다.

원 포인트 옮겨 싣기가 어려운 경우, 복지 차량을 선택하는 방법도 있습니다. 복지 차량 대여 등의 시스템도 있으므로, 지역 복지 사무소에 문의하면 좋을 것입니다.

6 자동차에서 휠체어로 옮겨 타기

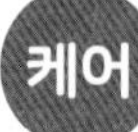

자동차에서 휠체어로 옮겨 타는 케어입니다.
차의 도어를 열 수 있도록 공간의 여유가 있는 곳에 차를 세우고 실시합니다.

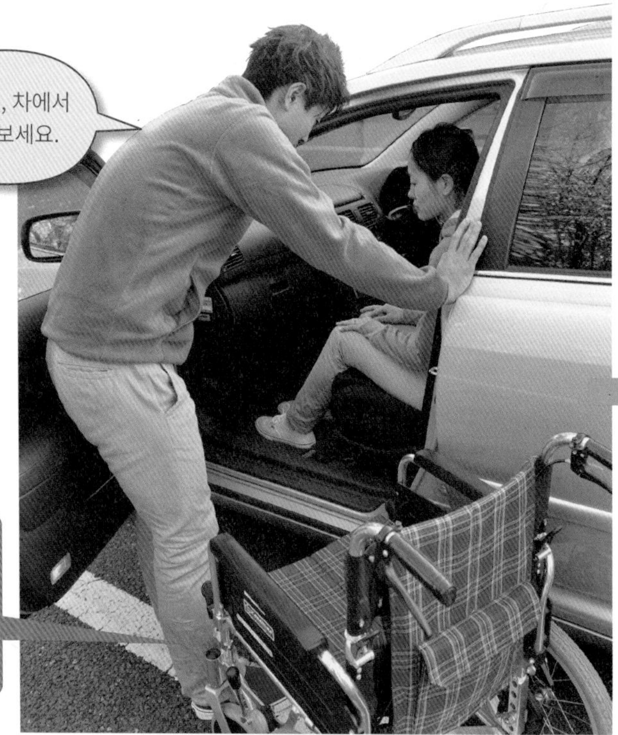

이곳을 체크!

케어하는 사람은 휠체어에 브레이크가 걸려 있는지 반드시 확인한다.

1 말을 건넨다

휠체어를 조수석 옆에 대고 문을 열고 이야기를 건넵니다.

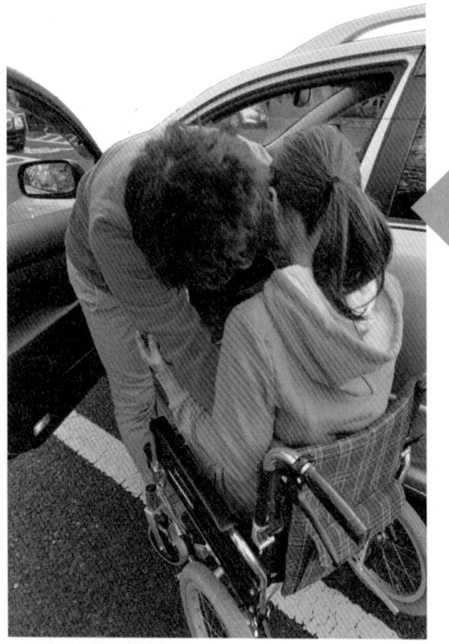

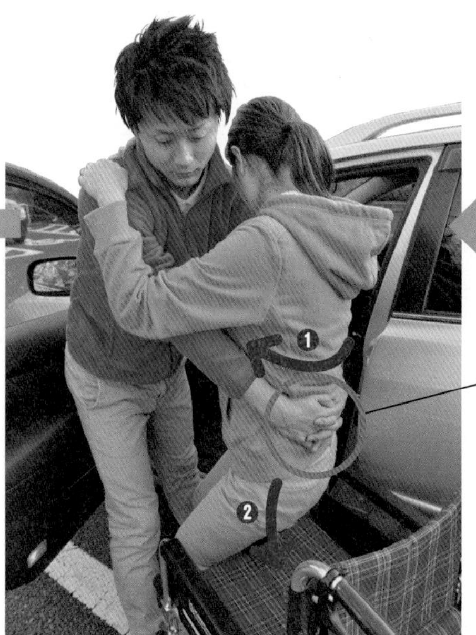

허리를 잡은 양손은 반드시 깍지를 낀다

6 완료!

케어받는 사람이 천천히 그리고 깊숙이 앉도록 합니다.

5 휠체어에 앉힌다

몸을 돌려 휠체어에 앉힙니다.
이때 케어하는 사람은 확실하게 손가락 깍지를 끼고 실행합니다.

2 발을 차 밖으로 꺼낸다

무릎 뒤에 손을 넣어 발을 한쪽씩 차 밖으로 꺼냅니다. 발이 도어 가장자리에 닿지 않도록 주의합니다.

이곳을 체크

케어받는 사람의 발이 도어 가장자리에 닿지 않도록 일단 들어 올린 다음 발을 밖으로 꺼낸다.

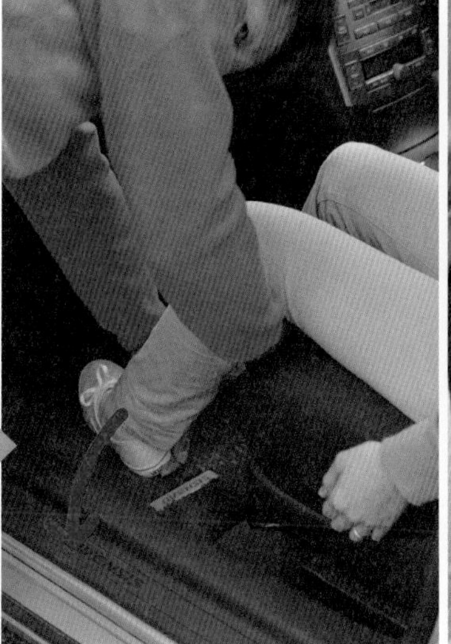

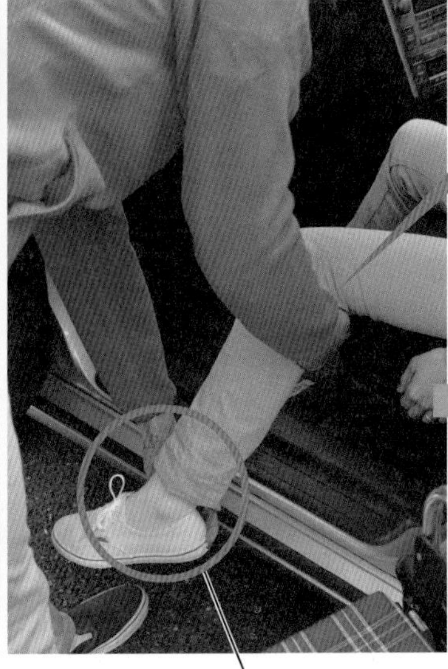

도어의 가장자리에 닿지 않도록 조심한다.

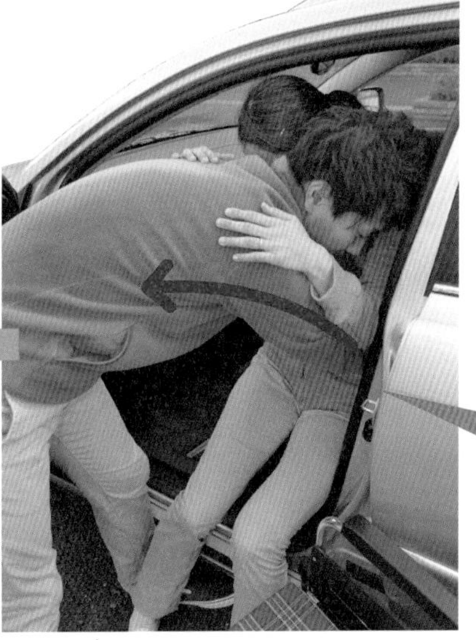

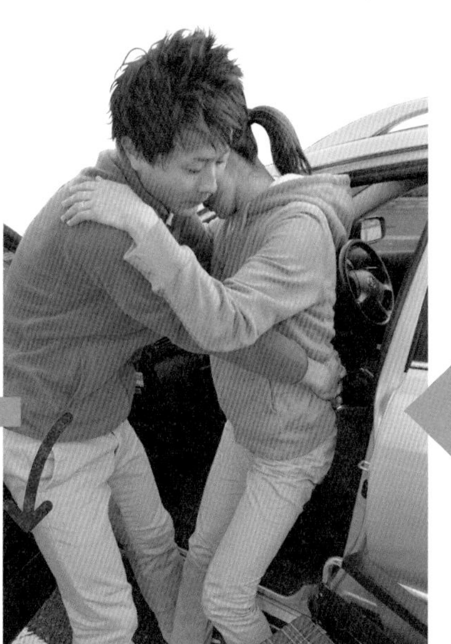

이곳을 체크

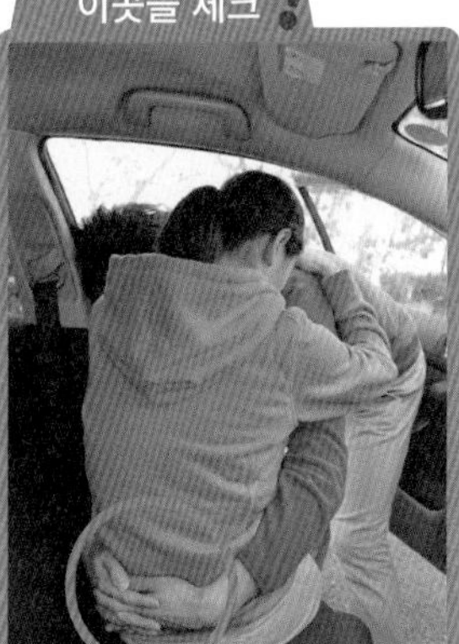

양손을 허리 뒤로 감싸고 방향을 돌려 받쳐준다. 이때 손가락은 확실하게 깍지를 낀다.

3 몸을 지탱한다

다리가 차 밖으로 나오면 어깨에 손을 감싸게 하고 몸을 받쳐줍니다. 몸을 밀착시키면 4의 동작이 수월해집니다.

4 일어난다

몸을 끌어앉을 듯이 당겨서 일으킵니다. 케어하는 사람은 팔의 힘을 이용하지 않고 허리를 낮추어서 온 힘을 다해 끌어당깁니다.

원 포인트

밖으로 나가면 케어받는 사람뿐만 아니라 케어하는 사람도 기분 전환이 되므로 적극적으로 밖으로 나가는 것이 좋습니다.

1 걷기

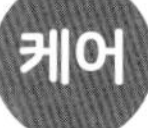

걷지 않는 생활을 계속하면, 활동 범위가 좁아질 뿐만 아니라 근력 등 신체 능력이 저하됩니다. 와병으로 누워서 생활하는 것을 회피하기 위해서도 걷기 케어 방법을 알아둡니다.

체중 이동은 천천히

근력이 약해지면 자세는 구부정하게 되고 보폭이 줄어듭니다. 케어받는 사람의 보폭을 살피고 천천히 케어하는 방법을 알아둡니다.

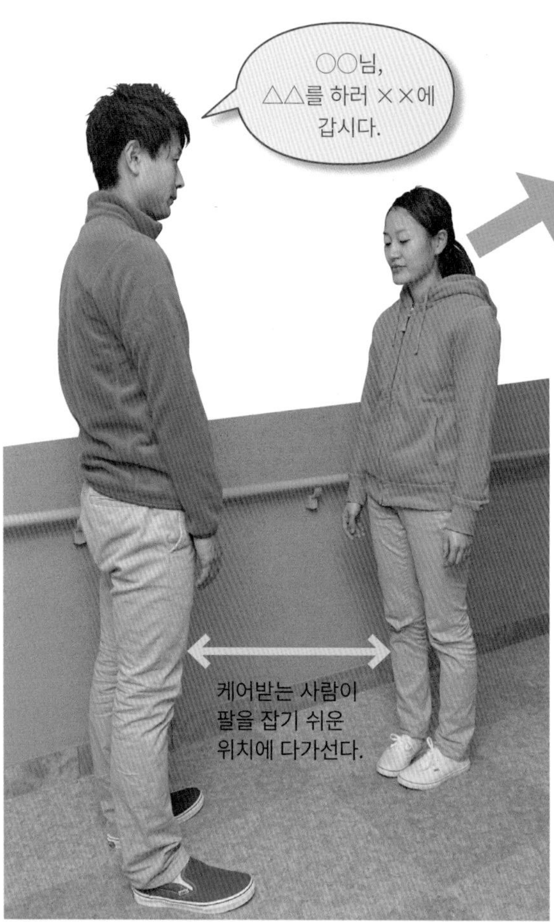
○○님,
△△를 하러 ××에
갑시다.
케어받는 사람이
팔을 잡기 쉬운
위치에 다가선다.

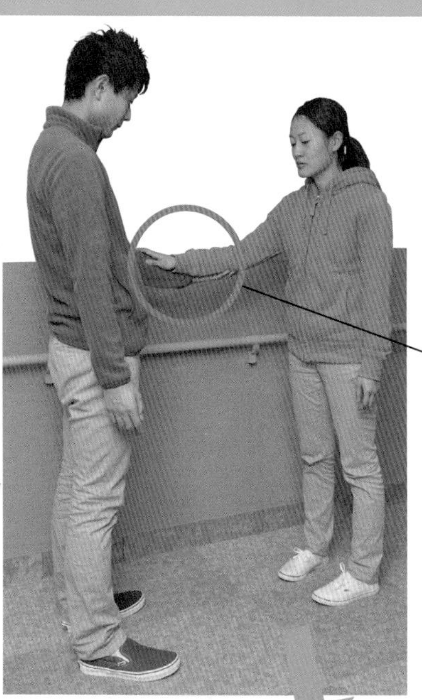
케어받는 사람 쪽에서
팔을 한쪽씩 잡도록
한다.

1 말을 건넨다

상대방의 눈을 보고 이야기를 건넵니다. 지금부터 어디에 무엇을 하러 가는지를 이야기해 주면 케어받는 사람도 움직이는 목적의식을 갖게 되므로 좋은 기회가 됩니다.

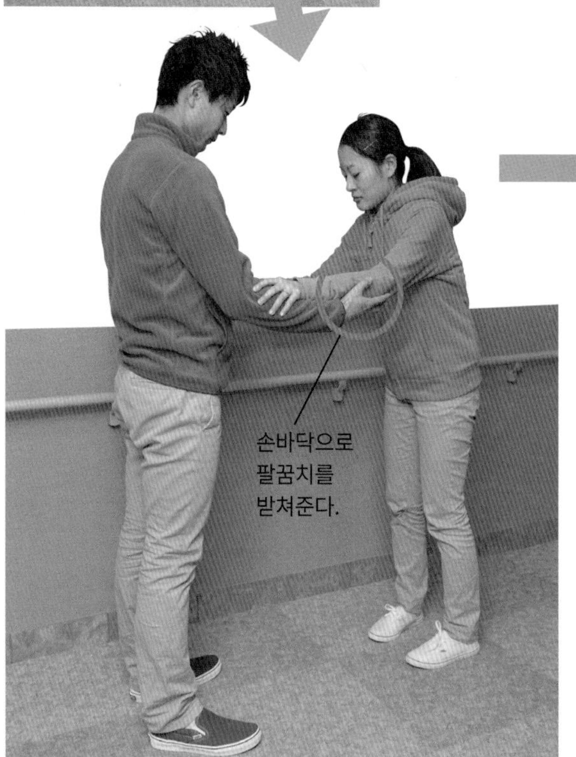

2 팔을 붙잡도록 한다

손바닥을 위로 내밀고 팔을 붙잡도록 합니다. 케어하는 사람은 상대방의 팔꿈치를 받쳐줍니다.

이곳을 체크!

1 아픈 쪽 2

한쪽 마비가 있는 사람은 건강한 쪽의 다리를 내밀게 하고, 아픈 쪽 다리는 건강한 쪽 다리를 따라가듯이 걷습니다. 균형이 흐트러지지 않도록 주의합니다.

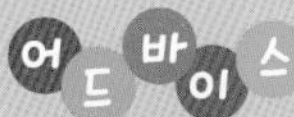

케어받는 사람의 키가 작은 경우, 케어하는 사람도 키를 조금 낮추어서 동작을 하는 것이 좋다.

이곳을 체크!

손은 받쳐주기만 하고, 케어받는 사람의 팔을 억지로 잡아끌어서는 안 된다.

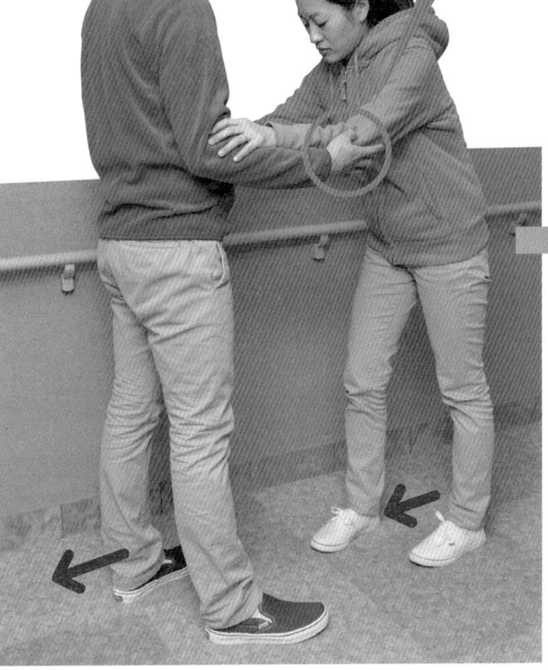

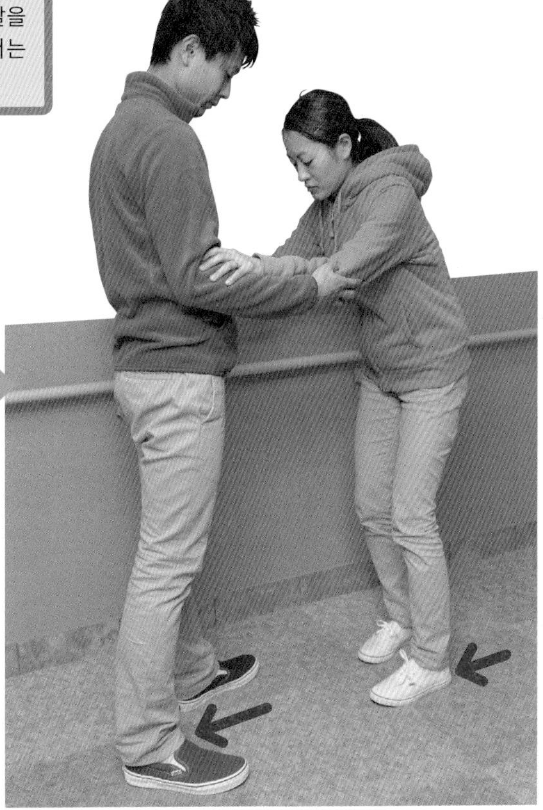

3 한쪽 발을 앞으로 내밀게 한다

한쪽을 앞으로 내밀게 하고 케어하는 사람은 같은 쪽 다리를 뒤로 뺍니다.

4 반대쪽 발을 내밀게 한다

반대쪽 다리를 내밀게 하고, 케어하는 사람은 그 발과 같은 쪽 발을 뒤로 뺀다. 3~4 동작을 반복함으로써 조금씩 걸어나갑니다

원 포인트

걷는 데 도움이 되는 도구로는 지팡이나 보행기 등이 있습니다(➡P18).
지팡이나 보행기를 이용할 때에는 반드시 몸에 맞는 것을 사용해야 합니다.

2 계단 오르내리기

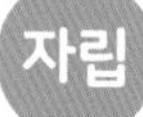

엘리베이터가 설치되어 있지 않은 연립주택이나 아파트 등에서는 외출할 때 계단이 걸림돌이 될 수 있습니다. 계단 오르내리는 방법을 익혀서 외출 기회를 늘리고 신체를 적극적으로 움직일 수 있도록 합니다.

계단 올라가기

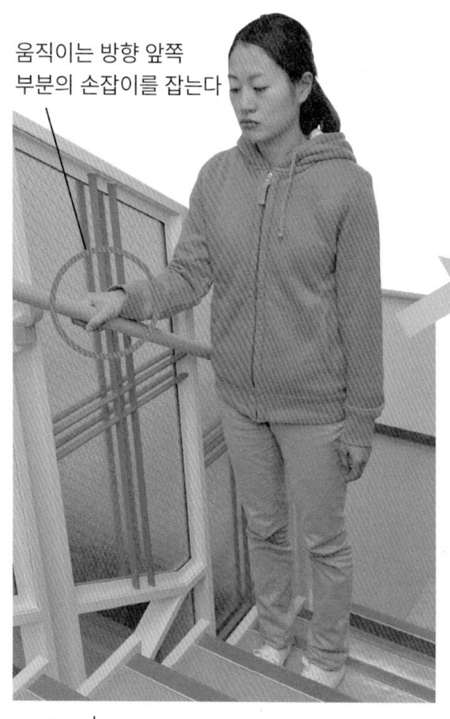
움직이는 방향 앞쪽
부분의 손잡이를 잡는다

1 손잡이를 잡는다

자신의 몸 옆 부위의 손잡이가 아닌 앞쪽 부위의 손잡이를 잡습니다.

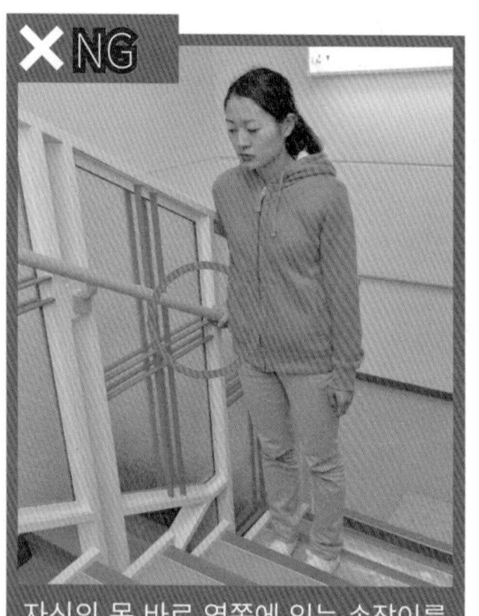
✕NG

자신의 몸 바로 옆쪽에 있는 손잡이를 잡으면 발을 앞으로 내밀 때 무게 중심이 뒤로 쏠려서 균형이 흐트러진다.

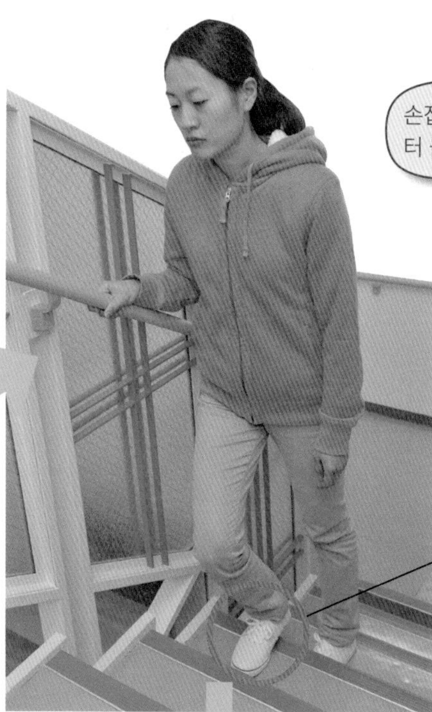
손잡이가 있는 쪽의 발을
들어 올린다.

손잡이 쪽 다리부터 올려 놓으세요

도우미

2 한쪽 발을 들어 올린다

손잡이가 있는 쪽의 발을 한 계단 위에 올려 놓습니다.

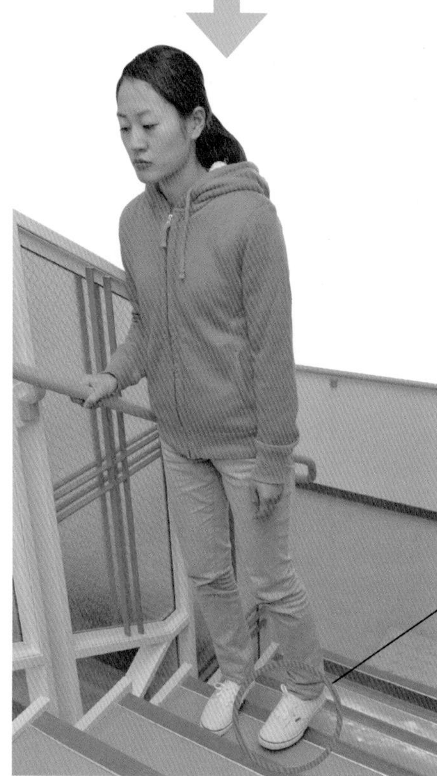
반대쪽 발을 올린다.

3 다른 한쪽 발을 들어 올린다

손잡이가 있는 반대쪽의 발도 한 계단 위에 올려 놓습니다. 2와 3의 동작을 반복하면서 조금씩 올라갑니다.

계단 내려가기

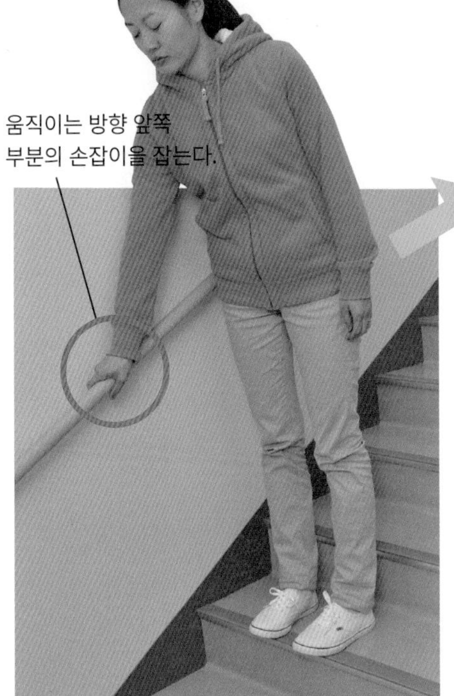
움직이는 방향 앞쪽
부분의 손잡이을 잡는다.

1 **손잡이를 잡는다**

손잡이 앞쪽을 잡습니다.

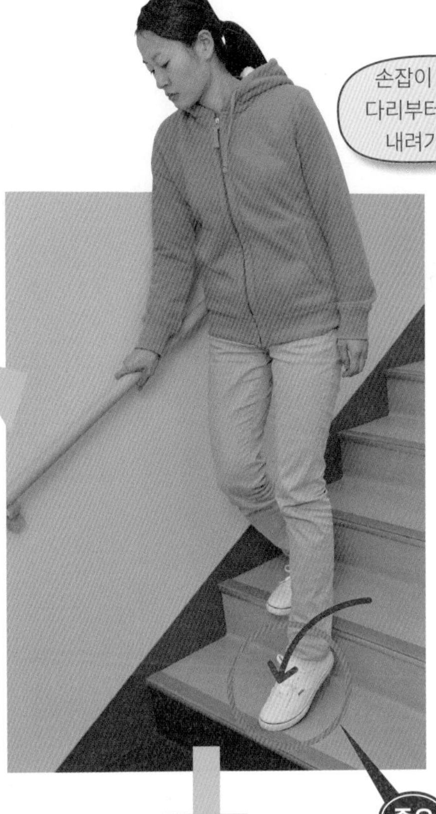
손잡이 반대쪽
다리부터 계단을
내려가세요.
도우미

2 **한쪽 다리를 내린다**

손잡이 반대쪽 다리를 한 계단 내려 놓습니다.

중요

내려갈 때는 손잡이 반대쪽 다리부터 내려간다.

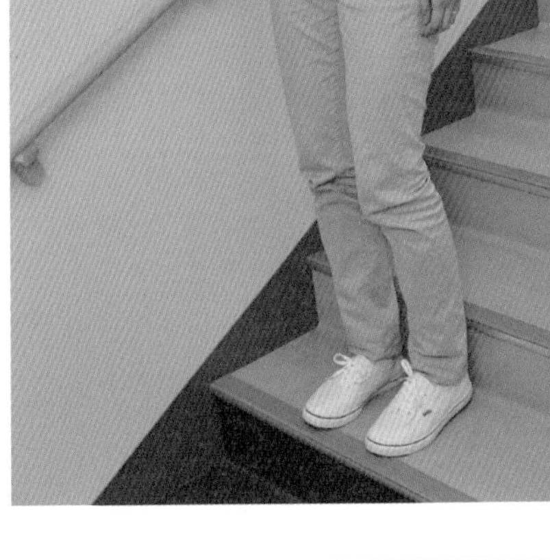

3 **다른 쪽 다리를 내린다**

손잡이 쪽 다리도 한 계단 내려 놓습니다.
2와 3의 동작을 반복하면서 조금씩 내려갑니다.

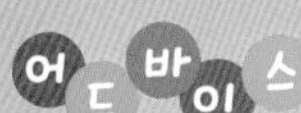

계단을 오를 때와 내려갈 때 먼저 내딛는 다리가 다르다. 항상 손잡이 쪽 다리가 위에 있다고 기억해 둔다.

원 포인트

계단은 넘어지는 사고가 발생하기 쉬운 곳입니다.
시간이 걸리더라도 제대로 한 계단씩 오르내리기 연습을 해야 합니다.

3 계단 오르내리기

케어

혼자서 계단을 오르내리는 것이 위험한 사람에게는 반드시 케어하는 사람이 옆에서 도와줘야 합니다.
케어받는 사람의 동작은 자력으로 동작을 할 수 있는 경우와 같습니다.

계단 올라가기

1 어깨와 허리를 받쳐 준다

한 손으로 어깨를 받쳐 주고 다른 손으로 허리를 받쳐 줍니다. 케어받는 사람은 앞쪽 부위 손잡이를 잡습니다.

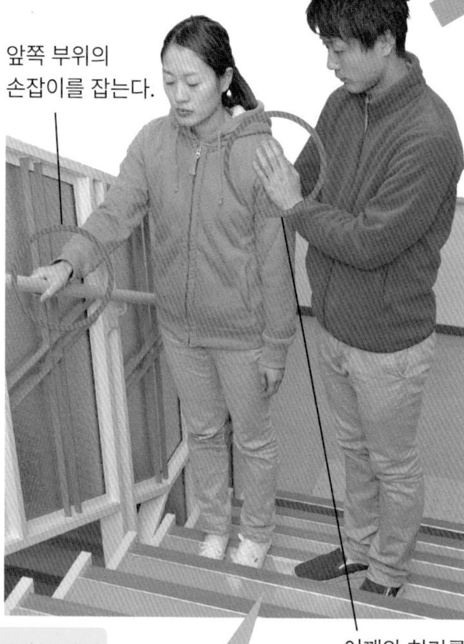
앞쪽 부위의
손잡이를 잡는다.
어깨와 허리를
받쳐 준다.
다른 각도에서
본 장면

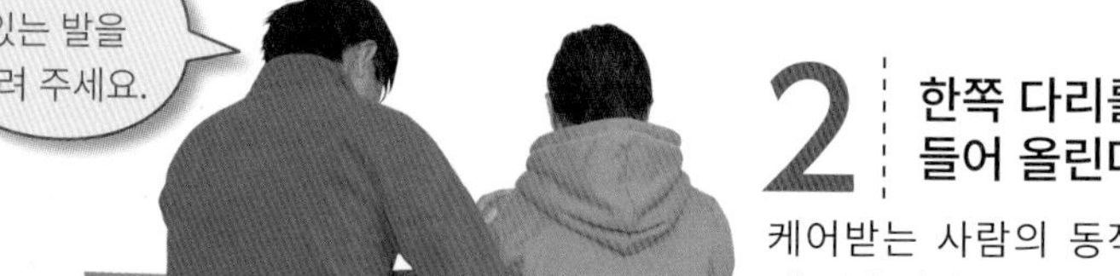
손잡이 쪽에
있는 발을
올려 주세요.
손잡이 쪽의 발을 들어 올린다.

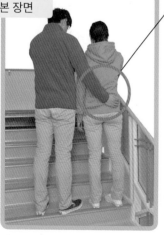

2 한쪽 다리를 들어 올린다

케어받는 사람의 동작에 맞추어서 손잡이 쪽의 발을 들어 올립니다.

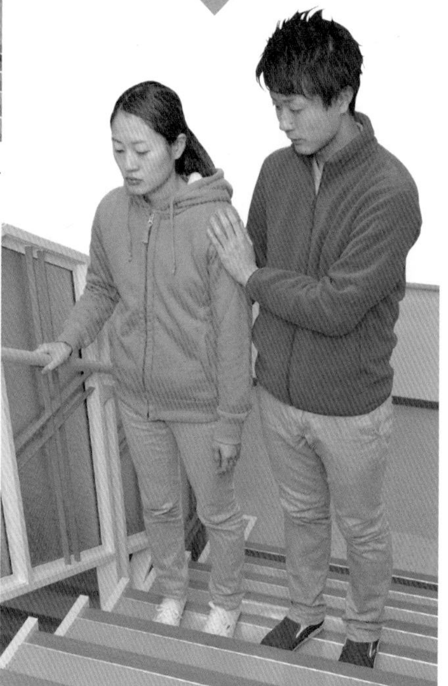

3 다른 한쪽 발을 들어 올린다

케어받는 사람이 한쪽 발을 올리면 케어하는 사람도 나머지 발을 올립니다. 2와 3의 동작을 반복해서 조금씩 위로 올라갑니다.

계단 내려가기

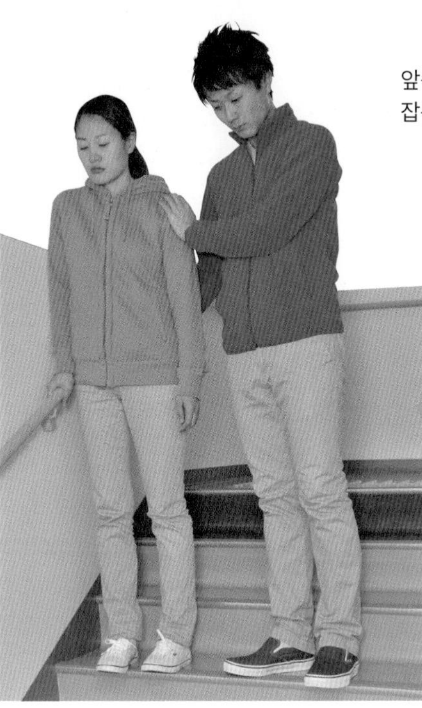

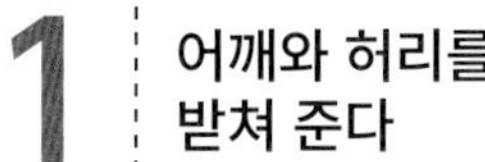

1 어깨와 허리를 받쳐 준다

한 손으로 어깨를 받쳐주고 다른 한 손으로 허리를 받쳐 줍니다.

앞쪽의 손잡이를 잡는다.

앞으로 발을 내린다.

2 한쪽 발을 내린다

먼저 케어하는 사람이 손잡이 반대쪽 다리를 아래 계단으로 내리고 이어서 케어받는 사람이 다리를 내려놓습니다.

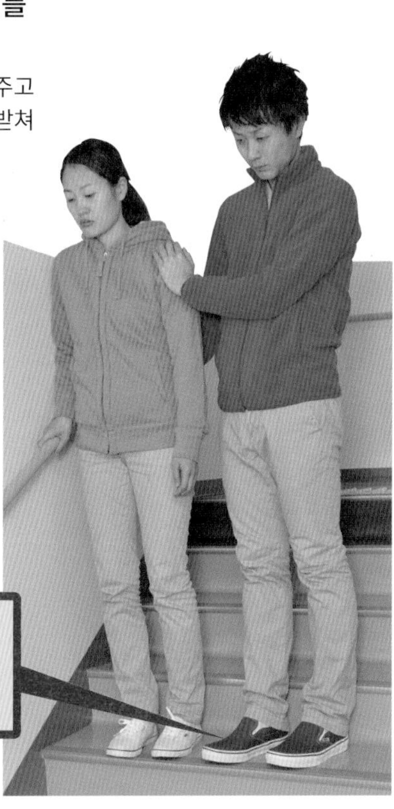

중요
내려올 때에는 반드시 케어하는 사람이 먼저 발을 내린다.

3 다른 쪽 다리를 내린다

케어받는 사람의 움직임에 따라 나머지 발을 내립니다. 2와 3의 동작을 반복 조금씩 내려갑니다.

원 포인트 케어하는 사람이 먼저 다리를 내리는 이유는 케어받는 사람의 균형이 흐트러졌을 경우에 대비하기 위한 예비 동작입니다. 케어하는 사람은 항상 케어에 주의를 기울여야 합니다.

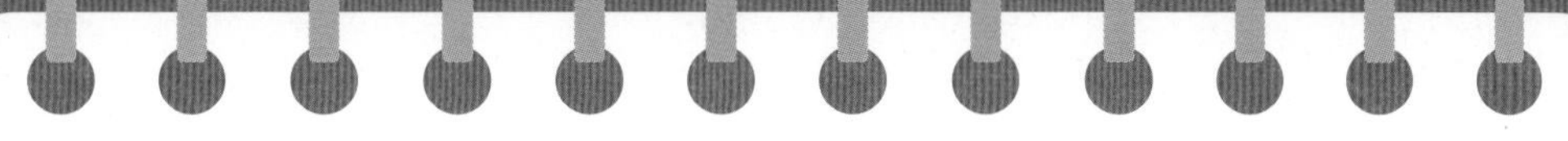

PART

3

식사 케어

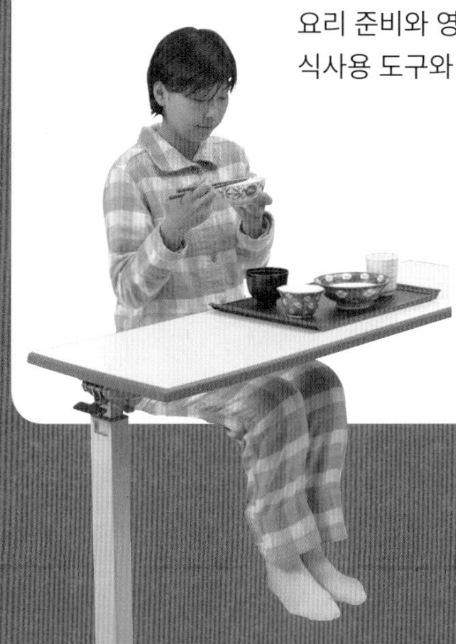

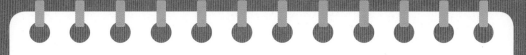

1 식사의 중요성

식사는 생명을 유지하기 위한 영양소를 보충할 뿐만 아니라, 살아가는 힘을 발휘하게 하고 만족감과 행복감을 얻을 수 있는 동기 부여를 충족시켜 줍니다.

입으로 먹는 의미의 중요성

입으로 음식을 먹고 '맛있다'고 느끼는 즐거움은 삶의 기쁨으로 연결됩니다. 연하장애*(삼키는 동작에 장애가 있는 증상)으로 경관영양법*(➡ P85)에 의지해야 하는 상태가 아닌 한, 자신의 입으로 음식을 먹고 혀로 맛을 본다는 섭취 행위는 스스로 누리고 싶은 행위일 것입니다.

입으로 먹는 행위는 신체 부위의 여러 기능을 동원할 수도 있습니다. 귀로는 식사 권유의 목소리를 듣고, 눈으로는 음식을 보고 코로 냄새를 맡습니다. 뇌는 식사한다고 하는 것을 인식한 후 손으로 식기를 가지고 음식물을 입으로 옮겨 나르고 치아는 씹는 동작을 합니다.

음식을 보거나 냄새를 맡거나 하면 타액이 분비되어 위장과 창자 등 내장의 기능이 활발해집니다.

음식을 삼킬 수 있으면 입으로 먹을 수 있습니다. 음식을 먹을 수 없는 경우에는 그 원인을 헤아려서 맛있게 먹을 수 있도록 관찰합니다. 가능한 한 입으로 먹어서 삶의 의욕을 갖도록 합니다.

● 음식물을 삼키는 원리

고체로 된 음식물을 먹을 때는 ① 입에 넣은 음식을 씹고 ② 침으로 버무리고 음식물 덩어리 형태로 해서 목으로 보냅니다. 그러면 무의식적으로 ③ 연하 반사 현상이 일어나, 후두가 위쪽 앞으로 올라오면서 후두개가 열리고 식도의 전면에 있는 기관의 입구가 막혀 음식이 자연스럽게 식도로 이동됩니다. 식도에 들어간 음식은 연동운동(위장이 수축하여 내용물을 이동시켜는 운동)에 의해 위로 보내집니다.

입으로 먹는 행위는 이러한 일련의 과정을 밟으며 이루어집니다. 따라서 이러한 과정의 어딘가에 문제가 있으면 음식물을 잘 삼킬 수 없으며 오연(음식물이 잘못 들어감)의 원인이 되기도 합니다.

음식물을 씹고 삼키는 과정

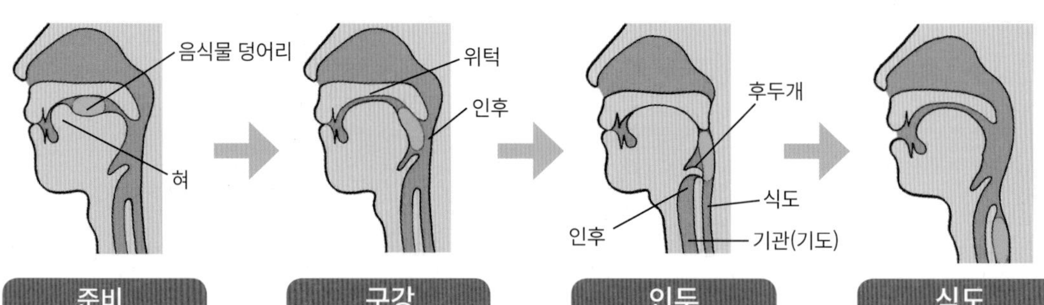

준비
입에 가져온 음식을 씹어 가며 타액과 섞어 음식 덩어리를 만든다.

구강
혀의 운동(전후 방향으로 순차적으로 입천장 쪽으로 누르는 등의 동작)에 의해 음식물 덩어리를 목구멍 쪽으로 보낸다.

인두
음식물 덩어리가 인두에서 식도로 이송된다. 음식물 덩어리가 기관에 들어가지 않도록 후두가 위쪽 앞으로 올라가고, 후두개가 내려가서 기도의 입구를 막는다.

식도
식도에 들어간 음식물 덩어리는 연동운동에 의해 위장에 보내진다.

*연하장애(삼키는 동작에 장애가 있는 증상): 음식을 씹거나 삼키기가 어려운 상태
*경관영양법: 튜브 등의 관을 코, 식도 등에 삽입하여 영양을 공급하는 방법

● 삼키는 능력을 확인한다

노인이 되면 음식을 잘 삼킬 수 없으며, 질식하는 경우도 많아집니다. 그러나 삼키는 장애가 있는 심한 마비 상태에 놓인 사람을 제외하고 대부분의 사람들은 삼키는 힘이 남아 있으므로 입으로 먹는 행위를 포기하지 않도록 합니다.

삼키는 힘이 있는 식사가 진행되지 않는 경우에는 다른 문제가 있는지를 확인합니다. 가족과 함께 대화를 즐길 수 있도록 하는 등 음식을 먹고 싶어 하는 환경을 만들고, 삼키기 쉬운 메뉴와 요리를 연구하고 식사할 때의 자세도 살펴야 합니다.

삼키는 힘을 확인한다

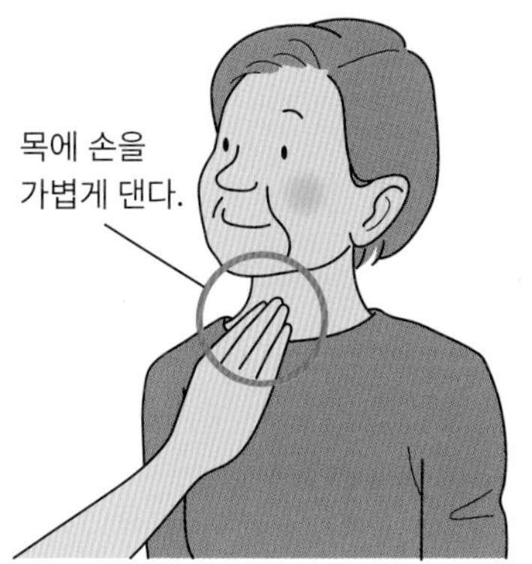
목에 손을
가볍게 댄다.

❶ 케어받는 사람의 목에 가볍게 손을 댄다.

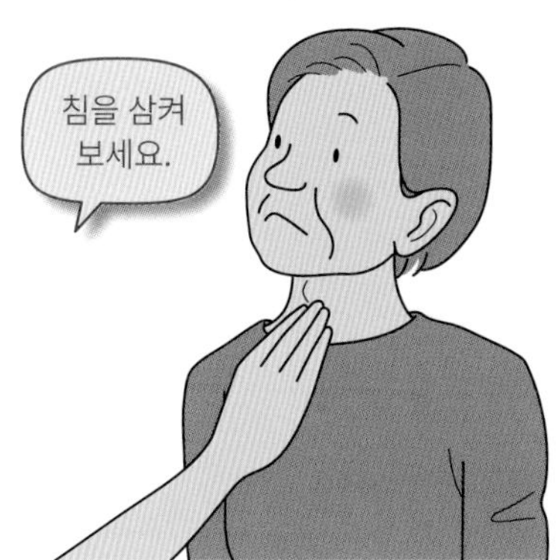
침을 삼켜
보세요.

❷ 말을 건네어 침을 삼키도록 한다.

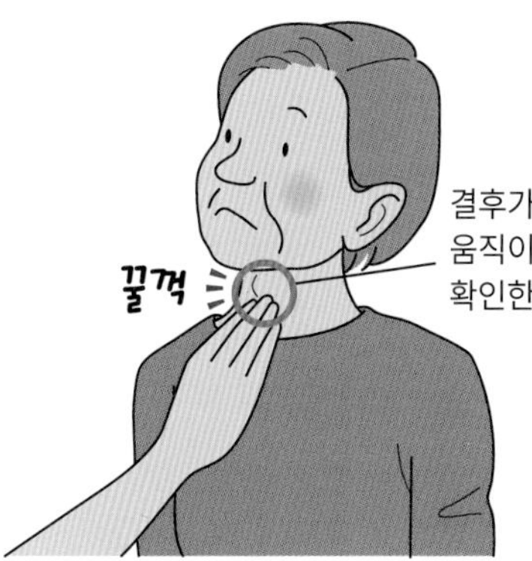
꿀꺽
결후가
움직이는지
확인한다.

❸ 침을 삼킬 때 결후의 움직임을 확인한다. '꿀꺽' 하고 결후가 위로 올라가면 연하 반사가 남아 있는 증거이다. 즉 이것은 삼키는 힘이 남아 있는 것을 의미한다.

즐거운 식사를 하기 위해

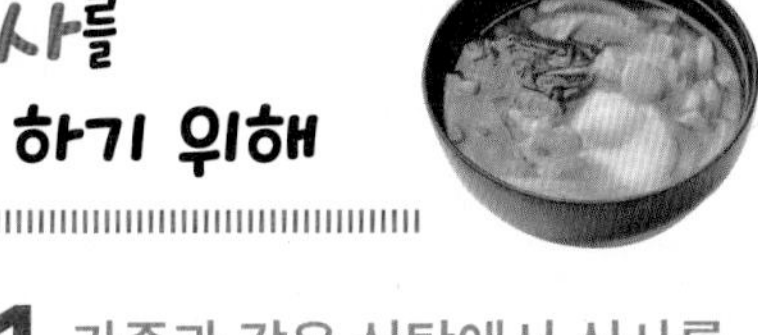

1 가족과 같은 식탁에서 식사를 한다

앉을 수 있는 사람은 침대에서 식탁으로 다가가서 의자에 앉아 가족과 함께 대화를 즐기면서 식사를 하도록 한다. 정해진 자리에서 반찬도 매번 같은 위치에 놓아서 당혹감을 줄이는 데에 신경을 쓰는 것도 중요하다.

2 먹기 쉬운 자세를 취하게 한다

테이블 높이와 의자의 균형을 잡도록 신경 쓰고 몸을 약간 수그리고 턱을 당긴 자세(➡P88)로 식사를 하면 음식 삼키기가 부드러워진다.

3 제철에 나는 식재료로 요리한다

제철에 나는 식재료는 맛있고, 계절감이 있는 요리는 식감을 돋우는 동기를 부여한다. 본인의 취향을 염두에 두고 식단을 꾸려서 즐거운 식사를 하도록 한다.

4 먹기 쉬운 형태로 조리한다

본인의 취향에 맞추어 부드럽게 하거나, 매끄럽게 하거나, 걸쭉하게 덩어리를 만드는 등 조리법을 궁리한다. 식욕을 유발시키기 위해서 드레싱이나 장식에도 신경을 쓴다.

5 요리에 대해 설명한다

식사 케어에서는 말을 건네면서 어떤 요리인지를 설명한다. 특히 믹서로 갈아서 만든 요리는 원재료가 무엇인지를 이해하기 어려운 경우에는 어떤 식재료를 사용했는지를 잘 설명하고 식욕을 자극한다.

2 식사 자세

식사를 하는 자세가 좋지 않으면 삼키기 어렵고, 음식을 잘못 삼켜 식도로 내려갈 수 있으므로 제대로 앉아서 바른 자세로 식사를 해야 합니다.

올바른 자세를 확인한다

평소에 식사할 때 자연스럽게 몸을 앞으로 수그려서 턱을 자기 몸쪽으로 당긴 자세로 음식을 입에 옮깁니다. 이런 동작은 음식을 삼키기 쉬운 자세이며, 오연(음식을 잘못 삼킴)을 방지하는 자세입니다.

위쪽을 향하는 자세는 음식을 삼키기 매우 어려울 뿐만 아니라 음식물이 기도로 들어가 버릴 우려가 있어서 위험합니다.

상체를 일으킴으로써 의식도 명확해지기 때문에 침대에서 식사할 때에도 다리를 내려서 앉는 자세를 취하고 몸을 수그린 자세로 먹는 것이 중요합니다. 이러한 자세를 취하면 본인이 무엇을 먹고 있는지를 자신의 눈으로 확인할 수도 있습니다.

올바른 자세를 취하고 있는지를 체크할 수 있는 포인트

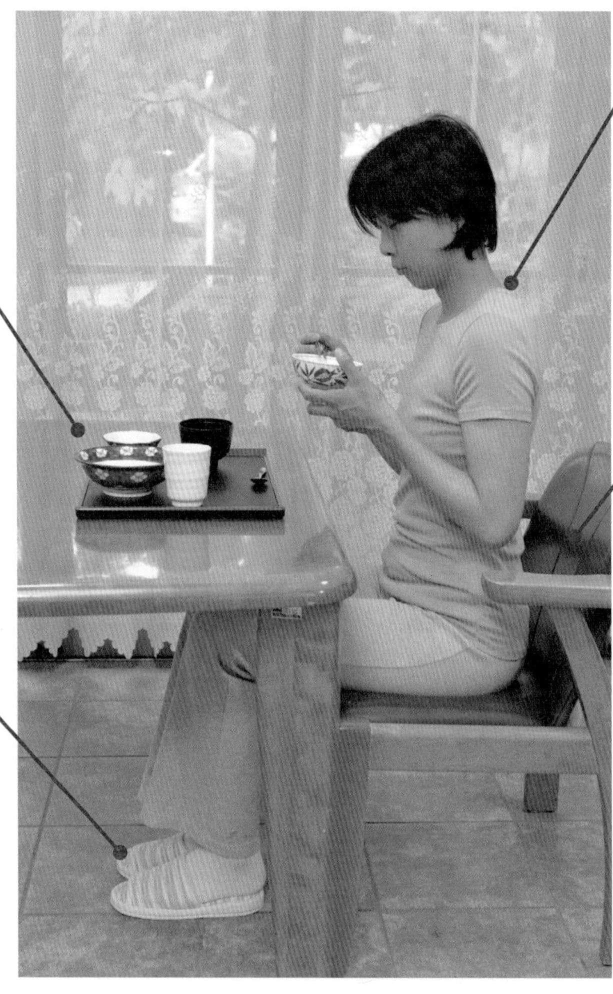

❶ 몸을 앞으로 수그린 자세

등을 펴고 턱을 당겨 먹을 때는 약간 삐딱하게된다. 머리를 앞으로 수그려서 음식이 기도로 들어가는 것도 막을 수 있다.

❷ 등받이가 있는 의자에 깊숙이 앉는다

등받이가 있는 의자에 깊이 걸터앉으면 자세가 안정된다. 한쪽 마비가 있고 신체의 좌우 균형을 유지하기가 어려운 경우에는 팔걸이가 있는 의자를 이용한다.

❸ 적당한 테이블 높이

테이블이 너무 높으면 몸을 수그리기가 어렵다. 테이블에 손을 얹어놓을 때 팔꿈치가 직각으로 구부리는 정도의 높이가 좋다.

❹ 양발을 지면에 댄다

무릎을 구부리고 다리의 뒷면을 바닥에 확실하게 딛는다. 의자가 높아서 다리를 디딜수 없을 때는 의자의 다리를 짧게 자르거나 교체하여 케어받는 사람의 신체 높이에 맞게 조절한다.

원 포인트

시판되고 있는 테이블과 의자는 몸집이 작은 노인에게는 너무 높은 경우가 많으므로 의자를 교체할 경우에는 사전에 본인의 신체 조건에 알맞은 높이를 알아 둡니다.

좋지 않은 자세로 식사하면 음식물이 기도로 들어갈 수 있다

모처럼 의자에 앉아 식탁에서 식사를 할 기회가 있어도 자세가 좋지 않은 경우에는 음식을 삼키기가 어렵고, 목에 걸릴 수도 있습니다.

또한, 침대에 누운 채, 혹은 자동 조절 침대를 약간 일으켜 세우고 턱이 위쪽으로 향한 자세를 취한 채로 식사를 하면 음식이 기도로 잘못 들어가는 오연의 위험이 있습니다.

오연을 방지하기 위해 항상 몸을 앞으로 수그린 자세로 식사를 하는 것이 중요합니다.

✕ 잘못된 자세

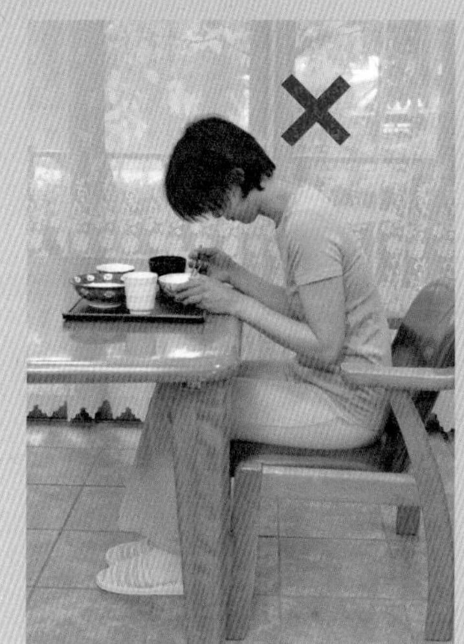

등을 구부린 자세

몸을 너무 앞으로 구부린 등이 굽은 자세는 음식이 기도로 들어가 쉬우므로 위험하다. 등을 펴고 약간 앞으로 수그리고 턱을 당긴 자세로 식사를 한다. 의자가 너무 높은지도 체크한다

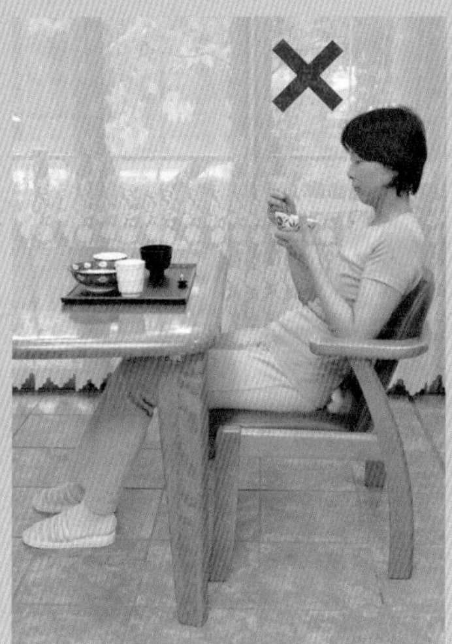

의자에서 미끄러질 듯한 자세

의자에 살짝 걸터앉아 등받이에 등을 기대고 엉덩이가 흘러내릴 듯한 자세를 취하는 동작은 몸이 흘러내리지 않도록 긴장한 상태에 놓이기 때문에 음식을 제대로 삼키기가 어렵다. 몸이 테이블에서 떨어져 있기 때문에 음식을 먹기가 어렵다.

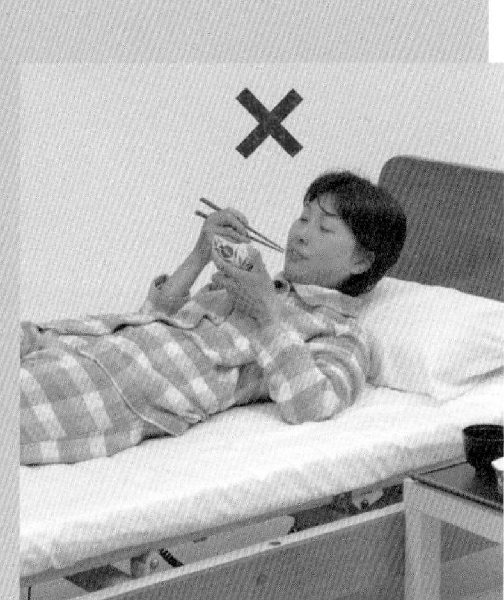

누운 상태의 식사 자세

침대나 이불 속에 누운 상태로 머리를 위로 향한 자세로 식사를 하면 음식을 씹기 전에 음식이 식도로 들어가 버리거나 목에 걸릴 우려가 있다. 무엇을 먹고 있는지를 눈으로 확인할 수도 없기 때문에 식사의 즐거움도 반감된다.

이런 자세로 식사를 하면 연하장애 (음식 삼키기가 어렵다)

연하장애가 있는 사람은 오연(음식을 잘못 삼킴)의 우려가 있으므로, 음식을 잘게 다진 형태로 식사하도록 합니다. 우선 다음과 같은 체크 사항을 확인합니다.

- ☐ 식사 때 질식하거나 목에 걸리는 경우가 많다.
- ☐ 식후에 가래가 나오거나 쉰 목소리가 나는 경우가 있다.
- ☐ 약(특히 알약)을 삼키기 어렵다.
- ☐ 입에 들어 있는 음식을 한 번에 삼키는 데에 시간이 걸린다.
- ☐ 음식을 먹고 끝내는 데에 많은 시간이 걸린다.
- ☐ 식사를 완전히 다 먹는 능력이 없어졌다.
- ☐ 음식이 입에서 흘러나오는 경우가 있다.
- ☐ 체중이 줄었다.
- ☐ 가끔 구토한다.
- ☐ 질식한 적이 있다.

침대에서 식사하기

침대의 가장자리에 앉아서 양발을 바닥에 내리고 머리를 앞으로 수그리는 자세를 취하고 식사를 하는 것이 중요합니다.
오버 테이블의 위치와 높이를 조정하고 먹기 쉬운 환경을 만들어 줍니다.

자동 조절 침대에 누운 상태에서 식사를 하는 경우 침대를 약간 일으킨 상태로 식사를 하면 무슨 음식을 먹는지 알 수가 어렵기 때문에 목에 걸리기 쉽습니다. 침대는 본인의 신체 조건에 따라 60도 이상 일으켜서 턱을 당긴 상태에서 식사를 할 수 있도록 합시다.

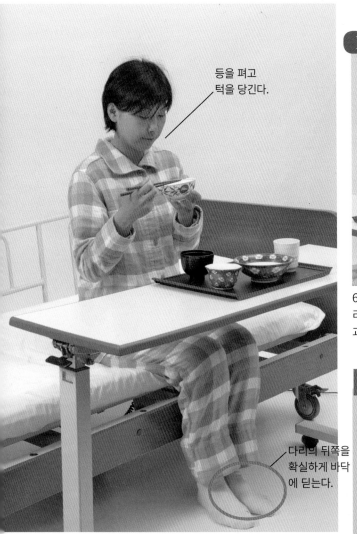

발은 확실하게 바닥에 내딛도록 한다. 발이 바닥에 닿지 않을 때는 침대의 높이를 조정하거나 발밑에 받침대 등을 놓는다. 오버 테이블은 침대에 붙인다. 테이블에 손을 얹을 때 팔꿈치가 직각이 될 정도의 높이로 하면 자세가 안정된다.

자동 조절 침대에서 식사 자세

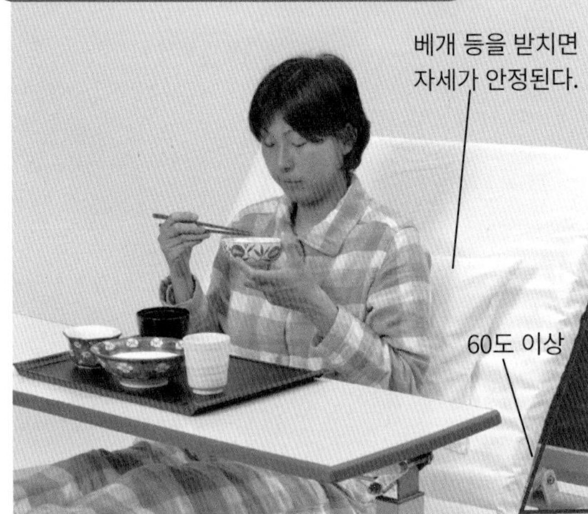

60도 이상 상반신을 일으키고 목을 가볍게 앞으로 수그리고 턱을 당긴 상태에서 식사를 하도록 한다. 머리 뒤쪽과 허리 쪽에 베개나 수건 등으로 받쳐 주면 안정된다.

✕ 잘못된 자세

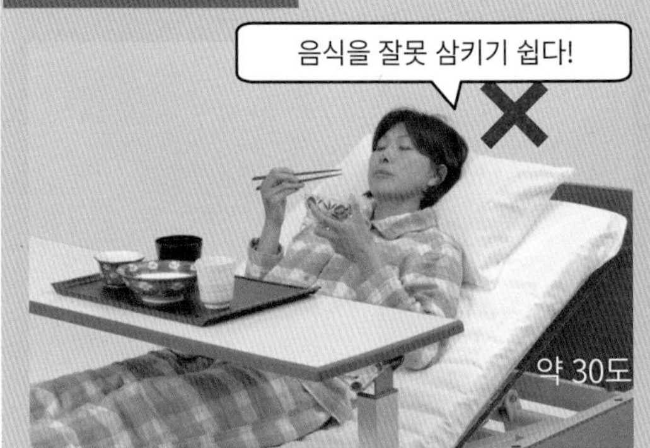

30도 정도 상반신을 일으킨 상태에서 식사를 하면 등뒤가 떨어져서 불안정하다. 몸을 앞으로 수그리기가 어렵고, 턱도 위를 향하기 때문에 무슨 음식인지 확인하기 곤란하고 음식을 삼키기도 어렵다.

휠체어에 앉아서 식사하기

의자에 옮겨 앉기가 어려운 사람이나 오래 앉아 있을 수 없는 경우에는 휠체어에 앉은 상태로 식사를 할 수 있습니다. 일반 케어용 휠체어는 이동 시의 안정을 위해 등받이와 앉는 면(좌석)에 약간 경사가 있기 때문에 식사 때 몸을 앞으로 수그리는 자세를 취하기가 곤란한 경우도 있습니다.

몸을 앞으로 수그리는 자세를 취할 수 없으면 무슨 음식을 먹는지 알 수 없어서 음식이 기도로 들어갈 위험성도 높아집니다. 허리에 쿠션을 대고 상체를 일으키는 등 여러 가지로 헤아려 보고, 조금이라도 바른 자세로 접근하는 것이 중요합니다.

최근에는 신체 조건에 맞게 조립된 모듈 타입과 팔걸이 앞쪽이 낮아서 테이블에 접근하기 쉬운 데스크 타입의 휠체어도 있으므로 장시간 앉아 있는 경우에는 이러한 형태의 휠체어를 이용하면 좋습니다.

등을 펴고 턱을
몸쪽으로 당긴다.
발판은 분리하거나
옆으로 접어 둔다.

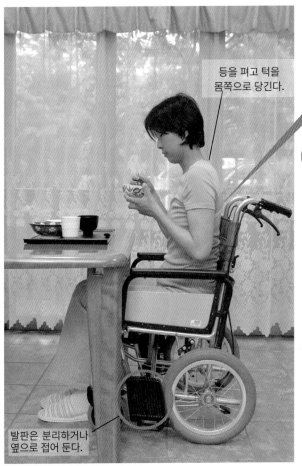

브레이크를 고정시켜서 식탁 높이와 몸과 식탁 간격 등을 유지하도록 한다.

이곳을 체크!

휠체어 팔걸이가 식탁에 닿는다고 해서 식탁을 높이면 먹기가 불편하다. 얕게 걸터앉아 허리에 쿠션을 대면 구부린 자세가 안정 되어 먹기 쉽다.

안락 의자식 휠체어

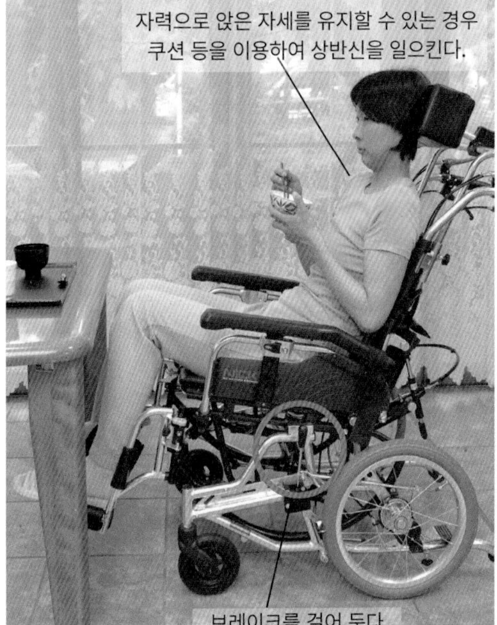

자력으로 앉은 자세를 유지할 수 없는 경우에는 안락의자식 휠체어를 이용하여 식사를 한다. 이 경우에도 몸을 일으킬 수 있는 조건이 되면 허리에 쿠션 등을 대고 최대한 상반신을 일으키도록 한다.

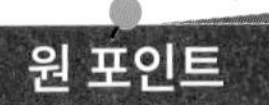
원 포인트

머리를 지탱할 수 있어도 목에 힘을 주게 되는 사람의 경우, 음식을 삼키기가 어렵기 때문에 안락의자식 휠체어를 사용하는 것이 좋습니다.

3 식사 케어의 포인트

식사 케어의 경우, 케어받는 사람이 식사를 하기 쉬운 방법을 최우선적으로 생각합니다.
옆에 앉아서 상대방이 아래에서 위쪽으로 음식물을 입에 넣도록 하고 케어받는 사람의 음식 먹는 속도에 맞춥니다.

즐거운 식사를 위한 식사 케어

손동작이 자유롭지 못하여 식사 시간이 다소 시간이 걸리더라도 어떻게든 자력으로 먹을 수 있다면 케어하는 사람은 그것을 옆에서 지켜봅시다. 본인의 신체 상태와 식사 메뉴에 맞게 식사 도구(➡P96) 등을 사용하여 식사하다가 음식을 흘리는 것을 비난하거나 서두르지 말고 즐겁게 식사를 줄 수 있도록 헤아려 주어야 합니다.

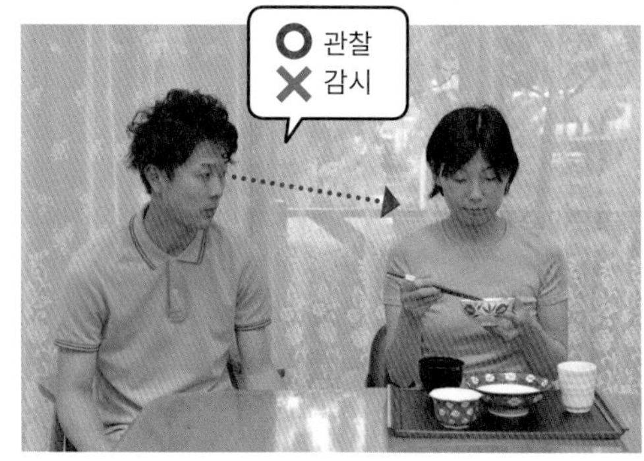

케어하는 사람은 옆에 앉아서 식사하는 모습을 지켜본다.

● 케어하는 사람은 옆으로 나란히 앉는다

치매 증세와 한쪽 마비가 있어서 스스로 식사를 할 수 없는 경우에는 식사 케어가 필요합니다. 이러한 경우도 몸을 앞으로 수그리는 자세로 식사를 하는 것이 기본입니다.

케어하는 사람이 서서 식사 케어를 하면 케어받는 사람은 얼굴을 위를 향하지 않을 수 없게 되어, 몸을 앞으로 수그리는 자세가 흐트러져서 음식을 삼키기가 어렵습니다. 따라서 케어하는 사람도 앉아서 상대방과 같은 눈높이로 케어하도록 합니다.

앉는 위치는 케어하는 사람과 케어받는 사람 모두 옆에 나란히 앉는 자세가 바람직합니다. 마주 앉아서 케어를 하게 되면 케어받는 사람은 감시당하고 있는 듯한 기분이 들어서 안심하고 식사를 할 수가 없습니다.

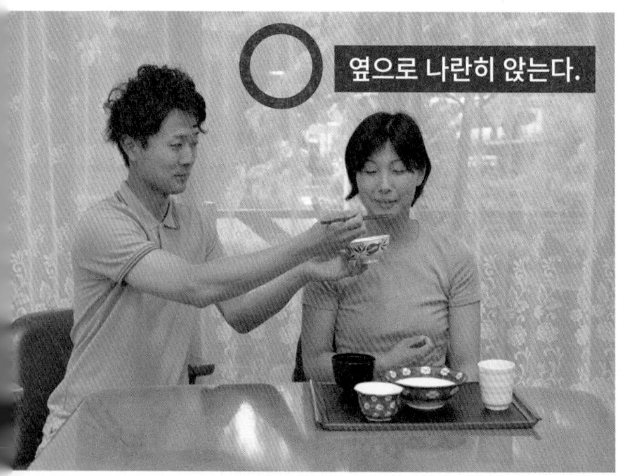
옆으로 나란히 앉는다.

- 같은 시선으로 음식물을 볼 수 있기 때문에 케어받는 사람의 식사하는 입장을 이해할 수 있다.
- 자신도 같은 메뉴를 먹으면 먹는 속도와 순서가 이미지화되므로 합리적인 식사 케어를 할 수 있다.

✕NG

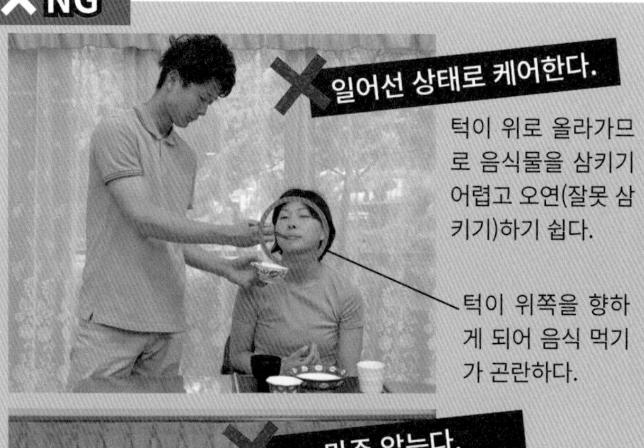
일어선 상태로 케어한다.

턱이 위로 올라가므로 음식물을 삼키기 어렵고 오연(잘못 삼키기)하기 쉽다.

턱이 위쪽을 향하게 되어 음식 먹기가 곤란하다.

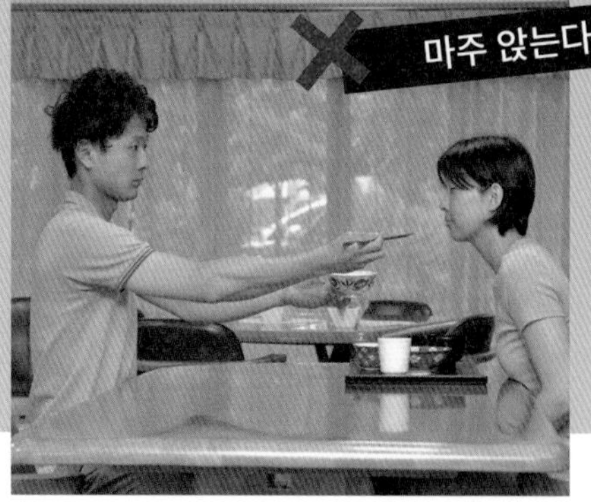
마주 앉는다.

정면으로 마주 앉아 케어를 하면 압박감 때문에 안정감 있게 식사를 할 수 없게 된다.

음식은 '조금씩', '아래에서 위쪽으로' 떠 넣어준다

젓가락이나 숟가락을 위쪽에서 아래쪽으로 입에 넣으려고 하면 상대방은 위쪽을 향하여 음식을 받게 되어 질식의 원인이 됩니다. 젓가락과 숟가락은 약간 아래에서 상대방의 입에 넣도록 합시다.

상대방의 음식 섭취 속도에 맞춰 1회당 입에 넣는 양을 결정하고, 1회마다 제대로 삼키고 있는지를 확인하여 오연(음식을 잘못 삼킴)하지 않도록 신경 써야 합니다.

❶ 숟가락에 절반 정도의 양으로 음식을 뜬다.

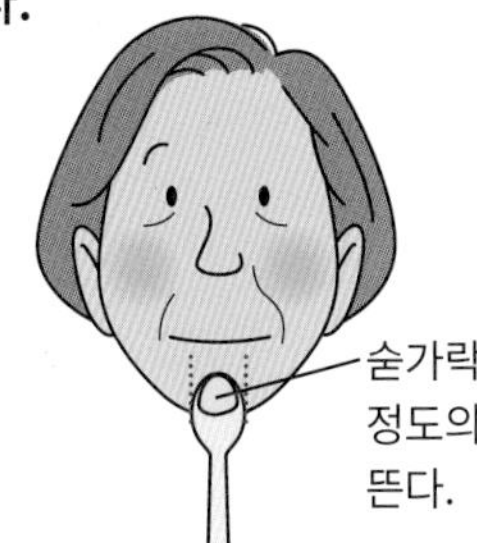
숟가락에 절반
정도의 음식을
뜬다.

케어받는 사람의 입 크기에 맞게 숟가락을 선택한다. 숟가락은 입에 넣기 쉽게 1회 분량이 적은 것을 선택한다. 상대방에게 1회당 먹는 분량의 적당량을 물어보고 숟가락 절반 정도의 양으로 음식을 뜬다. 한입의 분량은 3~8g 정도가 적당하다.

❷ 약간 아래쪽에서 위로 음식을 입에 넣는다.

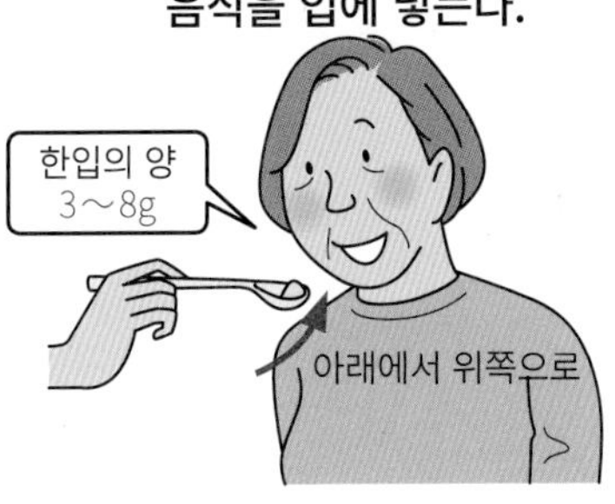
한입의 양
3～8g
아래에서 위쪽으로

케어받는 사람의 입의 약간 아래에서 숟가락을 넣고 입을 다물도록 한다. 한입의 양은 3~8g 정도가 적당하다.

❸ 입에 넣은 숟가락은 비스듬히 위쪽으로 꺼낸다.

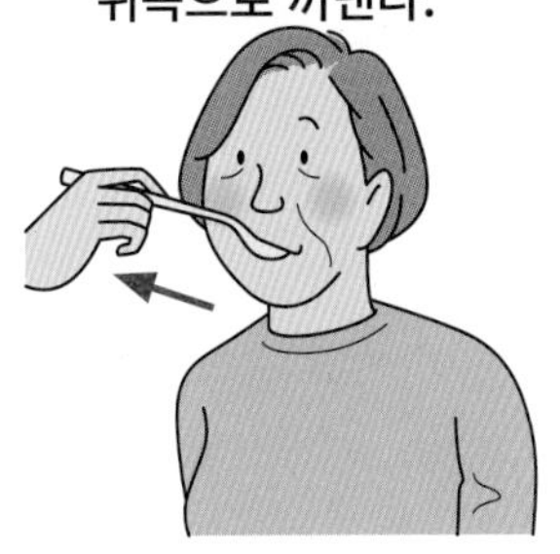

상대의 윗입술에 연이어서 숟가락을 맞추어 대각선으로 꺼낸다. 반드시 음식을 삼킨 것을 확인한 후 다음 회의 분량을 입에 넣어준다.

여기에 주의!

- ☐ 식사 전에 우선 먼저 입안을 차나 물로 촉촉이 적셔 준다.
- ☐ 연속 동작으로 음식을 입에 넣어주는 것은 위험하다. 반드시 1회 분량의 음식을 삼켰는지를 확인한다.
- ☐ 숟가락 등으로 잇몸과 입술이 손상되지 않도록 한다.

침대 위에서 식사 케어하기

옆으로 누운 자세로 식사하기

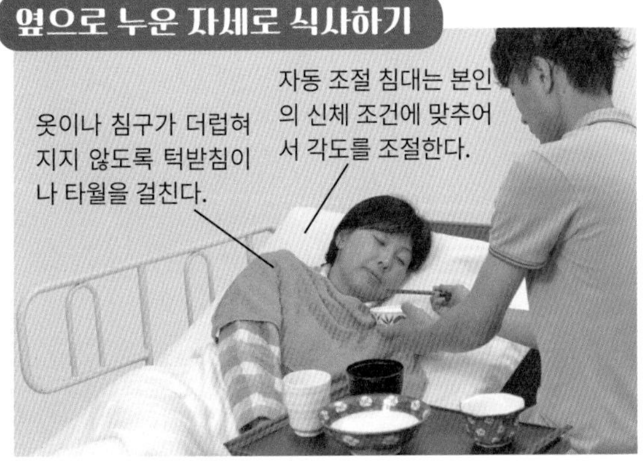

나 타월을 걸친다.

자동 조절 침대는 본인의 신체 조건에 따라 각도를 조절한다. 마비 증세가 있는 경우에는 아픈 쪽을 위쪽으로 향하게 한다. 어깨 밑에 베개나 쿠션을 넣으면 몸이 안정된다. 옷이나 침구가 오염되지 않도록 턱받침, 수건 등을 걸치게 한다

위로 향하여 누운 자세로 식사하기

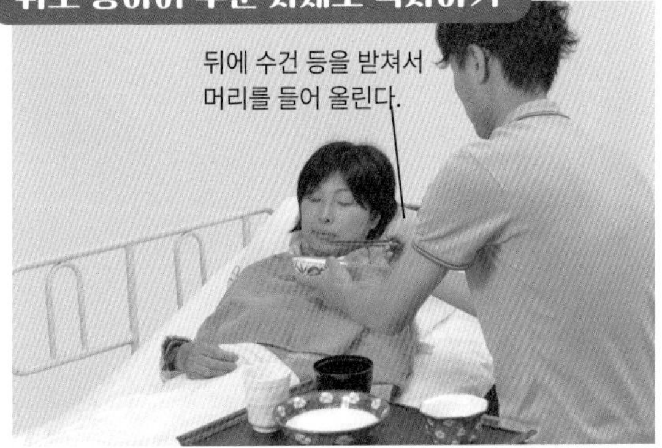

뒤에 수건 등을 받쳐서
머리를 들어 올린다.

위쪽 턱이 올라간 상태에서 식사를 하면 음식이 기도로 들어가기 쉽다. 따라서 머리 뒤쪽에 수건을 대는 등 가능하면 머리를 위쪽으로 올리도록 한다. 옷이나 침구가 오염되지 않도록 턱받침, 수건 등을 걸치게 한다.

4 장애가 있는 사람의 식사 케어

장애 부위와 정도에 따라 음식물을 쉽게 삼킬 수 있는 방법을 강구합니다.
음식물을 한입씩 입에 넣었을 때 입안에나 식도로 잘 삼켜지는지 확인하면서 케어합니다.

한쪽 마비가 있는 사람 및 파킨슨 환자의 식사 케어

몸 한쪽에 마비가 있는 사람이나 파킨슨 환자는 입과 혀, 목의 근육이 잘 움직이지 않아서 음식물을 삼키기가 쉽지 않습니다.

마비가 있는 경우에는 마비가 없는 쪽의 입 부위로 음식물이 들어갈 수 있게 합니다. 음식물이 마비된 입 쪽에 고이게 되면, 가끔 고개를 기울이는 것이 좋습니다. 또 파킨슨병 환자의 경우는 증상이 가벼운 입 쪽으로 음식을 넣어 줍니다.

음료는 마비가 없는 쪽 또는 증상이 가벼운 쪽을 약간 아래로 기울이면 마시기 쉬워집니다.

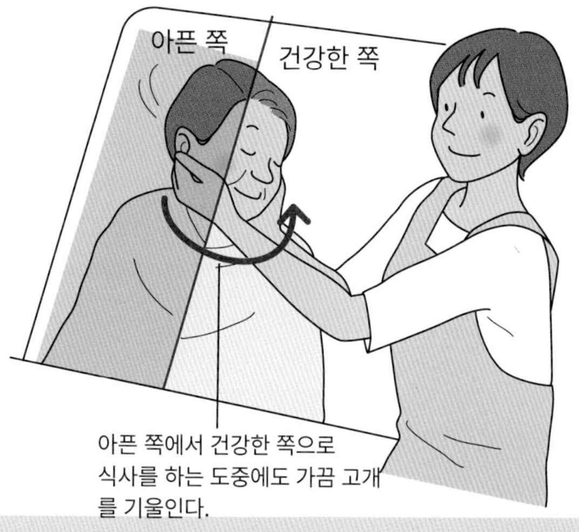

아픈 쪽에서 건강한 쪽으로 식사를 하는 도중에도 가끔 고개를 기울인다.

시각장애가 있는 사람의 식사 케어

시각 장애가 있는 사람에게 식사 케어를 할 경우에는 식탁을 시계 문자판을 연상하게 하여 식기 위치를 인식시키는 '시계 문자판 포지션' 방법을 활용하면 좋습니다.

예를 들면, "7시 방향에 밥이, 5시 방향에 생선요리가, 10시 방향에 된장국이 있습니다." 등등, 시계 문자판 위치로 연상시켜 가며 방향과 위치를 설명합니다.

시계 문자판 위치

음식이 있는 위치를 시계의 문자판을 이미지로 설명합니다.

12 1 2 3 4 5 6 7 8 9 10 11

1시 방향: 음료
10시 방향: 된장
3시 방향: 반찬
7시 방향: 밥
5시 방향: 요리

- 밥과 반찬은 매일 같은 위치에 둔다.
- 먼저 케어하는 사람은 자신의 손을 케어받는 사람의 손을 잡아서 식기의 위치를 확인하게 한다.

치매 증세가 있는 환자의 식사 케어

중증 치매 증세가 있는 대부분의 사람은 자기가 위치해 있는 장소가 어디이며, 현재의 날짜와 시간이 언제인지 알 수 없는 등 혼란 상태를 보여주기도 합니다. 이런 사람의 식사 케어는 앉는 위치와 반찬 배치 등을 매번 동일하게 해서 식사 환경을 똑같이 하여 식사하는 사람이 당황하지 않도록 배려해 주는 것이 중요합니다.

또한 음식이 아닌 물건을 먹을 가능성이 있는 포장지, 양념통 등은 미리 한쪽으로 치워 둡니다.

치매에 걸린 사람은 식욕을 조절하지 못하고 과식하거나 자신이 식사한 것을 잊어버리고, 또 식사를 하고 싶어 하는 경우도 있습니다. 이런 경우에는 충분한 시간 동안 식사를 하게 하고 식사가 끝나도 한동안 식기를 치우지 않고 그대로 둡니다. 비어 있는 식기를 보고 자신이 식사를 했다는 것을 확실히 인식하도록 합니다. "아까 이미 식사를 했어요."라고 하며 비난하거나 서두르거나 하지 말고 어디까지나 케어받는 사람의 입장을 헤아려서 식사 케어를 해야 합니다.

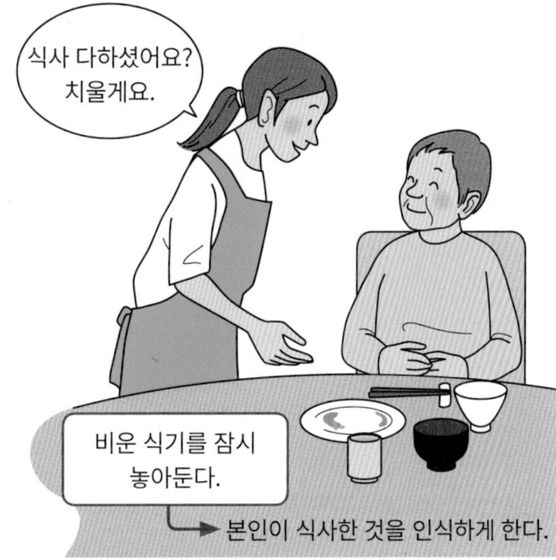
식사 다하셨어요?
치울게요.
비운 식기를 잠시
놓아둔다.
본인이 식사한 것을 인식하게 한다.

경관영양법에 의한 식사 케어

뇌졸중 등으로 음식을 심키는 능력을 상실한 사람이나 입으로는 도저히 음식을 먹을 수 없는 경우에는 영양 부족을 방지하기 위해 경관영양요법이 이용됩니다. 여기에는 코에서 위까지 튜브를 통해 유동식(流動食)을 흘려 넣는 방법(튜브)과 배에 구멍을 뚫어 복부에 직접 유동식이 흘러 들어가게 하는 방법(위루)이 있습니다. 튜브를 이용한 식사와 위루를 이용한 식사도 식사 시간은 가족과 함께 지내게 하는 등 다양한 방법으로 식욕을 자극하고 입으로 음식을 먹을 수 있는 분위기로 돌아갈 수 있도록 노력합니다.

튜브

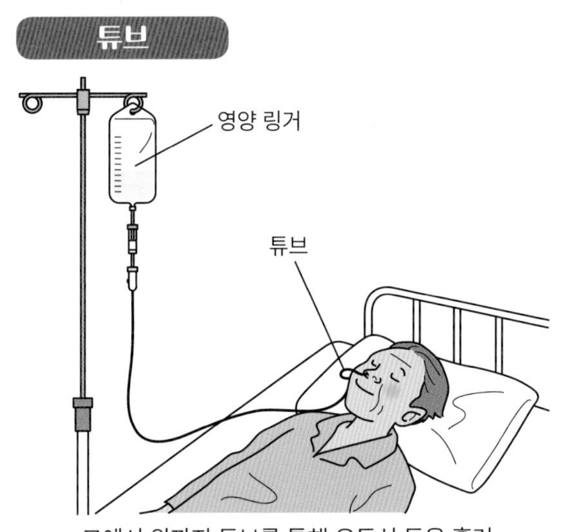

코에서 위까지 튜브를 통해 유동식 등을 흘려 넣어 줍니다.

위루

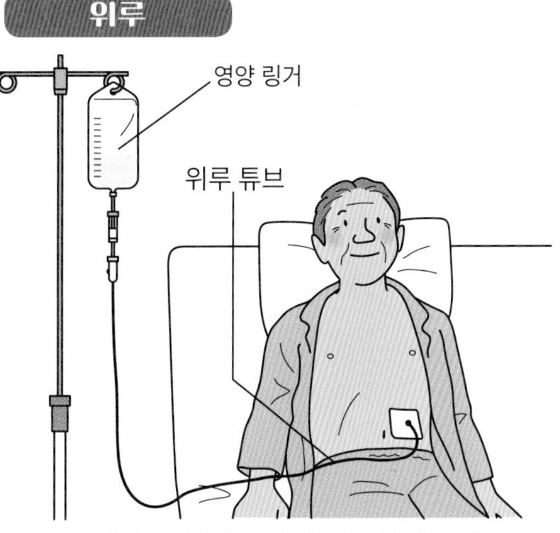

배에 구멍을 뚫어 직접 유동식 등을 흘려 넣어 줍니다.

원 포인트

식욕이 없을 때 구강을 청결하게 관리하면 식욕을 돋아나게 할 수도 있습니다.
또한, 방을 밝게 하는 등의 분위기를 바꾸어 식사하기 쉬운 환경을 조성하는 것도 중요합니다.

1 먹기 쉬운 음식 만드는 방법

음식물 섭취 및 삼키는 능력이 저하되면 먹기 어려운 음식이 많아집니다.
씹기 쉽고, 삼키기 쉬운 음식을 만들기 위한 요리 방법을 알아 둡니다.

음식을 먹는 능력에 맞게 요리하는 방법

씹는 능력이 쇠약해지거나 틀니가 잘 맞지 않거나 하면 지금까지 먹던 음식물도 먹기가 어려워지는 경우가 있습니다. 또한, 삼키는 힘이 약해지면 음식을 삼키기가 어려워지고, 식사 중에 질식하기 쉽고, 오연*의 위험이 높아집니다.

따라서 식사에 문제가 있는 고령자가 먹기 쉬운 조리법을 연구해야 합니다.

음식의 크기와 단단함의 정도, 점도(粘度) 등을 고려해서 깨무는 힘과 삼키는 능력 등 먹는 기능 중에 어느 부분이 저하되고 있는지를 파악하는 것이 중요합니다.

깨무는 힘이 저하되어 있는 경우, 연하게 해서 씹기 쉽도록 칼로 칼집을 내는 등의 조리법을 적용합니다.

삼키는 능력이 저하되어 있는 경우에는 부드럽고 매끈하고 걸쭉하게 해서 삼키기 쉽게 하는 등의 조리법을 배워 둡니다.

또한, 식품은 고령자에게 먹기 어려운 형태로 된 음식물(➡P87)도 있으므로, 재료를 선택할 때 주의할 필요가 있습니다.

먹기 쉬운 조리법

	씹기 쉬운 조리법	마시기 쉬운 조리법
주식	◦ 밥은 연하게 하거나 또는 죽으로 한다 (죽은 완전한 죽으로 요리하려면 쌀 1컵에 물 5컵) ◦ 면류는 3~5cm로 자른다	◦ 풀죽(플레이트 상태) 상태로 조리한다. 절구로 갈거나 믹서기를 사용해도 좋다.
고기 반찬	**육류** ◦ 적당히 기름기가 있는 부위를 골라서 단단한 육질을 자르거나 제외시킨다. (돼지 등심, 닭 허벅지 살 등이 가장 적절) ◦ 약하게 열을 가한다. **생선류** ◦ 열을 가해도 육질이 단단해지지 않는 종류를 고른다.(대구, 가자미, 멸치 등)	**육류** ◦ 젓가락으로 자를 수 있을 정도로 부드럽게 익힌다. **생선류** ◦ 열을 가해도 육질이 굳어지지 않고 부드러운 종류(대구, 가자미, 멸치 등)을 골라서 살짝 데친 뒤에 조리한다.
채소 반찬	**채소** ◦ 섬유질을 적당히 자른다. ◦ 칼집을 내거나 껍질을 잘라낸다. ◦ 5~8mm 정도의 두께로 자른다. ◦ 부드럽게 익힌다.	**채소** ◦ 부드럽게 익힌다. ◦ 조림은 국물을 끼얹어셔 먹을 수 있도록 한다. ◦ 드레싱해서 마무리한다. ◦ 걸쭉하게 고명 등을 버무려서 조리한다.

※오연(誤嚥): 음식을 잘못 삼켜서 기도로 들어가는 것으로 폐렴의 원인이 되기도 한다.

걸쭉하게 요리하기

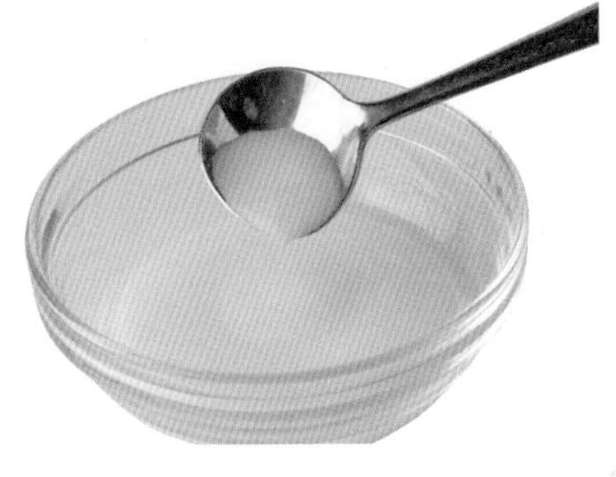

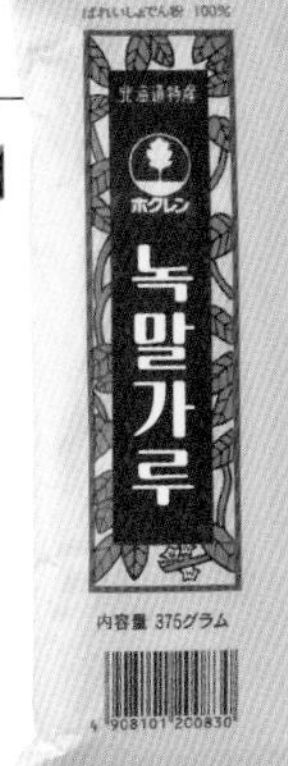

녹말, 옥수수, 갈분(칡가루)

- 찌개와 조림 요일의 마무리 단계에 물에 녹인 녹말을 부어넣어 걸쭉하게 될 때까지 가열한다. 물의 비율은 녹말 2~3배의 분량이 기본이지만, 먹는 사람이 삼키기 쉽도록 농도를 조절한다.
- 식으면 물기가 질펀한 음식에는 옥수수와 갈분을 사용하면 된다.

젤라틴

- 물이나 차 등, 액체를 삼키기가 어려운 경우, 젤라틴으로 연하게 하면 질식할 염려 없이 삼키기가 쉬워진다.
- 젤라틴 대신 한천을 첨가하는 경우도 있지만, 한천은 입안에서 산산조각이 되기 쉬워서 오연(음식을 잘못 삼킴)의 원인이 될 수 있으므로 사용하지 않도록 한다.

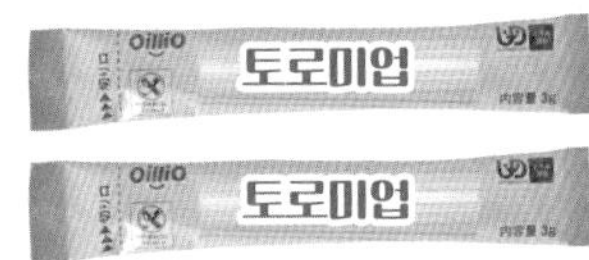

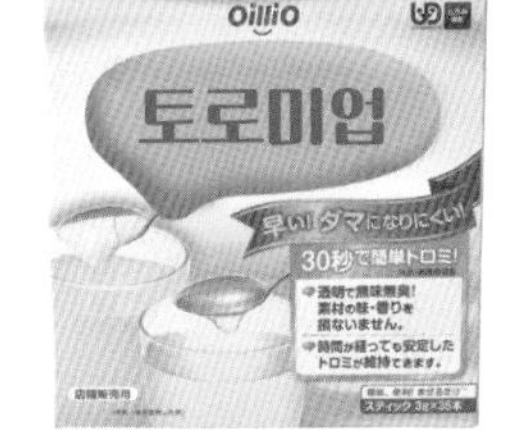

걸쭉한 상태로 만들기 위한 조절제(첨가물)

시판중인 제품 중에는 음식을 걸쭉한 상태로 조절하는 첨가제도 있으며 이것을 첨가하면 간단하게 걸쭉한 상태로 조리할 수도 있다. 국물류와 스프 등에 확실하게 걸쭉한 상태로 조리할 수 있는 식재료용, 스틱 타입 등 여러 종류가 있으므로 용도에 따라 구분해서 사용할 수 가 있다(➡P95).

주의가 필요한 **먹기 어려운 음식**

		대응 방안
수분이 적은 것 가루로 된 것 잘 부스러지는 것	크래커, 카스텔라, 삶은 달걀, 군고구마 등 수분이 적고 바삭바삭한 것, 뜨거운 것, 가루 상태로 흡입하기 쉬운 것 등은 입안에서 침을 버무리지 못하여 삼키기 어려운 음식은 덩어리를 만들 수 없어서 질식되기 쉽다.	➡ 크래커, 카스텔라 등은 음료수나 수프 등에 적셔 먹는다. 감자류는 으깨어서 부드럽게 하거나 국물이 자작자작하게 조린다.
신맛이 많이 나는 것	초무침, 우무 등 식초 맛이 나는 음식, 레몬즙의 음용 식초 등, 신맛이 강한 자극이 목구멍에 전해져 질식의 원인이 된다.	➡ 국물이나 물로 희석하여 요리한다.
점성이 강한 것	떡과 찹쌀떡 등의 전병 과자류는 목구멍에 막하기 쉽다.	➡ 작은 경단 등으로 만들어서 먹도록 한다.
입안에 달라붙기 쉬운 것	구운 김과 짠 다시마를 잘게 썬 음식, 웨하스 등은 입천장에 붙어 목에 막힐 우려가 있다.	➡ 김은 작게 자르고, 다시마 요리와 웨하스는 국물에 잠깐 적셔 먹는다.
고형물이 들어 있는 국물류	된장국이나 곡물, 옥수수 수프 등 건더기가 들어간 찌개는 재료를 입에 물고 있을 때 국물이 목구멍으로 넘어갈 경우 오연(잘못 삼켜짐)의 우려가 있다.	➡ 국물과 건더기를 따로 입에 넣도록 한다.
두께가 얇은 것	상추, 배추 등의 잎과, 얇게 썬 고기 등은 두께가 얇아서 자르기가 어렵다.	➡ 잎사귀 음식은 돌돌 말아서 두께를 만든다. 얇게 썬 고기는 가장자리부터 말아서 두껍게 하거나 몇 장 포개어서 요리하도록 한다.

식욕이 부진한 사람의 케어

중요

식욕이 부진한 사람에게는 영양 섭취보다 먼저 '먹는다'는 것이 중요하다.

고령자는 음식 먹는 능력의 쇠약과 운동 부족 등의 원인으로 식욕이 떨어지고 먹는 양이 줄어듭니다. 영양 섭취도 중요하지만, 본인이 좋아하는 것이나 입맛에 맞는 것부터 무리 없이 식사를 하도록 해서 조금씩 먹는 양을 늘려 가도록 합시다.

◦ 식사 시간을 늦춘다

아침 점심 저녁 하루 3번 정해진 시간에 식사를 하는 것은 생활의 리듬을 만드는데 중요하지만, 식사 시간이 다가와도 배가 고프지 않는 경우는 누구에게나 있을 수 있습니다. 이런 경우에는 식사 시간을 바꾸어 봅니다.

◦ 외식을 한다

먹고 싶은 음식이 무엇인지 물어서 근처의 레스토랑에 가서 먹는 것도 좋습니다. 분위기가 바뀌어 식욕이 돋아날 수 있습니다. 집밥을 고집하지 말고, 때로는 외식이나 배달음식을 이용합니다. 케어하는 사람도 기분 전환의 계기가 될 수 있습니다.

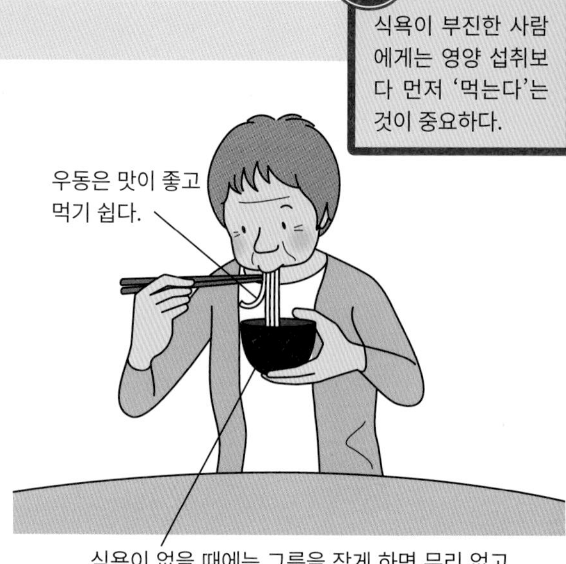
우동은 맛이 좋고
먹기 쉽다.
식욕이 없을 때에는 그릇을 작게 하면 무리 없고
부담 없이 식사를 할 수 있다.

◦ 회식이나 제철에 나는 계절 메뉴를 즐긴다

행사나 파티, 이벤트 등의 회식, 제철에 나는 계절 식재료를 도입한 식단, 화려한 드레싱 등 즐겁게 식사할 수 있는 방법을 강구합니다.

탈수 방지 케어

하루에 필요한 수분은 성인에서 2.5리터입니다. 이 중에서 식사 등으로 인한 수분 섭취량이 1.3리터라고 알려져 있는데, 정기적으로 수분 유지에 신경을 써서 탈수되지 않도록 주의해야 합니다 (➡ P190).

고령자는 식욕 부진 등으로 수분을 섭취하지 못하거나 화장실에 가는 것을 걱정하여 수분 섭취를 망설이게 되어 탈수되는 경우가 있습니다. 또 고령자의 탈수는 자각 증상이 없어서 발견하기가 쉽지 않기 때문에 위험합니다.

케어하는 사람은 수분을 충분히 취하고 있는지 등을 잘 살피는 것이 중요합니다.

매회의 식사 후와 간식 때, 차와 좋아하는 음료를 마시는 습관을 들이게 하여 자연스럽게 수분을 섭취해서 탈수를 예방할 수 있습니다.

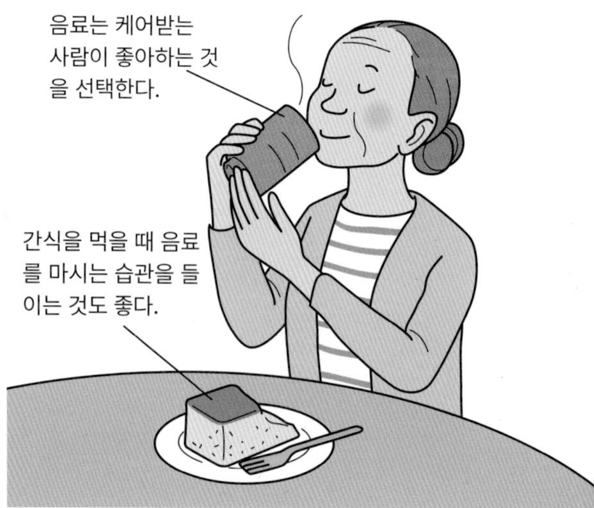
음료는 케어받는
사람이 좋아하는 것
을 선택한다.
간식을 먹을 때 음료
를 마시는 습관을 들
이는 것도 좋다.

원 포인트 수분 섭취를 물로 할 때에는 소금 다시마 등으로 염분을 섭취하는 것도 좋습니다.

고령자는 영양이 부족하기 쉽다

나이를 먹으면 입맛이 없어지거나, 씹고 삼키는 기능 쇠퇴 등으로 즐겁게 식사를 할 수 없으며, 식사량이 줄거나 식재료 사기와 요리하기가 번거로워서 식사를 간단히 때우는 경우가 많습니다. 이 결과로 필요한 영양소가 충분히 섭취되지 않고, 영양 상태가 낮아지는 상황을 초래할 수 있습니다.

일반적으로 영양 상태를 알기 위해서는 체중과 혈관을 흐르는 단백질의 일종인 혈청 알부민의 수치를 기준으로 확인할 수 있지만, 피부와 머리카락의 상태 등 몸에 나타나는 변화에 따라 판단할 수도 있습니다 (➡ 아래의 도표).

몸에 나타나는 영양 부족 증상

부위	증상
피부	주름, 건조, 점상 출혈, 색소 저하, 윤기가 없다.
머리카락	윤기가 없고 건조
눈	결막 현상, 안구 건조, 안개 상태의 흰자질
입	구각염(口角炎), 잇몸 출혈, 잇몸 염증, 설염(舌炎)

이곳을 체크!

노인은 자신의 몸 상태에 이상이 있어도 자각하지 못할 수 있기 때문에 케어하는 사람은 평소에 몸에 변화가 있는지를 확인해 둔다.

욕창을 방지하는 영양소와 식품

영양 부족은 욕창(➡ P30)이 발생할 위험성을 증가시킬 수 있습니다. 특히 양질의 단백질, 비타민, 미네랄은 욕창 예방에 필수 요소입니다.

그리고 고령자의 식사는 에너지 원이 되는 주식, 양질의 단백질이 포함된 주된 채소, 비타민, 미네랄 원이 되는 채소 · 해조류를 포함한 부식 채소를 매일 균형있게 섭취하는 것이 중요합니다.

단백질이 풍부한 식품

고기, 생선, 달걀, 치즈, 우유, 두부 등

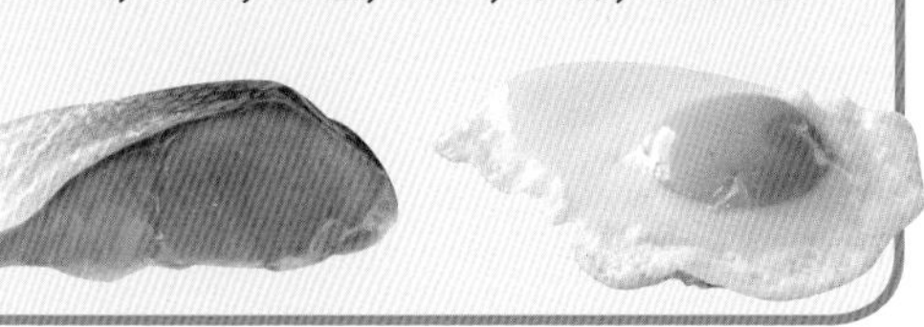

비타민 C를 많이 함유한 식품

브로콜리, 순무, 고구마, 양배추, 딸기, 오렌지 등

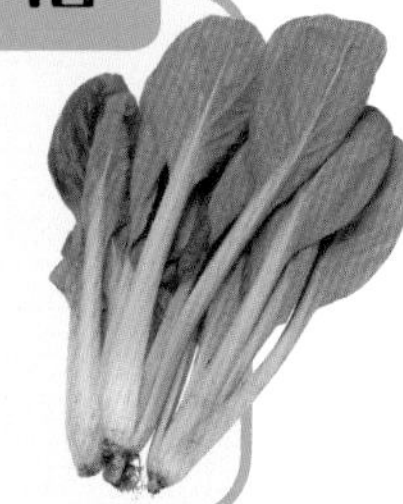

비타민 E를 많이 함유한 식품

차, 해바라기유(油), 명란젓, 아몬드, 장어, 호박 등

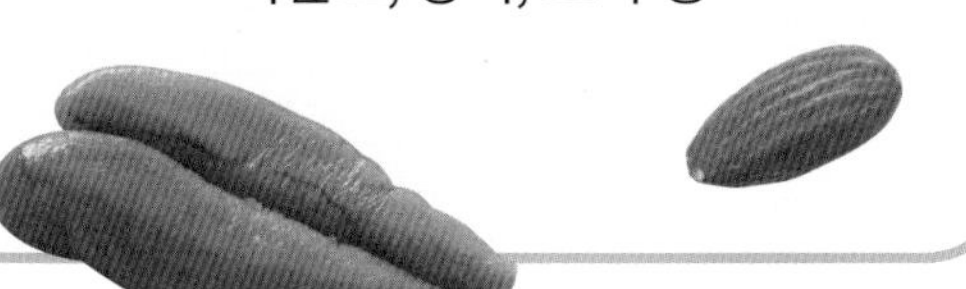

아연을 많이 함유한 식품

굴, 정어리, 쇠고기, 된장, 낫토, 김, 톳, 참깨 등

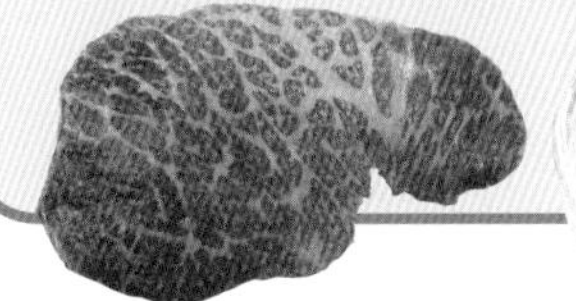

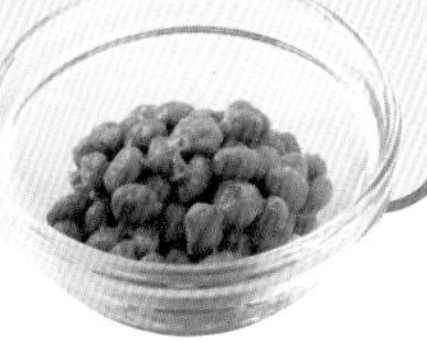

원 포인트 몸 씻기 케어를 할 때 피부나 머리카락의 상태 등을 확인하는 것이 좋습니다.

2 씹기 쉽고, 삼키기 쉬운 케어 음식 레시피

식재료 선택이나 자르는 방법, 요리 방식을 약간 변형하여 씹는 능력이나 삼키는 능력이 부족한 사람도 안심하고 맛있게 먹을 수 있는 간단한 메뉴를 소개합니다.

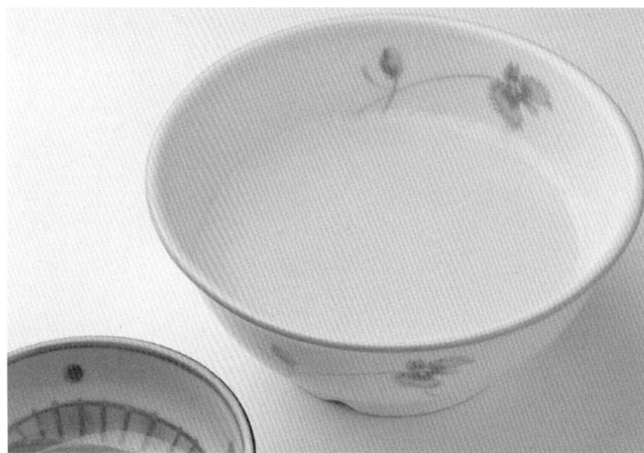

죽 쌀의 무게의 5~6배 분량의 물을 넣어 만든 죽.

● 냄비에 짓는 방법 (2~3인분)

쌀 1/2컵을 씻어 두꺼운 프라이팬(냄비)에 넣고 물 2.5~3컵을 부어 20~30분 동안 놓아둔다. 뚜껑을 덮고 중불에 끓이면서 냄비 바닥에서 섞어서 뚜껑을 조금 열은 채로 약한 불에 약 40분 정도 끓인 후 5분 정도 뜸을 들인다.

● 밥솥에 가족이 함께 먹을 밥을 짓는다

쌀 1/5컵과 물 1컵 정도를 채운 작은 그릇에 넣어 20~30분 동안 두었다가 보통으로 밥을 밥솥의 중앙에 넣어서 밥을 지으면 밥과 함께 1인분의 완전한 죽을 만들 수 있다.

죽

죽은 음식을 씹는 능력과 입안에서 음식을 버무리는 능력이 거의 사라진 사람에게 좋은 음식이다. 짠맛이 베어 있는 반죽 상태의 된장이나 조림을 곁들이면 식욕이 향상된다.

[재료] (1 인분)

완전 죽 ... 3/4 컵
새우된장, 도미된장, 조린 김 등 ... 적당량

[만드는 법]

❶ 완전 죽에 소량의 물을 부어서 믹서에 갈아서 부드럽게 으깬다.
❷ 반죽 된장이나 조림 등 원하는 반찬을 곁들인다.

mini 어드바이스

말랑말랑한 밥과 죽에 추가로 물을 더 부어 넣거나 믹서기로 갈아서 먹는 사람의 씹고 삼키는 능력에 맞춘 밥의 형태로 만든다. 다만, 수분이 많은 죽은 기도로 잘못 들어갈 위험이 있으므로 미음(쌀 무게의 10~12배 분량의 물로 만듦)을 만들도록 한다.

채소와 달걀을 첨가한 조림 우동

면 요리를 좋아하는 고령자에게는 몸에 따뜻한 삶은 우동을 만들어 준다. 재료는 데친 당근이나 버섯 등을 곁들여서 취향에 맞추고 우동을 충분히 삶은 정도로 부드럽게 삶아서 먹기 좋게 조리한다.

[재료] (1 인분)

삶은 우동 ... 130g
시금치 ... 20g
온천 달걀 (시판) ... 1 개
밀기울 ... 2 장
파 ... 10g
A ┌ 다시국물 ... 1 컵
 │ 간장 ... 작은술 2와 1/2
 └ 미림 ... 2 작은술

[만드는 방법]

❶ 삶은 우동은 끓는 물에 살짝 담구고 난 후 물기를 빼고 3cm 길이로 자른다.
❷ 시금치는 데쳐서 물에 넣었다가 물기를 빼고 2~3cm 넓이로 자른다. 대파는 얇고 작달막하게 자른다.
❸ 냄비에 물을 끓여서 ①의 우동을 넣어 끓인 후, 혀로 으깰 수 있을 정도로 부드러워지면 물을 버리고 A를 첨가해서 약한 불로 2~3분 끓여서 온천 달걀, 밀기울, ②의 파를 첨가해서 약간 뜨겁게 한다.
❹ 그릇에 ③을 담고 ②의 시금치를 얹는다.

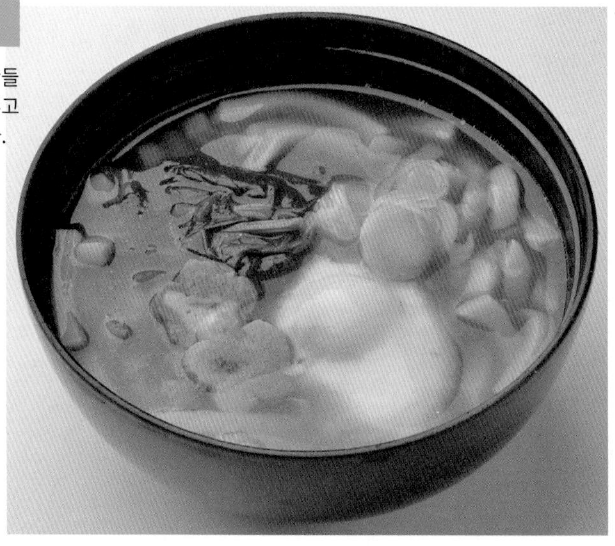

mini 어드바이스

면류를 훌쩍훌쩍 먹으면 국수와 국물이 기도에 들어갈 수 있다. 국수는 3~5cm 길이로 자르고, 혀로 으깰 수 있을 정도로 데치는 것이 포인트이다. 국물에 질식될 우려가 있는 사람은 물에 녹인 녹말로 약간 걸쭉하게 하면 좋다.

고등어 조림

고등어 조림을 하면 푸른 생선 특유의 냄새가 나지 않습니다. 국물을 충분히 끼얹으면 노약자도 쉽게 먹을 수 있습니다. 부드럽게 삶은 다음, 껍질째 살을 바르면 먹기 편한 음식이 됩니다.

[재료] (1인분)

고등어 ... 60g
무 ... 50g
청대완두 ... 5g

A
- 다시 즙 ... 2/3 컵
- 간장 ... 작은술 2
- 설탕 ... 작은술 1
- 미림 ... 약간

[만드는 법]

❶ 고등어는 2조각으로 자르고 뜨거운 물을 두루 끼얹는다.
❷ 무는 껍질을 벗기고 문질러서 가볍게 물기를 뺀다.
❸ 냄비에 A를 넣고 펄펄 끓인다, ①의 고등어는 껍질 부위를 위로 하여 나란히 놓고 중불로 끓인다.
❹ ③에 ②의 무 간 것을 넣고 살짝 삶는다.
❺ 그릇에 담아 삶은 다음, 2~3조각으로 자른 청대완두를 올려 놓는다.

mini 어드바이스

생선 조림은 국물이 적으면 먹기 어렵습니다. 국물이 자작자작 하도록 요리해서, 국물을 듬뿍 그릇에 담아 보세요. 여기에서는 국물을 걸쭉하게 하는 것보다는 무즙을 더해서 촉촉하고 삼키기 쉽게 합니다.

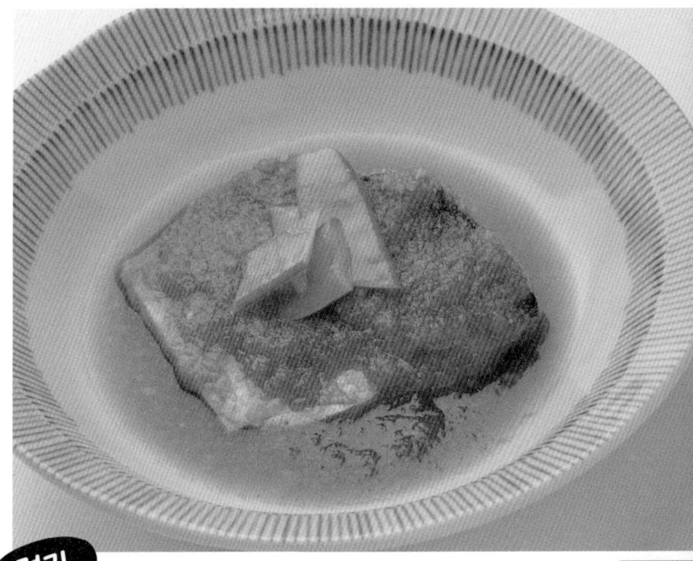

정리

잘게 잘라 만든 요리

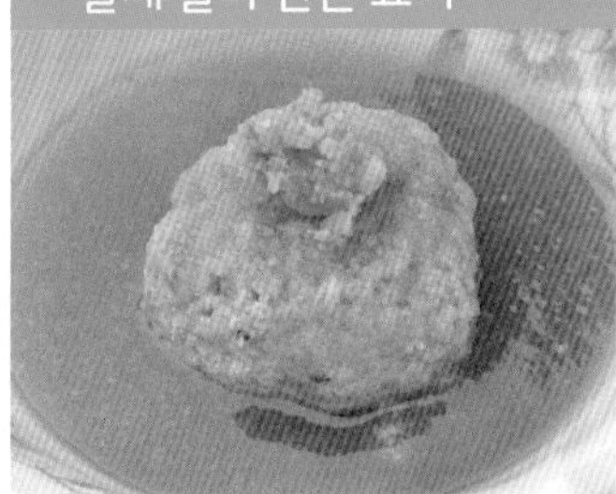

고등어는 위와 같이 익힌 후에 잘게 으깨어서 국물을 약간 섞어서 형태를 만든다. 그릇에 담아서 무즙이 곁들여진 국물을 붓고 데친 완두콩을 얹는다.

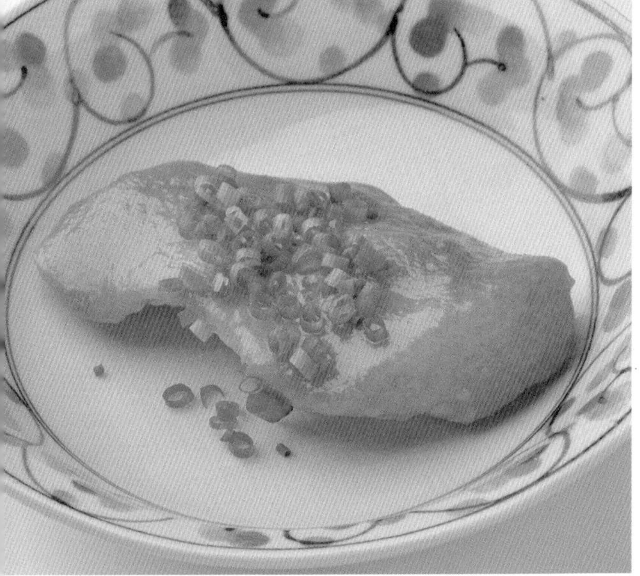

된장 가자미 찜

담백한 가자미에 달콤살콤한 된장 버무린 요리는 잘 어울립니다. 이 외에도 물고기는 가열해도 육질이 딱딱해지지 않는 대구 혹은 도미 등의 생선이 좋을 것입니다.

[재료] (1 인분)

가자미 (껍질, 뼈를 제거한 것) ... 60g
청파 ... 5g

A
- 된장 ... 작은술 1과 1/2
- 미림 ... 조금
- 설탕 ... 작은술 1과 1/2
- 술 ... 작은술 1

[만드는 방법]

❶ A를 버무린다.
❷ 가자미에 ①을 버무려서 그릇에 넣고 김이 오른 찜통에 8~10분 정도 찐다.
❸ 충분히 익으면 가자미 위에 짧게 자른 파를 얹는다.

mini 어드바이스

부드러운 생선 요리의 대표 격은 생선 조림인데, 이러한 찜도 살이 통통하고 부드럽게 완성되기 때문에 추천합니다. 다 쪄진 무렵에 된장이 생선에 버무려지지 않는 경우에는 된장을 위에다 걸쭉하게 얹어도 좋을 것이다.

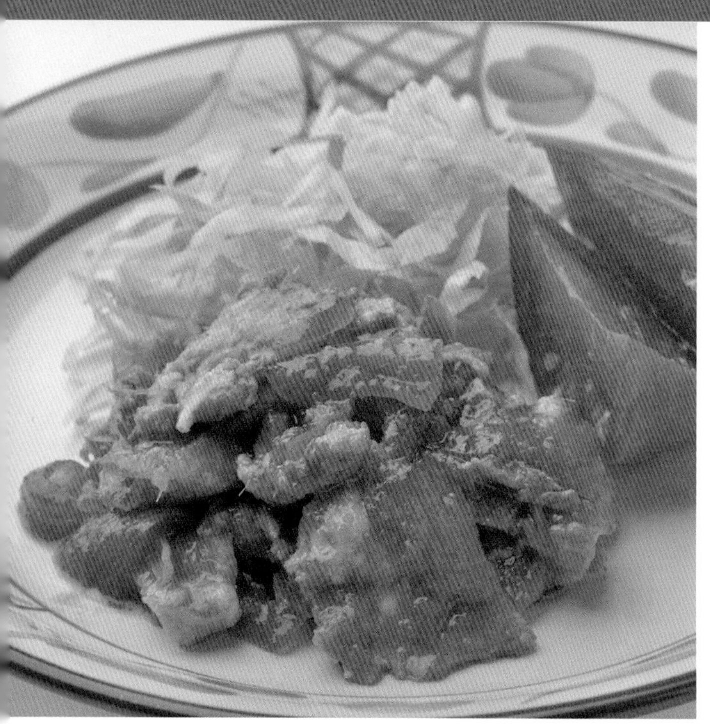

돼지고기 생강 구이

고기를 초벌로 데쳐서 깔끔하게 불고기를 요리한다. 양파와 함께 볶으면 고기가 부드러워지고 단맛도 우러나와서 먹기가 좋다.

[재료] (1인분)

돼지 등심 얇게 썬 고기 ... 50g
양파 ... 30g
기름 ... 적당량

A
- 간장 ... 작은술 1/2
- 다진 생강 ... 작은술 1/4
- 미림 ... 적당량
- 물 ... 적당량

물에 녹인 녹말 ... 적당량
토마토 (껍질 데쳐 벗긴 것) ... 8개로 자른 2 조각
채 썬은 상추 ... 15g

[만드는 방법]

❶ 돼지고기는 칼등으로 두드려서 3cm 길이로 자른다.
❷ ①의 돼지고기를 끓는 물에 넣어 살짝 데쳐 소쿠리에 건져서 물기를 뺀다.
❸ 양파는 옆으로 절반 잘라 얇게 한다.
❹ 기름을 달군 냄비에 ③의 양파를 볶다가 A를 합하여 대충 섞는다.
❺ ④에 ②의 고기를 넣고 볶아서 고기에 소스가 버무려지면, 물에 녹인 녹말을 저어 부어 걸쭉하게 한다.
❻ 그릇에 담고 양상추와 토마토를 곁들인다.

어드바이스

등심 고기는 얇게 자를 경우에도 살코기와 지방 사이에 있는 육질에 칼집을 깊이 내고 절단을 한 후 요리에 사용한다. 또한, 어떤 고기도 고기 전체를 칼등으로 잘 두드리면 섬유질이 풀려서 씹기 쉬워진다. 곁들이는 토마토는 뜨거운 물에 껍질을 벗겨서 깨물기 쉽게 요리한다.

닭튀김

바삭하게 튀긴 요리를 양념에 묻혀 촉촉하고 삼키기 쉽게 한다. 생채소와 샐러드를 듬뿍 곁들여 영양과 맛의 밸런스를 유지한다.

[재료] (1인분)

닭 다리(껍질 제거) ... 60g
밀가루 ... 적당량
달걀 ... 적당량
튀김 기름 ... 적당량

A
- 간장 ... 작은술 1
- 설탕 ... 작은술 2/3
- 술 ... 적당량
- 물에 녹인 녹말 ..적당량

양배추(채 썰은 것) ... 20g

마카로니 샐러드 (섞은 것)
- 마카로니 ... 2g
- 오이 ... 5g
- 당근 ... 3g
- 햄 ... 3g
- 삶은 달걀 ... 3g
- 마요네즈 ... 작은술 1/4

[만드는 방법]

❶ 닭고기는 한입 크기로 썰고 달걀을 묻히고 밀가루를 얇게 묻혀 170 °C의 튀김 기름에 바삭하게 튀긴다.
❷ 냄비에 A의 재료를 함께 끓인 물에 녹인 녹말로 걸쭉하게 한다.
❸ ①을 ②에 넣고 채 썰어 양배추, 마카로니 샐러드와 함께 그릇에 담는다.

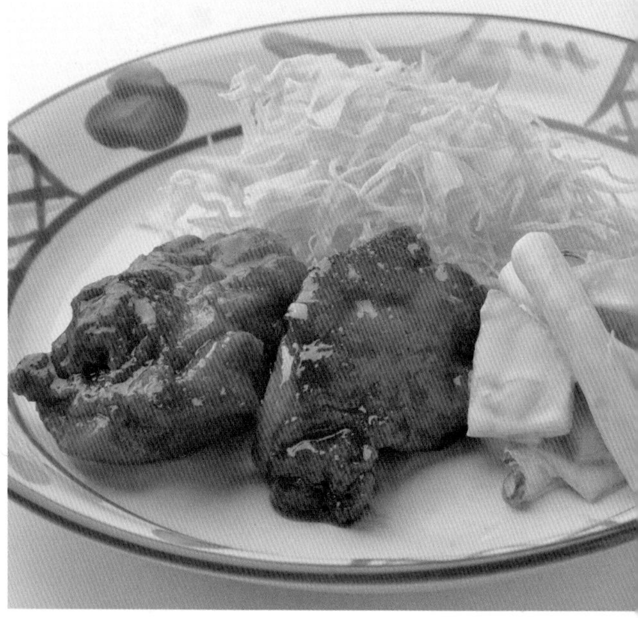

어드바이스

닭고기는 껍질을 제거한 것을 사용하고 사방으로 칼집을 내어 씹기 쉽게 한다. 튀겨낸 닭고기가 뜨거울 때 양념장에 담그면 표면이 부드럽게 되어 씹고 쉽고 삼키기도 쉽다.

닭볶음

식이섬유가 풍부한 근채류의 조림은 즉시 식단에 추가하기를 권하고 싶은 일품요리이다. 섬유질을 자르는 등과 같은 조리법으로 씹기 쉽게 요리한다.

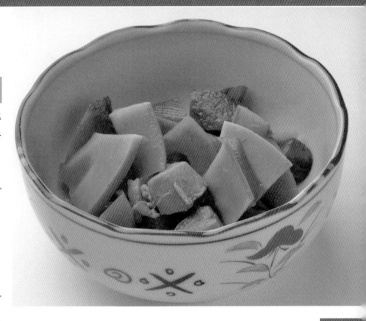

[재료] (1인분)

닭다리 살 ... 20g
죽순 ... 15g
당근 ... 15g
우엉 ... 15g
연근 ... 10g
데친 완두콩 ... 5g
기름 ... 적당량
다시 국물 ... 1 컵
간장 ... 큰 스푼 2/3
설탕 ... 작은술 1

[만드는 방법]

❶ 닭고기는 껍질 채로 작게 자른다.
❷ 죽순, 연근은 얇게 썰어 당근, 우엉은 잘막하게 자른다. 완두콩 깍지는 데쳐서 2~3개로 자른다.
❸ ② 죽순은 30분, 우엉은 40~50분 초벌로 데친다.
❹ 냄비에 기름을 두르고 닭고기를 살짝 볶다가 죽순, 연근, 당근, 우엉을 넣어 볶는다.
❺ ④에 육수를 넣고 쓴맛을 제거하면서 30분 정도 끓인 후 간장, 설탕을 첨가해 조리고 그릇에 담아 완두콩을 얹는다.

어드바이스

죽순과 연근은 크게 자르면 오래 익혀도 좀처럼 부드러워지지 않는다. 얇게 썰어 먹기 좋게 한다. 당근이나 우엉도 작게 썰어 부드럽게 초벌 데치기를 한 후 사용한다. 닭고기는 껍질이 붙은 채로 데쳐서 먹을 때 껍질을 제거하면 고기가 딱딱하지 않고 부드러워서 먹기 쉽다.

호박 조림

바삭바삭한 호박은 국물을 부어서 천천히 약한 불로 끓여 촉촉하고 부드럽게 마무리하면 삼키기가 쉬워진다.

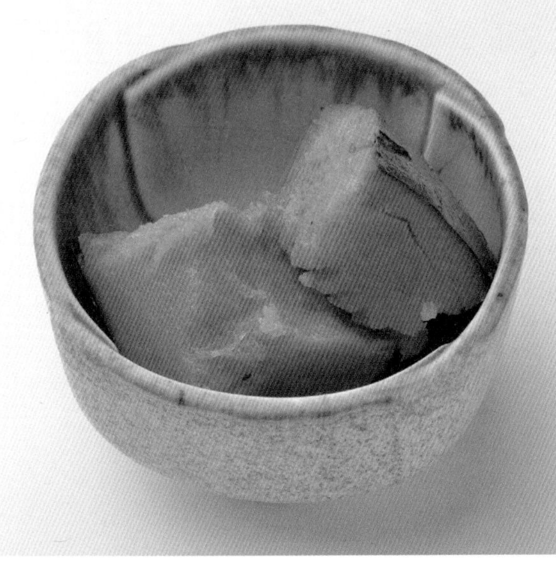

[재료] (1 인분)

호박 ... 70g
물 ... 1컵
설탕 ... 작은술 1
간장 ... 작은술 1

[만드는 방법]

❶ 호박은 한입 크기로 잘라서 냄비에 넣고 물을 부어 끓인다.
❷ 끓으면 설탕, 간장을 넣고 뚜껑을 약간 열어 둔 채로 약한 불로 7~8분 동안 호박이 혀로 으깨질 정도로 부드럽게 될 때까지 끓인다.

어드바이스

호박 껍질은 딱딱하므로 얇게 벗겨내면 좋다. 그래도 먹기가 까다로울 때는 껍질을 두텁게 벗기고 조리한다.

3 간편한 케어 식품

부드럽게 삶거나 으깬 요리 등, 케어 음식 만들기는 시간이 걸립니다. 때로는 마트에서 판매 중인 식품을 이용하여 케어하는 사람의 부담을 가볍게 합니다.

케어 식품의 종류와 사용법

케어 식품, 주식(主食), 육류 반찬, 채소 반찬, 디저트, 음료 등 다양한 종류가 시판되고 있으며, 음식 삼키는 능력을 보조하기 위한 '걸쭉하게 하기 위한 첨가제'도 있습니다(➡P95).

제품의 대부분은 씹는 능력의 정도에 따라 음식물의 단단한 정도와 형체를 구분할 수 있으며, 그 구분 기준이 표시되어 있기 때문에 선택할 때 참고가 됩니다(➡P95).

식사를 매번 시중에서 판매되는 식품을 먹으면 비용이 많이 들어서 곤란하지만, 세 끼 중에 한 끼를 시판 식품으로 해서 식단의 한 품목을 추가하는 것만으로도 식사 조절에 변화가 오고, 요리하는 부담도 줄일 수 있습니다. 또한, 식사량이 적어지기 쉬운 고령자의 영양 공급에도 도움이 됩니다.

주식

주식은 밥이 기본입니다. 염분이 거의 포함되지 않기 때문에 고혈압이나 심장질환의 염려가 있는 사람에게 적합합니다. 죽과 우동 등 다른 영양 섭취를 하는 것도 좋습니다.

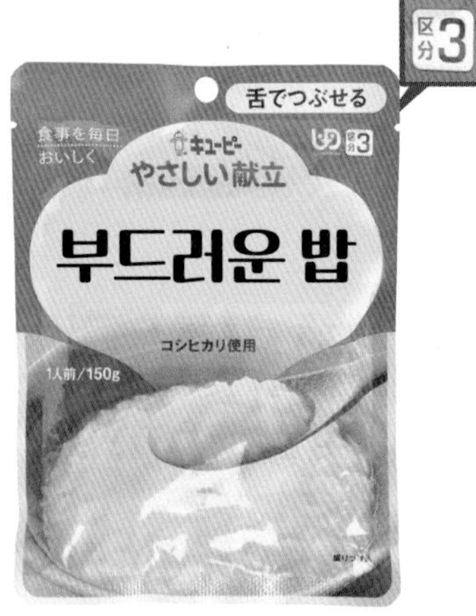

부드러운 밥

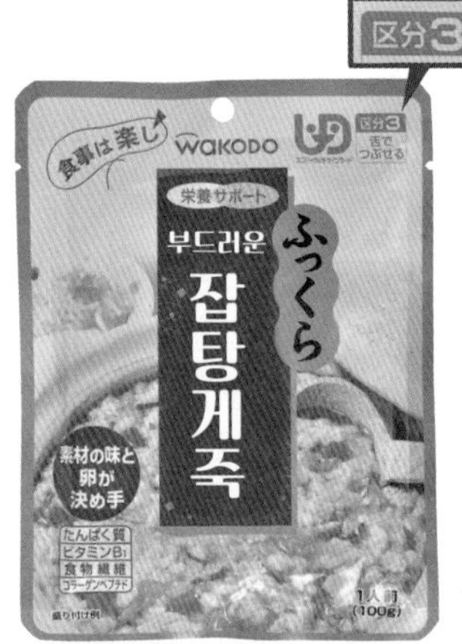

부드러운 잡탕 게죽

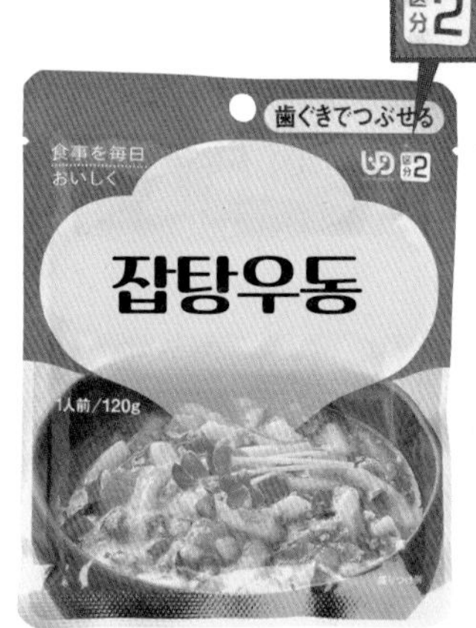

잡탕 우동

배식 서비스 이용하기

배식 서비스는 균형 잡힌 영양을 고려한 케어 음식을 집에 보내 주는 서비스이며, 지자체와 사회복지 협의회 외에 민간기업과 자원봉사 등에서도 실시하고 있습니다. 우선 시립 노인복지과와 지역 포괄지원센터에 상담합시다.

민간기업은 납품 날짜와 시간, 도시락의 종류를 선택해서 주문을 합니다. 알레르기가 있는 사람은 개별적으로 대응을 할 수 있는지를 확인합시다. 또 독거노인을 위해 배식할 때 건강에 이상이 있으면 관계 기관에 연락해 주는 안부 확인 서비스를 행하고 있는 기업도 있습니다.

육류 · 채소 반찬

육류나 생선 등의 단백질 외에 채소 등을 곁들인 영양 균형을 잡을 수 있는 식단을 선택합니다.

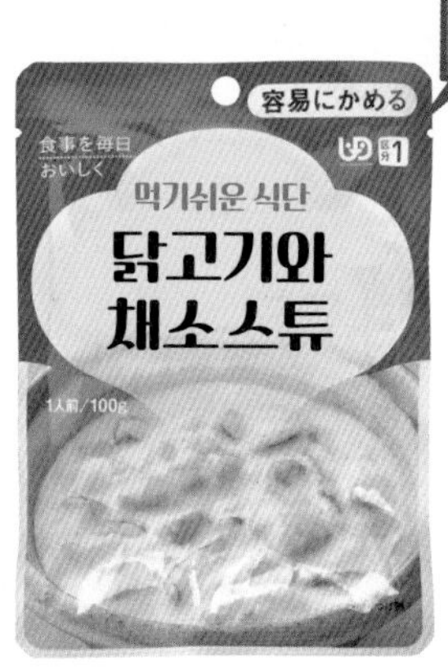

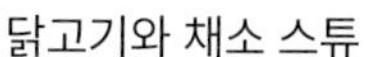
닭고기와 채소 스튜

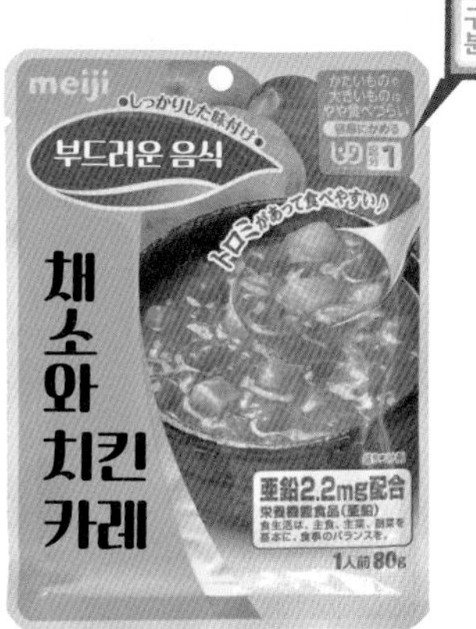

채소와 치킨 카레

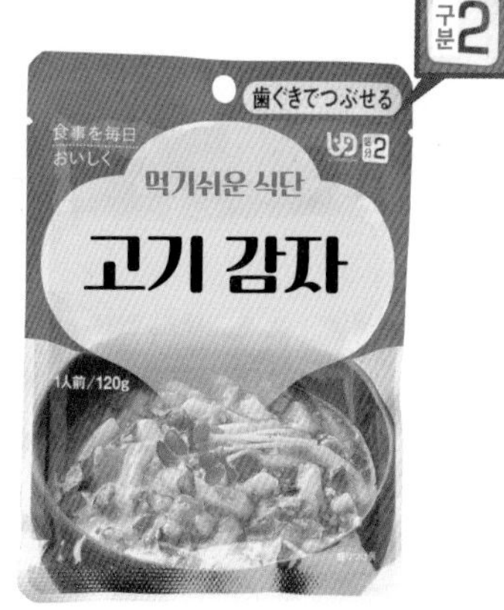

고기 감자

디저트 · 음료

음식 삼키는 장애가 있는 사람도 쉽게 수분과 영양 보충을 할 수 있습니다.

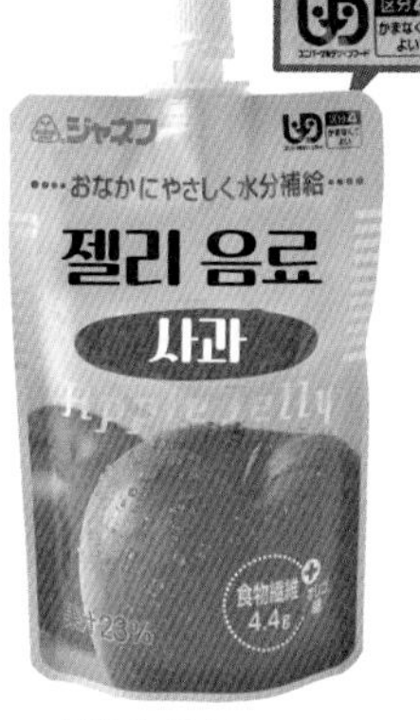

젤리 음료
사과(큐피)

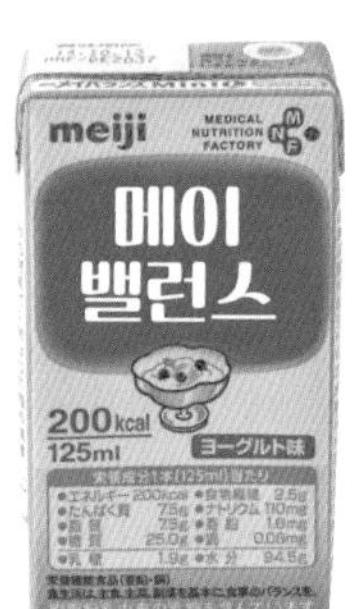

메이 밸런스

음식을 걸쭉하게 하는 첨가제

잘게 다진 음식은 물에 더운 물로 요리하면서 걸죽하게 만드는 첨가제를 곁들입니다(➡P87).

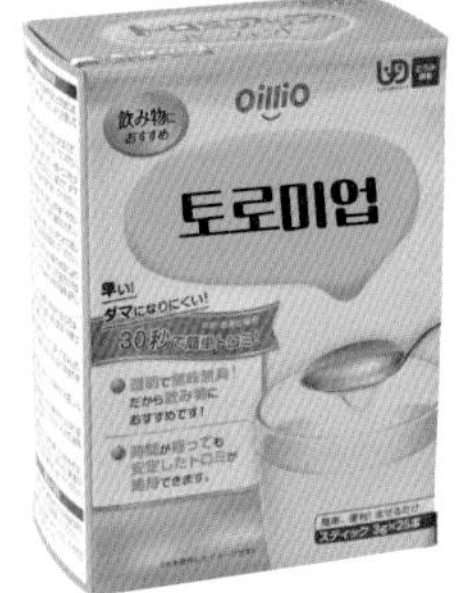

토로미업

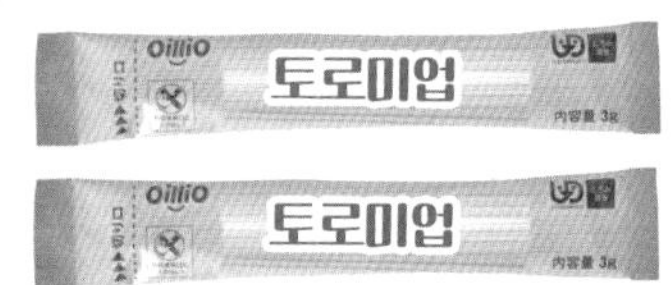

토로미업

유니버설 디자인 푸드

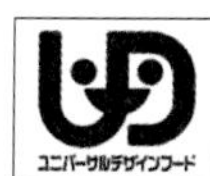

음식을 씹는 능력이나 삼키는 능력이 약해진 사람을 위한 먹기 쉽게 만든 식품은 다음 4단계로 구분된다.

생선 조림 (걸쭉한 녹말)		구분 1 쉽게 깨물 수 있음	구분 2 잇몸으로 으깰 수 있음	구분 3 혀로 으깰 수 있음	구분 4 깨물지 않아도 됨
깨무는 능력		딱딱한 것이나 큰 것은 먹기가 다소 어렵다.	딱딱한 것이나 큰 것은 먹기가 어렵다.	작고 부드럽게 하면 먹을 수 있다.	고체 음식는 작아도 먹기가 어렵다.
삼키는 능력		일반적으로 마실 수 있다.	종류에 따라서는 마시기 어려운 경우가 있다.	물이나 차를 삼키기 어려운 경우가 있다.	물이나 차를 마시기 어렵다.
견고함의 정도	밥	보통 밥 ~ 부드러운 밥	부드러운 밥 ~ 죽	죽	풀죽(미음)
	생선	생선구이	생선조림	생선조림 (걸쭉한 녹말)	흰 생선 된죽
	달걀	달걀구이	달걀말이	스크램블	부드러운 밥그릇 찜 요리

1 개인 식사 도구의 선택

조금이라도 도움이 되는 식사 도구가 있으면 자력으로 식사를 할 수 있는 사람도 많을 것입니다.
사용하기 쉬운 개인 식사 도구를 선택하도록 해서 즐겁게 식사를 하도록 합니다.

식욕에 영향을 주는 식사 도구

손을 잘 움직이지 못하는 사람은 식사하는 동작이 스트레스가 되고, 식욕도 없어지는 경우도 있습니다. 식사를 위한 개인 식사 도구를 사용하면 식생활이 개선될 수 있기 때문에 무게와 크기가 사용하는 사람의 신체 조건에 맞는지를 확인해서 사용하기 쉬운 도구를 선택합니다.

숟가락 , 포크 , 젓가락 , 다기능 숟가락

장애의 정도와 입의 크기에 맞게 선택합니다. 손에 마비가 있는 사람이나 쥐는 힘이 약한 사람은 손잡이 부분이 굵거나 이음새를 붙인 식사 도구를 선택하면 좋습니다.

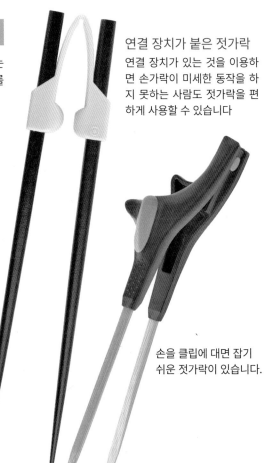

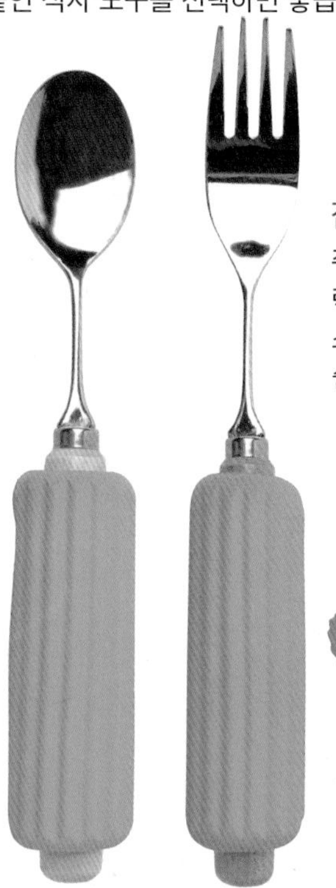

잡기 쉬운 스푼과 포크

쥐는 힘이 약한 사람이나 손가락을 구부리기 어려운 사람도 스펀지 손잡이가 붙어 있으면 쉽게 쥘 수 있습니다.

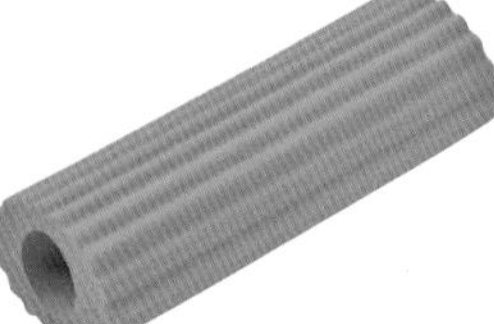

별도로 판매하는 스펀지도 있으므로, 칫솔이나 빗 등 손잡이가 가는 것에 끼워서 잡기 쉽게 할 수 있습니다.

연결 장치가 붙은 젓가락

연결 장치가 있는 것을 이용하면 손가락이 미세한 동작을 하지 못하는 사람도 젓가락을 편하게 사용할 수 있습니다

손을 클립에 대면 잡기 쉬운 젓가락이 있습니다.

다기능 숟가락

숟가락을 세로로 절반 잘라서 스프링을 붙인 것입니다. 음식을 '뜨고', '잡고', '자르고', '찌르는' 등 하나의 숟가락에 칼과 포크 기능을 갖춘 편리한 도구입니다. 손잡이를 오므렸다가 펴는 동작만으로 사용할 수 있으므로 쥐는 힘이 없는 사람도 쉽게 사용할 수 있습니다.

식기와 매트

접시는 한 손으로도 음식을 건질 수 있도록 볼이 깊고, 뒷면에 미끄럼 방지 장치가 붙은 것을 선택하면 좋습니다.

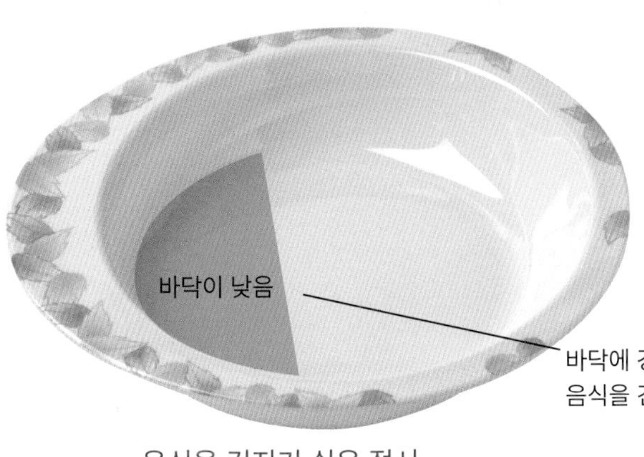
바닥이 낮음
바닥에 경사가 있어
음식을 건지기 쉽다.

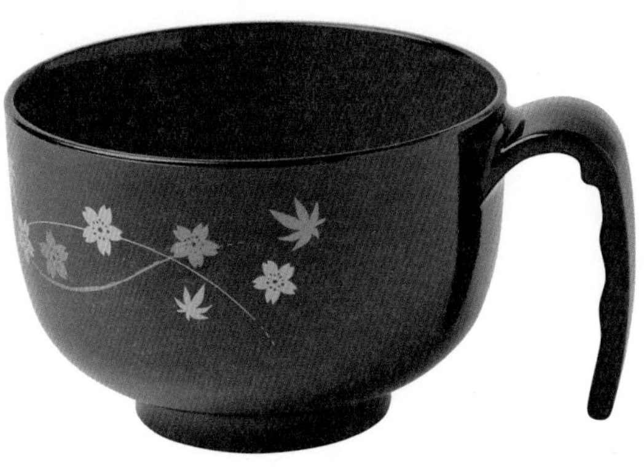

손잡이가 붙어 있는 국그릇

큰 손잡이가 붙어 있기 때문에 국그릇을 들 수 없는 사람도 사용할 수 있습니다.

음식을 건지기 쉬운 접시

바닥에 경사가 있어서 한쪽이 깊기 때문에 접시를 비스듬히 하지 않아도 쉽게 음식을 뜰 수 있습니다. 뒷면에는 미끄럼 방지 장치가 붙어 있어 한 손으로 음식을 떠도 움직이지 않도록 되어 있습니다.

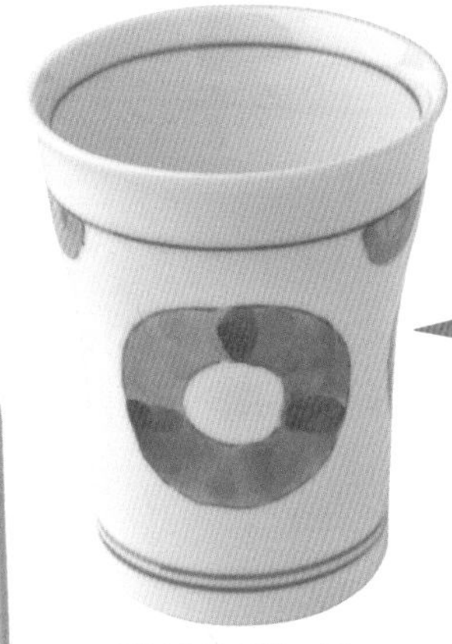

이곳을 체크!

삼키는 능력, 손의 기능 등을 고려하여 컵을 선택해서 오연(음식을 잘못 삼킴)과 음식이 흘러내리는 것을 방지한다.

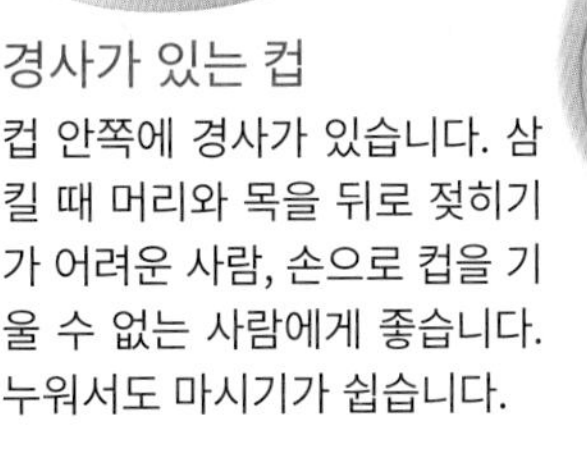

경사가 있는 컵

컵 안쪽에 경사가 있습니다. 삼킬 때 머리와 목을 뒤로 젖히기가 어려운 사람, 손으로 컵을 기울 수 없는 사람에게 좋습니다. 누워서도 마시기가 쉽습니다.

미끄럼 방지 매트

손으로 식사하는 경우 쟁반이나 테이블 위에 깔고 식사를 하면 미끄러지지 않고 먹기 쉽다.

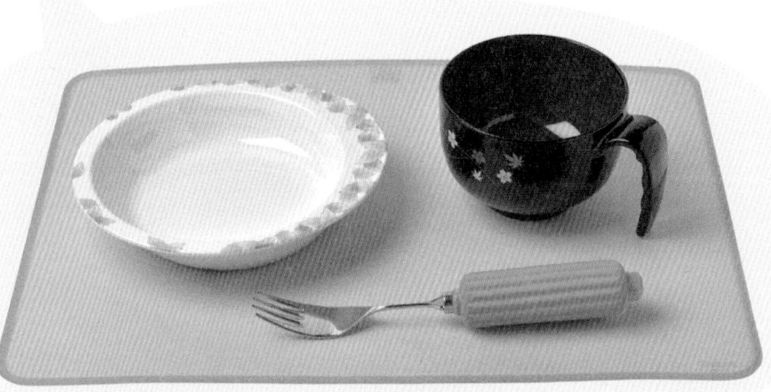

원 포인트

식탁에서는 케어받는 사람이 음식을 먹으려고 하는 의욕을 갖도록 노력합니다. 스트레스가 쌓이는 행위는 식욕에도 영향을 줄 수 있으므로 주의해야 합니다.

2 구강 케어 · 틀니 케어

구강 관리는 입안을 청결하게 유지하고 기분을 상쾌하게 할 뿐만 아니라 세균 감염 예방과 미각 유지 등의 효과가 있습니다.

식후 구강 관리로 건강을 유지한다

입안에 음식 찌꺼기가 남아 있으면 세균이 번식하기 쉬워지므로 식후에는 칫솔로 이를 닦고, 틀니를 손질하여 확실하게 찌꺼기를 제거합니다.

가능한 한 자기 스스로 이를 닦도록 하고 손질하기 어려운 부분은 케어하는 사람이 도와줍니다.

세면대까지 이동할 수 없는 환자의 경우에는 침대에 걸터앉거나 자동 조절 침대를 올리고 상체를 일으킨 자세로 양치를 합니다. 안전한 자세로 오연(음식 등을 잘못 삼킴)에 주의를 기울이도록 합니다.

구강 관리는 입안 청소뿐만 아니라 정상적인 미각 유지 및 치매 예방, 발성 등 구강 기능의 향상에도 효과가 있다고 알려져 있으므로 매일 적극적으로 케어합니다.

기본적인 칫솔질

구강 관리의 기본은 칫솔질에 의해 충치의 원인이 되는 플라크와 음식 찌꺼기를 제거하는 것입니다. 칫솔은 연필처럼 잡아서 조금씩 움직여서 치아를 하나하나 닦도록 합니다. 플라크는 제거하기 용이하기 때문에 너무 힘을 들이지 않고 칫솔 끝으로 가볍게 닦도록 합니다. 입안의 더러워지기 쉬운 곳을 중점적으로 칫솔질을 합니다.

입안의 더러워지기 쉬운 곳

A **치아와 치아 사이에 낀 음식물**
치간칫솔로 제거한다.

B **앞니와 입술 사이 · 입천장**
면봉으로 앞쪽을 향해서 케어한다.

C **혀의 윗부분**
혀에 낀 백태를 칫솔이나 면봉으로 가볍게 문지른다.

케어 방법

A 잇몸의 경계는 칫솔을 치아 옆면에 수직으로 대고 옆으로 조금씩 움직여서 닦는다.

B 앞니와 입술 사이, 입천장은 면봉으로 앞쪽을 향해 케어를 한다. 치아와 치아 사이는 치간칫솔을 사용하여 정성스럽게 닦는다.

C 혀에 붙어 있는 백태는 구취(입냄새)의 원인이 되므로 칫솔이나 면봉으로 가볍게 문질러 제거한다.

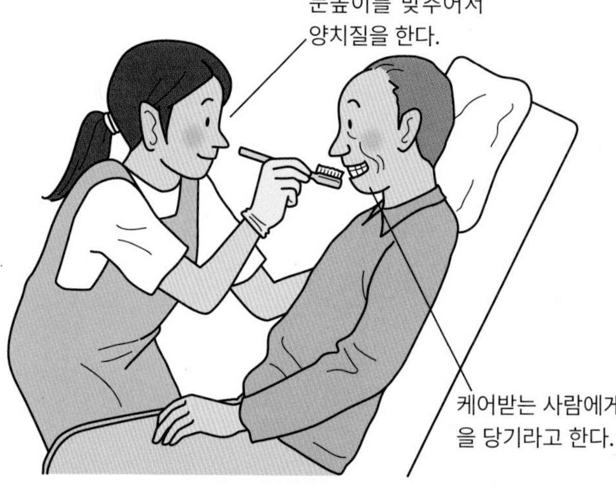
눈높이를 맞추어서 양치질을 한다.
케어받는 사람에게 을 당기라고 한다.

본인과 눈높이를 맞추어 턱을 당겨 달라고 하고 양치질을 한다. 위에서 들여다볼 수 있도록 케어를 하면 턱이 올라가고 세제나 침을 잘못 삼킬 수 있다.

칫솔질을 할 수 없는 경우

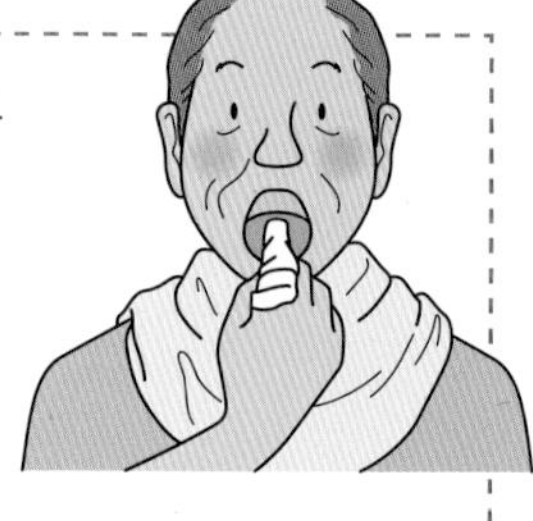

칫솔을 사용할 수 없는 경우에는 거즈에 가글 용액을 적셔서 치아, 잇몸, 혀, 구강의 찌꺼기를 깨끗이 닦아 낸다. 시판되는 스펀지 브러시와 구강용 물티슈, 면봉 등을 사용해도 좋다 (➡P99).

● 틀니 손질하기

틀니는 음식 찌꺼기가 묻으면 냄새와 세균 감염의 원인이 되므로 칫솔 등으로 정성스럽게 문지르고 씻어서 청결을 유지하도록 유의합니다.

흐르는 물로 닦아 낸다

틀니 손질

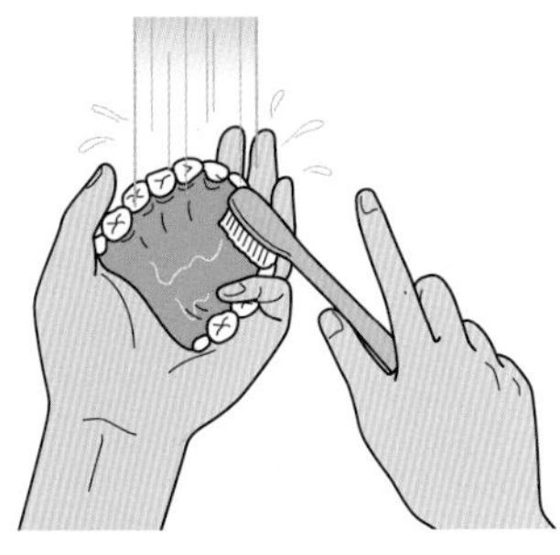

❶ 틀니를 분리해서 한 손으로 단단히 잡고 칫솔 등으로 골고루 닦아서 잘 씻어 낸다.

❷ 치아와 치아 사이 잇몸에서 치아 방향으로 똑바로 칫솔질을 한다. 전용 브러시를 사용하면 손질하기 쉽다(➡ 아래 사진).

부분 틀니 손질

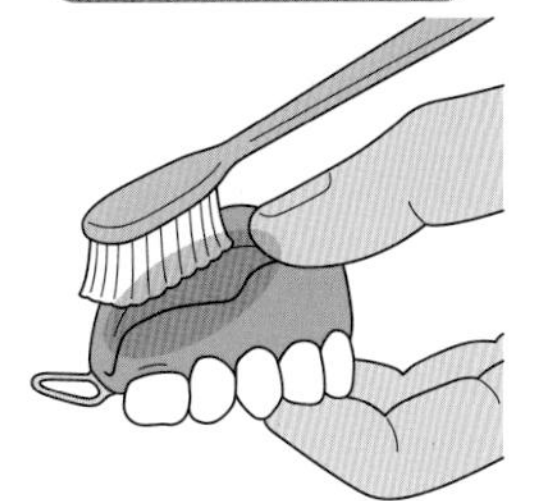

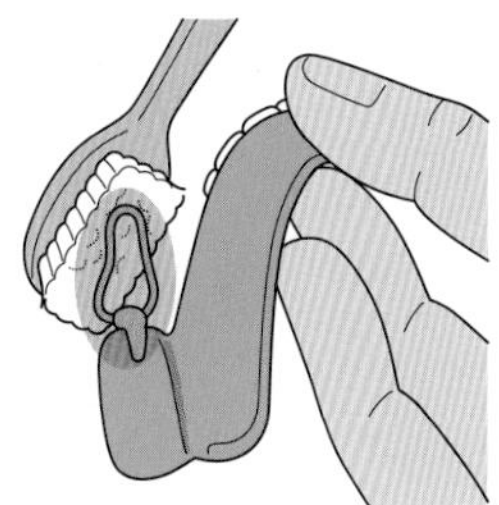

의치의 끝과 버클(금속 스프링) 부분에 찌꺼기가 쌓이기 쉬우므로 꼼꼼히 씻는다.

이곳을 주의!

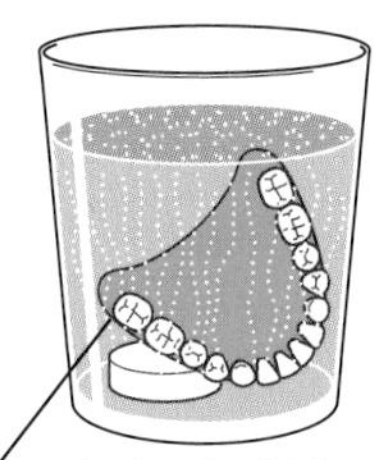

문질러 씻은 후에 헹구어 깨끗하게 한다.

- ☐ 세정제에만 의존하는 것은 위험하다. 떨어지는 않는 세균도 있으므로 문질러 씻는다.
- ☐ 틀니의 변형 등의 원인이 되므로 끓는 물로는 씻지 않는다.
- ☐ 연마제를 사용하면 틀니를 깎아내 버리기 때문에 세척 치약을 사용하지 않는다.
- ☐ 야간 취침 시에는 틀니를 제거하고, 건조에 의한 변형 변색 등을 방지하기 위해서 깨끗한 물에 담가 둔다.

● 구강 케어 용구

케어 용품 매장 등에는 구강 케어용 물티슈와 틀니 전용 브러시 등 다양한 구강 관리 용구가 판매되고 있습니다. 본인의 상태에 맞게 사용하기 쉬운 것을 선택하여 입안의 건강을 유지해 갑시다.

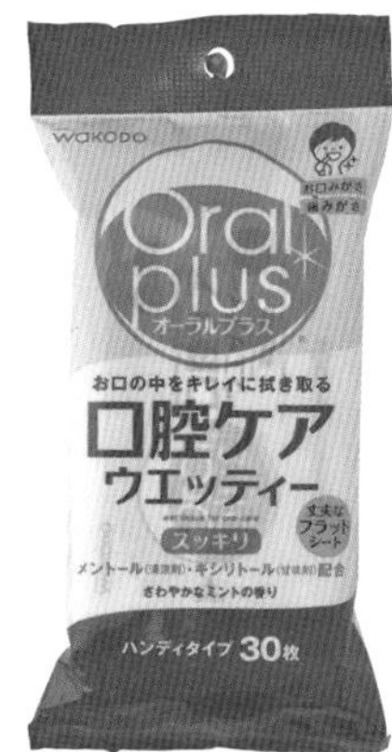

구강용 물티슈

물티슈로 닦아 내어 입안을 케어한다. 양치질할 필요가 없으므로 연하장애(음식 삼키는 능력 장애)가 있는 사람도 안심하고 사용할 수 있다.

구강 브러시

끝에 스펀지가 달린 브러시. 입술과 턱과 잇몸 사이 등의 점막의 찌꺼기 등을 문질러 제거한다.

틀니 전용 칫솔

잡기 쉬운 손잡이가 달려 있어서 의치의 얼룩을 효과적으로 제거할 수 있다.

케어의 고민 상담실 2

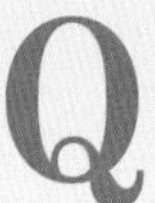

산책을 좋아하는 할머니에게 치매 증세가 왔습니다. 산책은 위험하니까 외출은 삼가는 것이 좋을까요?

집에 틀어 박혀 있게 되면 심신 기능이 저하되고, 인지 기능이 더 진행될 위험이 있습니다. 혼자서 외출하는 것이 위험하다고 느낄 수 있다면, 가족이 함께 케어하면서 산책을 하다 보면 좋아질 것입니다.

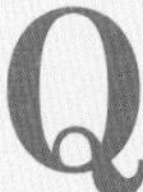

케어 생활을 하다 보니 요통이나 어깨 결림 증상이 올까 봐 걱정됩니다. 뭔가 좋은 예방법이 있을까요?

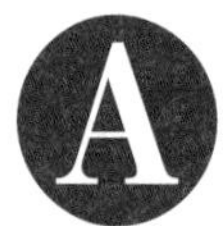

우선은 몸에 부담이 들지 않는 올바른 케어를 하도록 합니다. 기회가 있으면 강습을 받거나 전문가의 조언을 받는 것도 좋습니다. 또한 지속적인 라디오 체조나 스트레칭도 요통이나 어깨 결림을 예방하는 데에 효과적입니다.

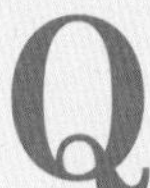

'케어 우울증'은 어떤 상태를 말합니까? 해결 방법이 있는가요?

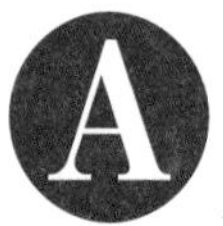

케어에 의한 스트레스로 인해 발생하는 '우울증'입니다. 불면증, 수면과다, 식욕 부진, 의욕 저하 등의 증상이 나타납니다. 이런 때는 케어하는 상황에서 벗어나서 개인 시간을 갖는 것이 좋습니다. 데이 케어 서비스 및 단기 보호를 이용하여 건강 회복 등을 시도합니다. 또 마찬가지로 케어를 하고 있는 가족끼리 모이는 동아리에 참가해 보는 것도 좋습니다.

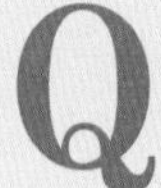

아버지가 고기를 즐겨 먹습니다. 고령자는 역시 고급 음식보다는 거칠게 먹는 것이 좋을까요?

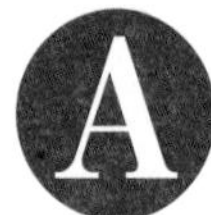

고기는 단백질에 중요한 영양소입니다. 체중 증가, 질병 등이 없으면 지금까지 해온 식사를 바꾸지 말고 생선, 달걀, 콩 식품, 채소, 과일 등을 섭취하도록 하여 균형 잡힌 식사를 유의하도록 합니다.

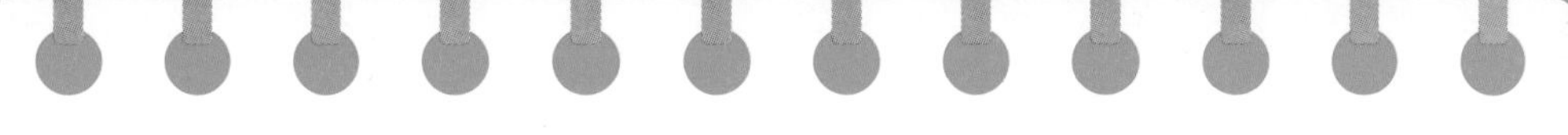

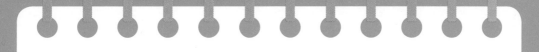

PART

4

청결을 유지하기 위한 케어

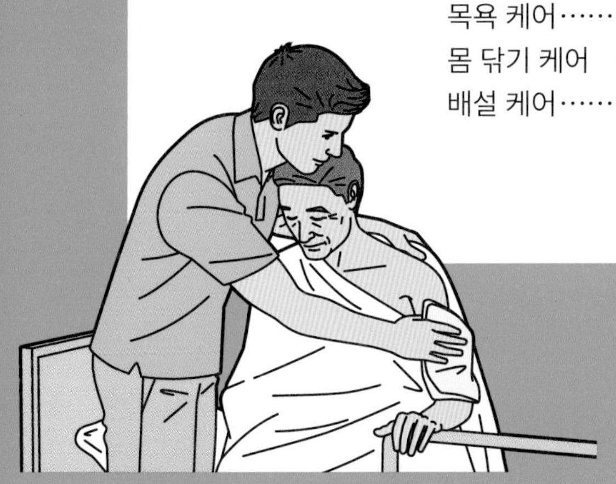

1 목이 둥근 셔츠 입기 | 한쪽 마비가 있는 사람

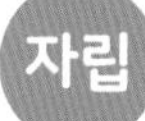

머리를 넣어 입는 셔츠는 단추를 채울 번거로움이 없지만 머리를 통과시켜야 하기 때문에 입기가 힘듭니다. 옷을 입을 때는 먼저 아픈 쪽 팔을 소매에 끼웁니다.

'착환탈건(着患脫健)'의 원칙으로 입는다

◦ **스스로 할 수 있는 일은 스스로 한다**

한쪽 마비가 있는 사람도 요령을 알고 입으면 자력으로 갈아입을 수 있다. 자력으로 할 수 있는 동작은 스스로 하도록 하고, 스스로 할 수 없는 부분을 케어하는 사람이 지원하도록 합니다.

◦ **탈착(옷 입고 벗기)이 가능한 것을 고른다**

탈착이 가능한 소재, 디자인을 선택하며 케어용으로 개량된 옷도 있으므로 이를 이용하여 자력으로 벗고 입을 수 있도록 하는 것도 중요합니다.

◦ **옷을 입을 때는 '아픈 쪽부터 입고' 벗을 때는 '건강한 쪽'부터 벗는 것이 기본이다.**

마비가 있는 경우에는 옷을 입을 때는 마비가 있는 아픈 쪽부터, 벗을 때에는 마비가 없는 쪽부터 동작을 하면 무리 없이 옷을 갈아입을 수 있습니다. 이것을 '착환탈건(着患脫健)'의 원칙이라고 하며, 의류 착탈(옷 입고 벗기)은 이 원칙에 따라 동작을 합니다.

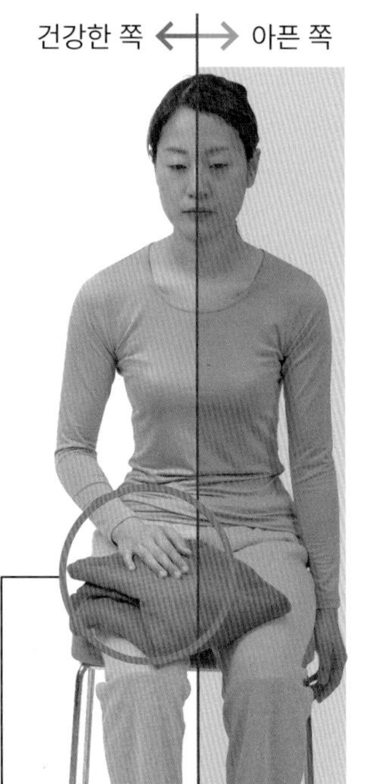

셔츠의 소매가 앞으로 오도록 놓는다.

바닥에 발을 확실히 내딛는다.

○○님, 셔츠를 입어 볼까요.

도우미

1 의자에 앉아서 셔츠를 무릎에 올려놓는다

발이 바닥에 확실하게 내딛을 수 있는 높이의 의자에 앉아 셔츠를 무릎 위에 올려놓습니다.
셔츠의 앞뒤를 주의하고 소매가 앞으로 오도록 놓습니다.

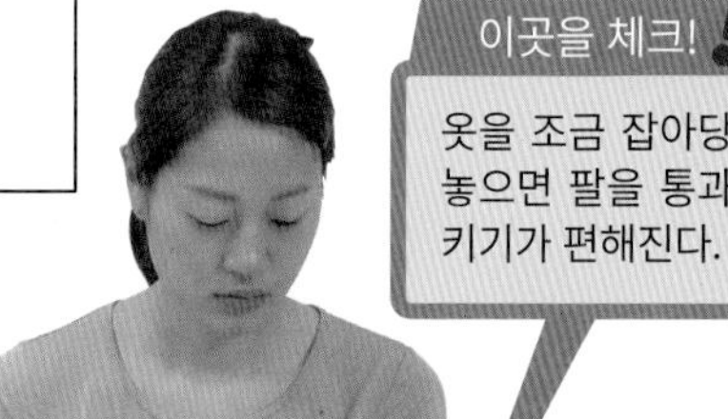

이곳을 체크!

옷을 조금 잡아당겨 놓으면 팔을 통과시키기가 편해진다.

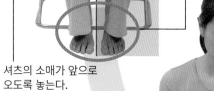

마비가 있는 쪽부터 소매에 팔을 넣으세요.

도우미

2 아픈 쪽 팔을 넣는다

왼손으로 셔츠의 소매와 아픈 쪽 소매를 잡고 소매에서 아픈 쪽 손을 넣어서 소매를 걷어 올립니다.

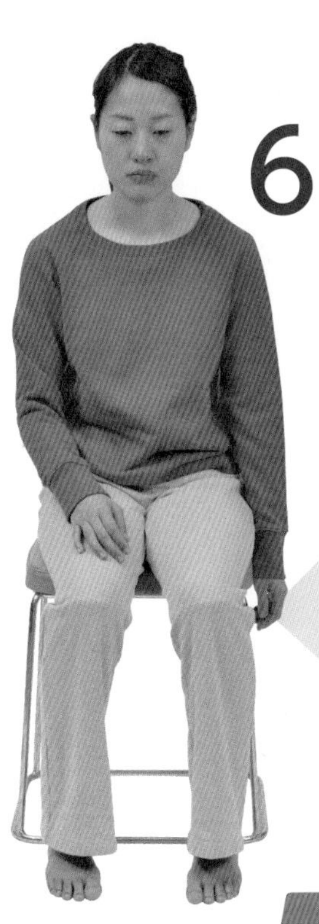

6 완료!

건강한 쪽 손으로 셔츠 자락을 당겨 옷을 아래로 내려서 셔츠에 주름이 모이지 않도록 마무리하면 옷 입는 동작이 완료됩니다.

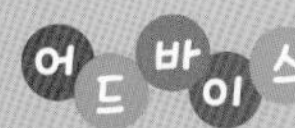

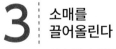

T셔츠나 트레이너 등 머리부터 입는 상의는 어깨 관절의 움직임에 불편이 없으면 단추를 채우는 번거로움이 없이 탈착이 편합니다. 머리를 통해서 쉽게 입고, 신축성이 있는 원단으로 만들어진 약간 큰 사이즈의 옷을 선택하면 좋습니다.

5 건강한 쪽 팔을 통과시킨다

셔츠에서 머리가 위쪽으로 나오면 건강한 쪽 손을 셔츠 소매에 넣어서 팔을 통과시킵니다.

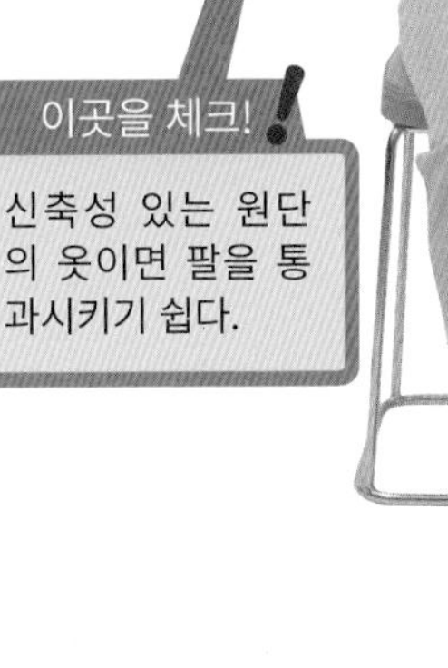

이곳을 체크!

신축성 있는 원단의 옷이면 팔을 통과시키기 쉽다.

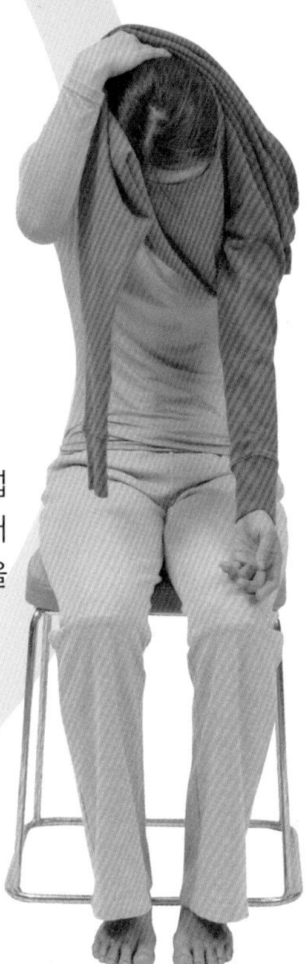

4 목을 통과시킨다

셔츠의 칼라를 잡고 넓혀서 그대로 당겨서 머리부터 뒤집어쓰고 목을 통과시킵니다.

3 소매를 끌어올린다

셔츠의 소매를 어깨까지 끌어올립니다.

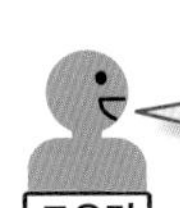

셔츠의 칼라를 넓게 벌려주세요.

2 목이 둥근 셔츠 벗기 | 한쪽 마비가 있는 사람

자립

손으로 셔츠를 걷어 올리고 머리부터 빠져나올 때 손이 셔츠에서 떨어지거나 머리가 걸릴 수 있습니다. 한 손으로 셔츠를 걷어올리고 머리를 먼저 빼려고 할 때 손이 셔츠에서 떨어지거나 머리가 걸리는 경우가 있으므로 서두르지 말고 시간을 두고 안정된 자세로 옷을 벗도록 합니다.

건강한 쪽 ↔ 아픈 쪽

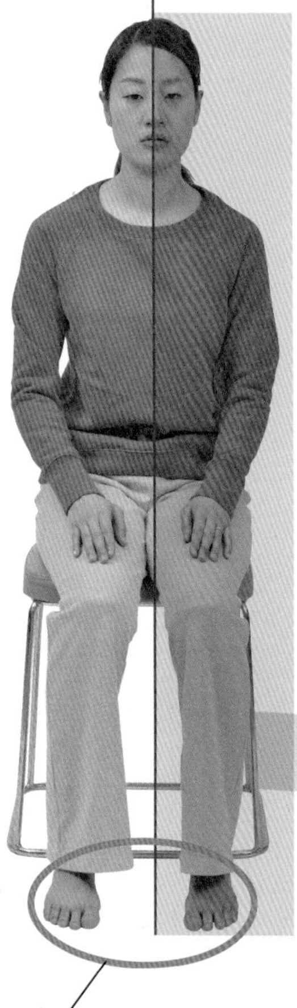

바닥에 발을 확실하게 딛는다.

1 의자에 앉는다

발을 확실하게 바닥에 딛고 안정된 자세로 의자에 앉습니다.

○○님, 셔츠를 벗어 볼까요.

도우미

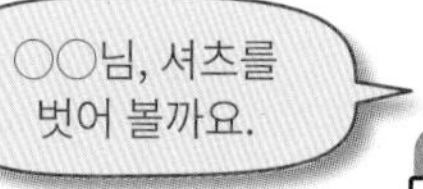

이곳을 체크!

엄지손가락과 검지손가락으로 칼라를 잡는다.

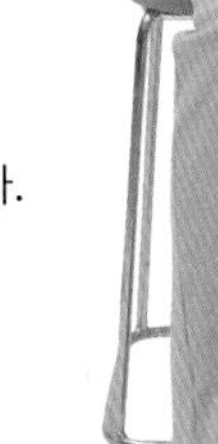

2 옷의 칼라를 잡는다

고개를 약간 앞쪽으로 기울이고 건강한 쪽부터 셔츠의 칼라를 잡고 위로 잡아 올립니다.

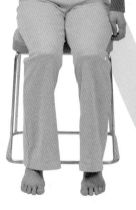

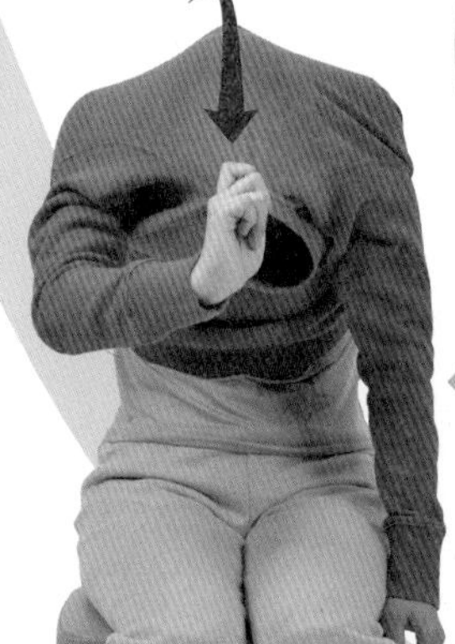

시간이 걸려도 좋으니 천천히 위로 당겨 주세요.

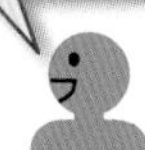

도우미

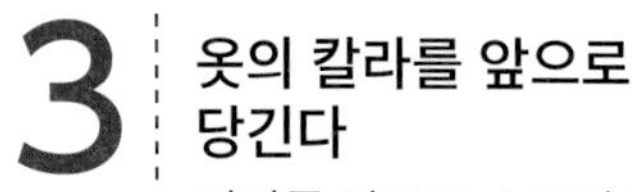

3 옷의 칼라를 앞으로 당긴다

머리를 앞으로 수그리고 건장한 쪽 손으로 잡은 셔츠를 앞으로 당깁니다.

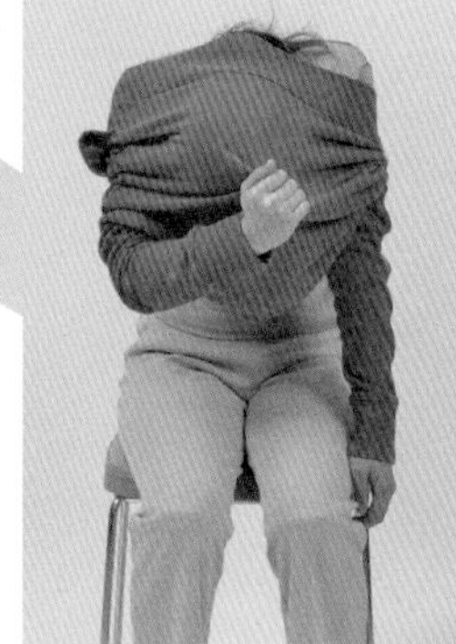

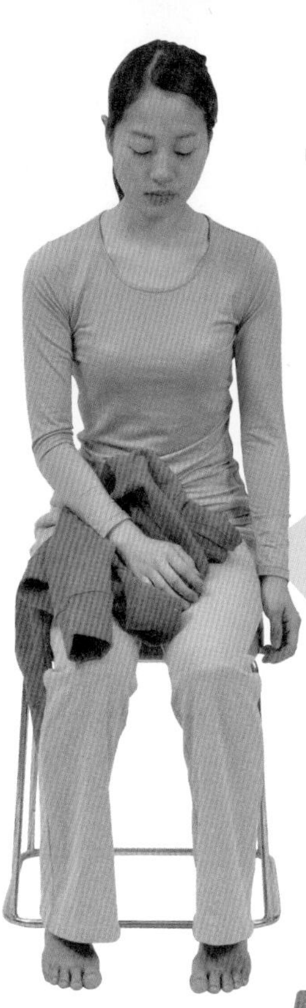

7 완료!

셔츠를 완전히 빼냈다면 옷 벗는 동작이 완료되었습니다. 발을 바닥에 확실히 딛고 상체를 지탱하고 발이 휘청거리지 않도록 록 합니다.

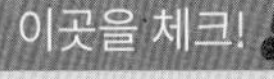

건강한 쪽 손으로 잡아당기도록 한다.

6 아픈 쪽 팔을 뺀다

건강한 쪽 손으로 아픈 쪽 셔츠의 소매를 잡고 아픈 쪽 팔에서 셔츠를 빼냅니다.

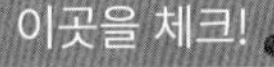

먼저 셔츠에서 머리를 빼내면 아픈 쪽을 벗기가 쉬워진다.

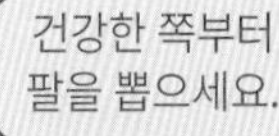

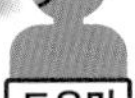

5 건강한 쪽의 팔을 빼낸다

셔츠를 앞으로 가지고 온 다음, 팔 앞쪽으로 움지이도록 하면서 건강한 쪽 소매에서 팔을 빼냅니다.

4 머리를 셔츠에서 빼낸다

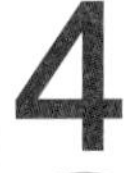

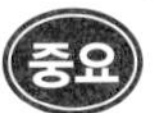

셔츠에서 머리가 빠져나오면 셔츠를 당겨서 빼냅니다.

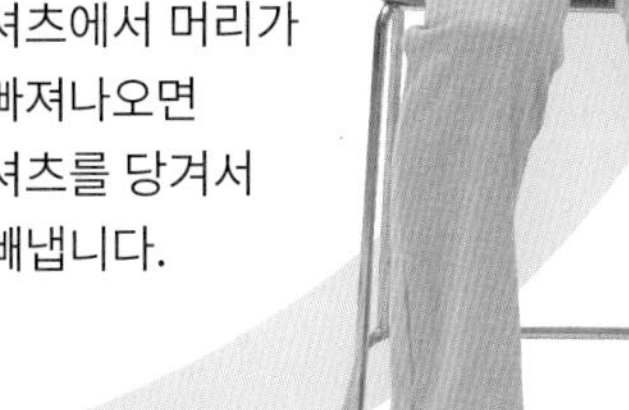

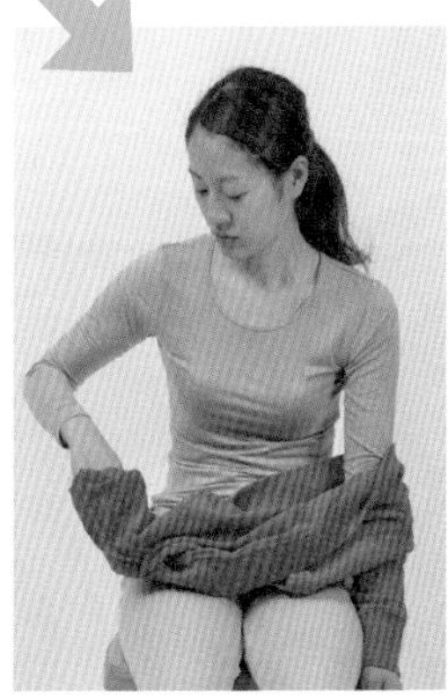

3 앞트임 잠옷 입기 | 한쪽 마비가 있는 사람

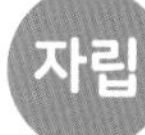

앞트임 상의도 '착환탈건(着患脱健)'의 원칙(➡P104)으로 갈아입습니다.
한 손으로 단추를 채우는 동작이 익숙해질 때까지 연습해서 자력으로 할 수 있도록 합니다.

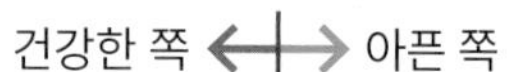

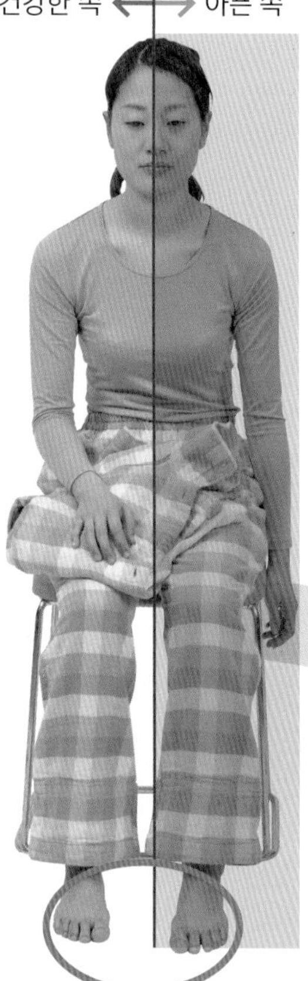

○○님, 잠옷을 입어 볼까요.

도우미

1 의자에 앉아 옷을 펼친다

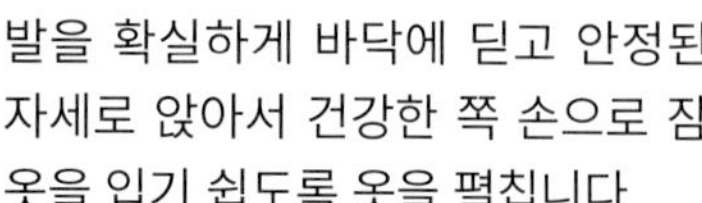

발을 확실하게 바닥에 딛고 안정된 자세로 앉아서 건강한 쪽 손으로 잠옷을 입기 쉽도록 옷을 펼칩니다.

2 아픈 쪽 팔을 통과시킨다

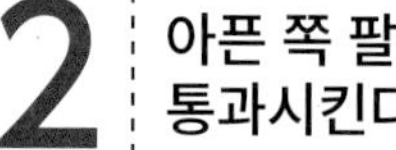

아픈 쪽 소매에 손을 넣어 건강한 쪽 손으로 잠옷을 어깨까지 걸어 올립니다.

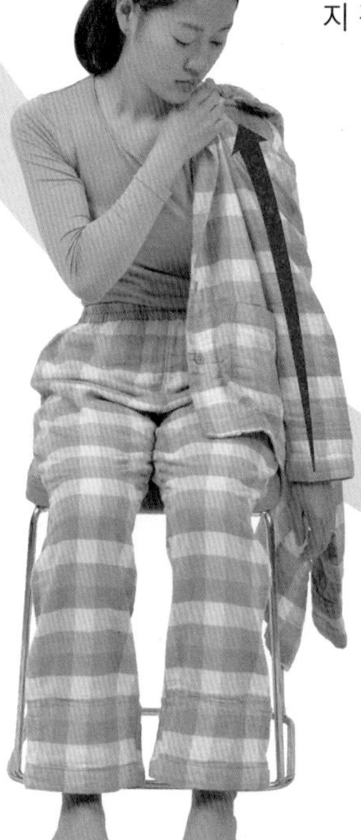

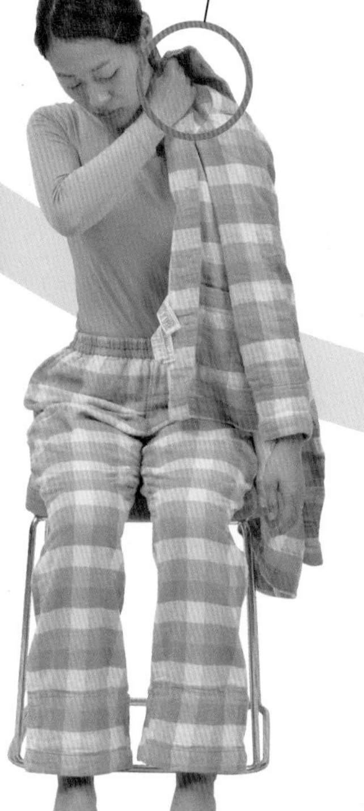

확실하게 어깨 위치까지 걸어 올린다.

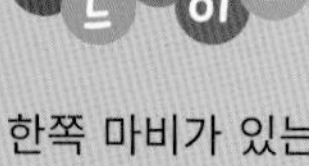

어드바이스

한쪽 마비가 있는 사람에게는 단추를 채워가며 옷을 갈아입는 것은 쉽지 않습니다. 자칫하면 케어하는 사람이 도와주기 십상이지만, 큰 단추를 달고 단춧구멍을 크게 하거나 찍찍이 테이프로 바꾸는 등의 연구를 하면 자력으로 갈아입기가 편해집니다.

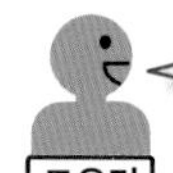

잠옷을 어깨까지 걸어 올려주세요.

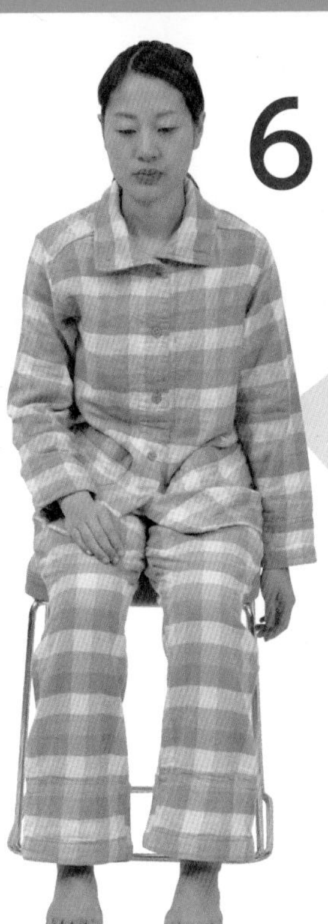

6 완료!

앞을 채우고 주름 등을 펴고 잠옷을 정돈하면 옷 입는 동작이 완료됩니다.

천천히 해도 괜찮으니까 단추를 잘못 끼우는 일이 없도록 잘 끼우세요.

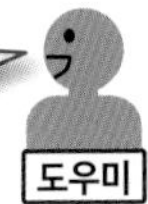

5 단추를 끼운다

건강한 쪽 손으로 잠옷의 단추를 위에서부터 끼워 갑니다.

이곳을 체크!

단추를 잘 끼웠는지를 확인한다.

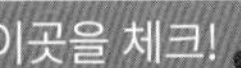

이곳을 체크!

자력으로 입는 동작이 여의치 않을 때는 이 부분을 보호자가 도와주어도 된다.

잠옷을 떨어뜨리지 않도록 확실하게 잡는다.

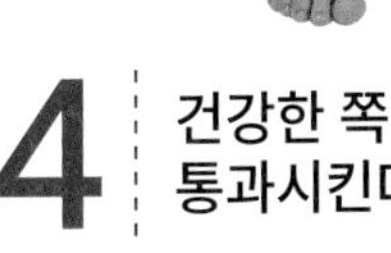

4 건강한 쪽 팔을 통과시킨다

걸쳐 입을 잠옷의 어깻죽지부터 건강한 쪽의 손을 넣고 팔을 앞으로 뻗을 듯이 소매에 통과시킵니다.

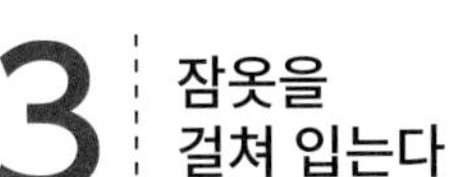

3 잠옷을 걸쳐 입는다

건강한 쪽 손으로 잠옷을 들고 뒤쪽부터 건강한 쪽으로 돌려서 어깨에 걸쳐 입습니다.

4 앞트임 잠옷 벗기 | 한쪽 마비가 있는 사람

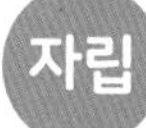

건강한 쪽 어깨부터 잠옷을 벗고 팔꿈치가 나오면 나머지는 편하게 벗을 수 있습니다.
신축성이 있고 조금 느긋한 옷이면 더욱 원활하게 벗을 수 있습니다.

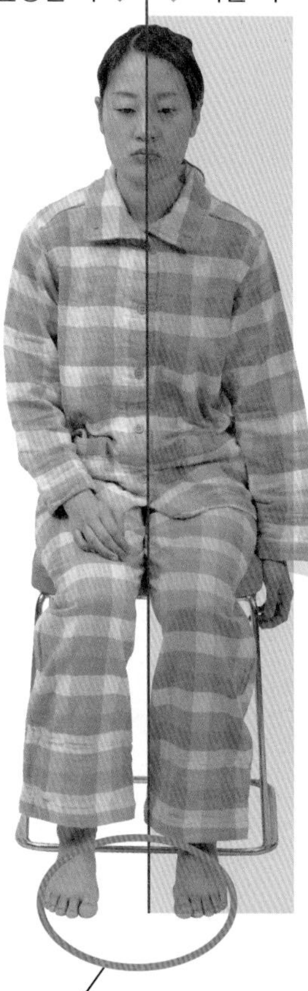

발을 바닥에 확실하게 딛는다.

1 의자에 앉는다

발을 확실하게 바닥에 딛고
안정된 자세로 의자에 앉습니다.

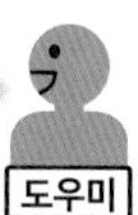

2 버튼을 제거한다

건강한 쪽 손으로 잠옷의 단추를
위에서부터 풀어 갑니다.

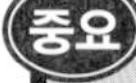

한 손으로 단추를 푸는 데에 의외로 시간이 많이 걸리지만 천천히 안정적으로 풀어간다. 동작이 어려운 것 같으면 도움을 요청한다.

중요

4의 단계에서 팔을 소매에서 분리하기 쉽도록 팔꿈치를 뒤로 당긴다.

3 건강한 쪽의 어깨를 벗는다

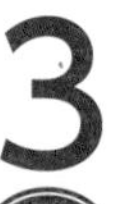

건강한 쪽 손으로 잠옷의 앞부분을 쥐고 건장한 쪽 어깨부터 잠옷을 벗습니다.

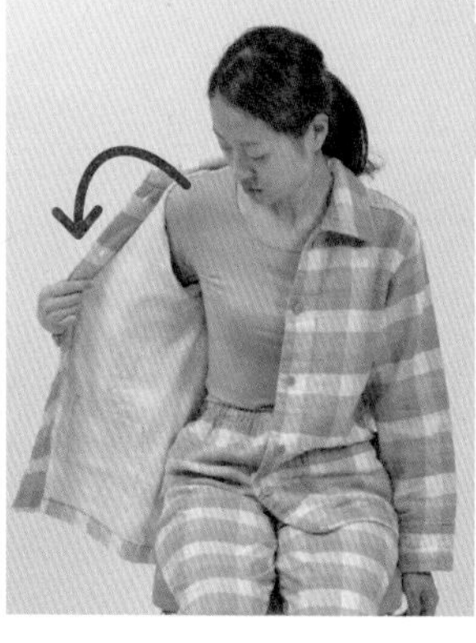

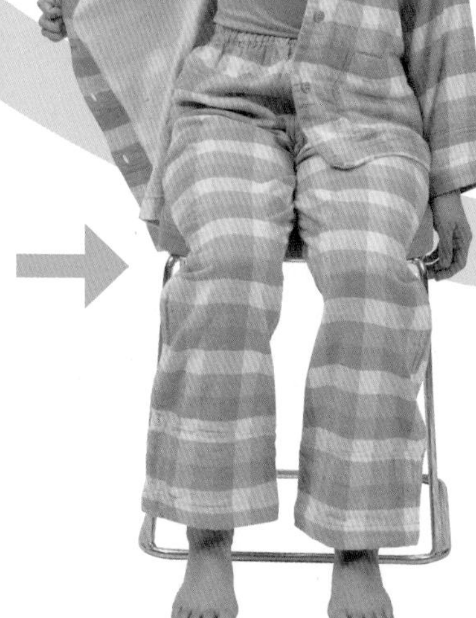

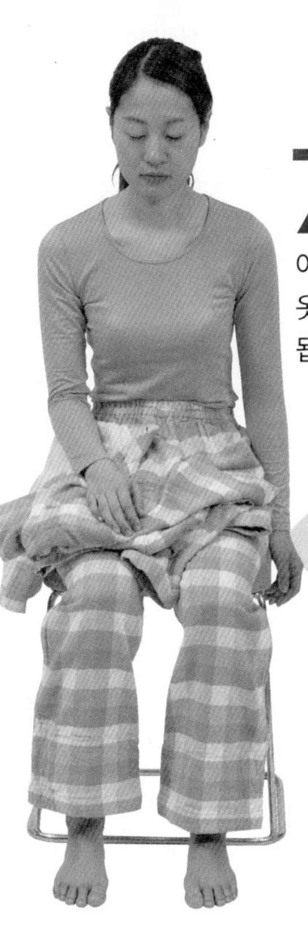

7 완료!

아픈 쪽 팔이 빠지면 옷 벗는 동작이 완료됩니다.

6 아픈 쪽 팔을 뺀다

그대로 잠옷 소매를 내리고 아픈 쪽 잠옷에서 팔을 뺍니다.

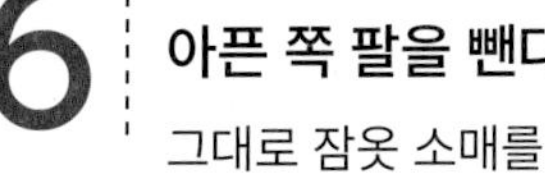

5와 6의 동작은 모두 건강한 쪽 손으로 한다.

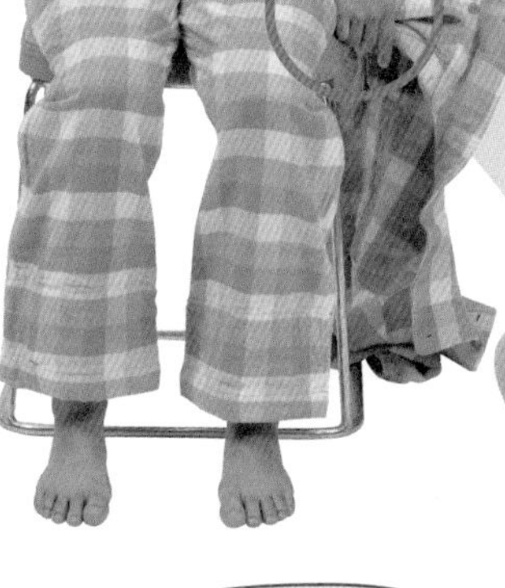

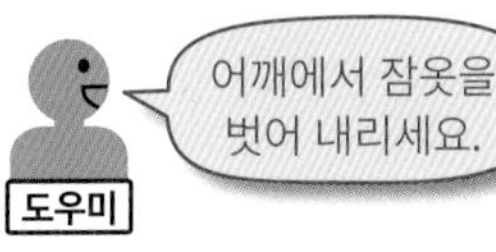

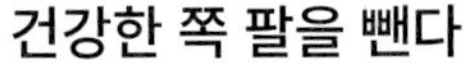

도우미

팔꿈치가 나오면
손을 빼내기가 쉬워진다.

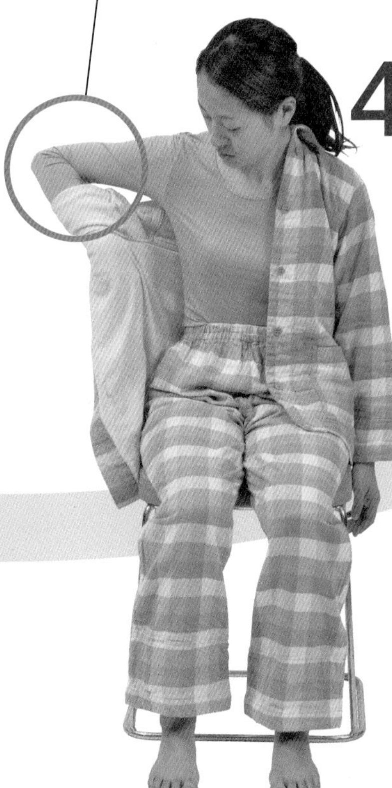

4 건강한 쪽 팔을 뺀다

그대로 건강한 쪽 팔꿈치를 소매에서 빼내고 손을 끌어냅니다. 잠옷은 등 뒤쪽으로 떨어뜨립니다.

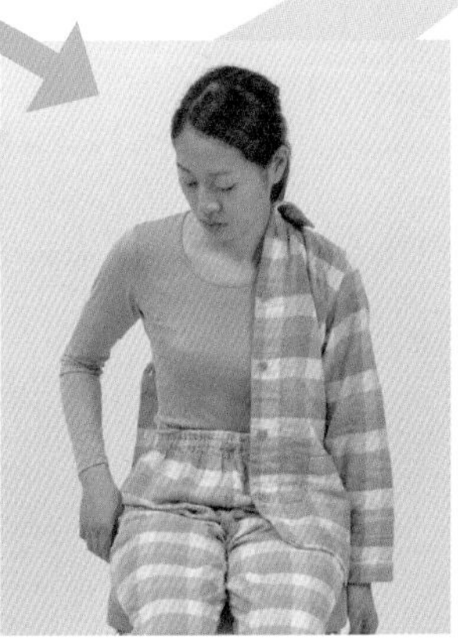

5 아픈 쪽 어깨를 벗는다

건강한 쪽 손으로 잠옷을 아픈 쪽 어깨까지 밀어낸 다음, 아픈 쪽 어깨에서 잠옷을 벗어 내립니다.

5 잠옷 바지 입기 | 한쪽 마비가 있는 사람

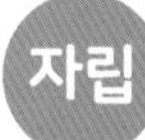

바지를 갈아입는 동작도 '착환탈건(着患脱健)'의 순서로 실시합니다(➡P102).
무게 중심이 이동하므로 균형이 무너지기 쉽습니다. 넘어지지 않도록 주의합니다.

건강한 쪽 ↔ 아픈 쪽

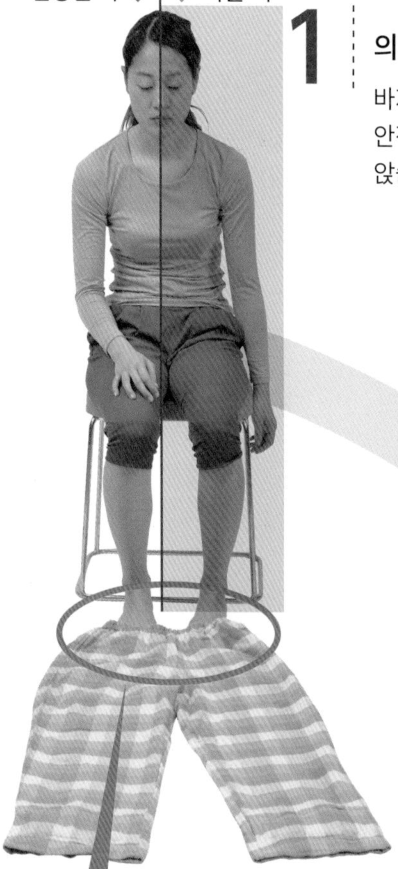

1 의자에 앉는다

바지를 바로 앞에 두고 안정된 자세로 의자에 앉습니다.

도우미: ○○님, 잠옷 바지를 입어 볼까요.

이곳을 체크!

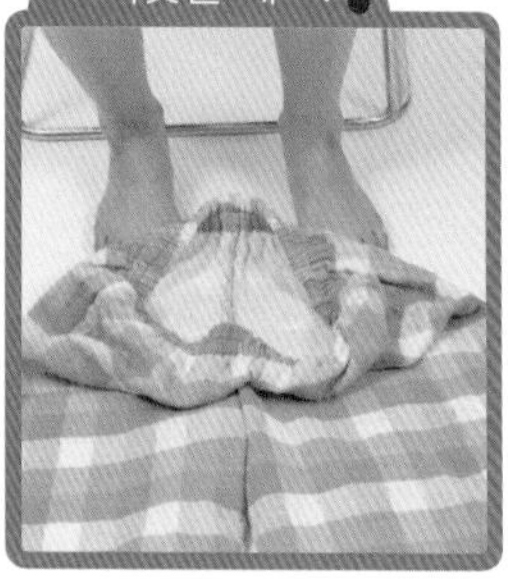

발을 잘 넣을 수 없는 사람은 바지통을 넓혀 두면 원활하게 할 수 있다.

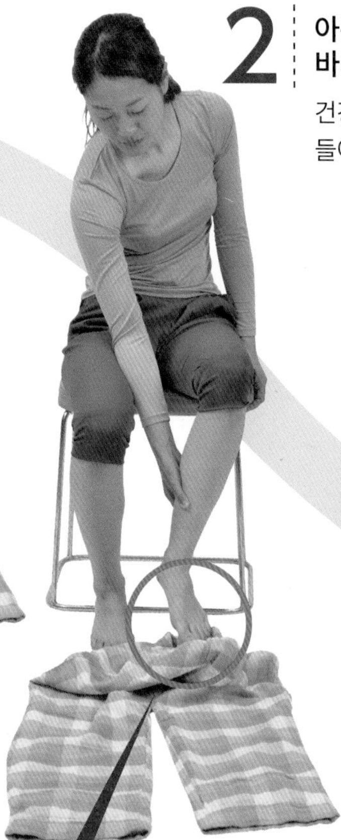

2 아픈 쪽 발을 바지에 넣는다

건강한 쪽 손으로 아픈 쪽 발을 들어 바지에 넣습니다.

중요

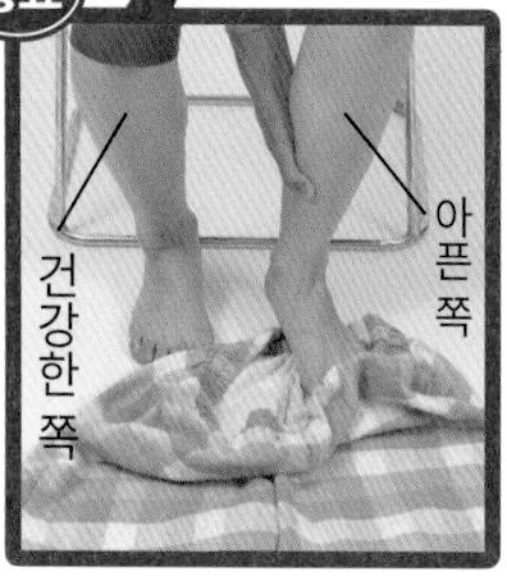

건강한 쪽 / 아픈 쪽

넓게 펼친 바지통에 아픈 쪽 발끝을 넣는다.

3 아픈 쪽 발을 통과시킨다

건강한 쪽 손으로 아픈 쪽 바지를 조금씩 걷어 올려서 아픈 쪽 발을 통과시킵니다.

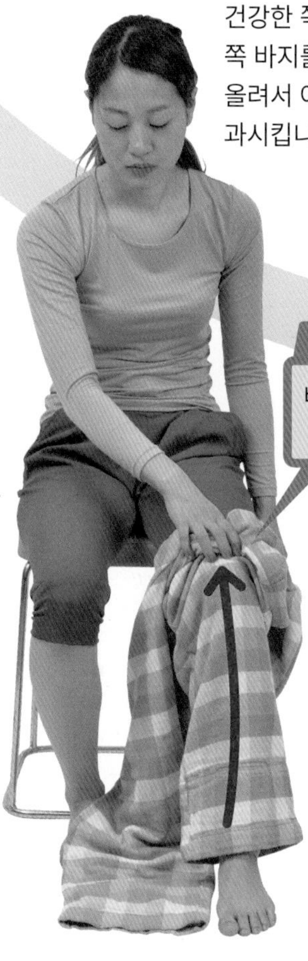

이곳을 체크!

바지를 무릎 위까지 올린다.

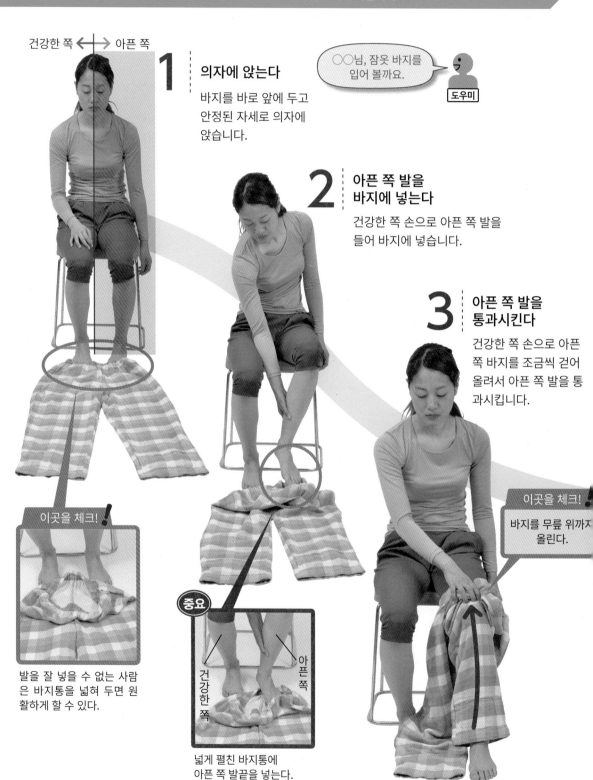

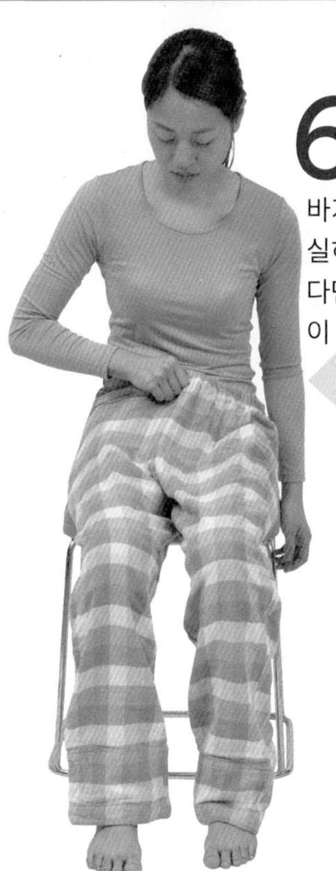

6 완료!

바지를 허리까지 확실하게 올려서 입었다면 바지 입는 동작이 완료됩니다.

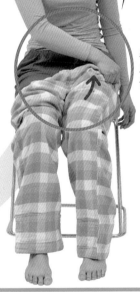

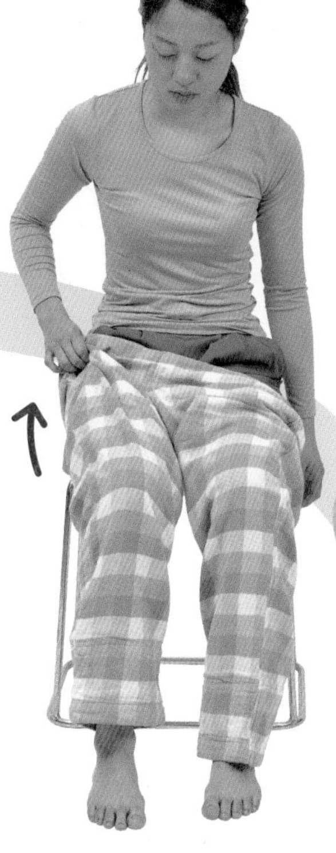

중요

균형이 흩트리기 쉬우므로 주의한다.

좌우 교대로 조금씩 끌어올린다.

5 바지를 끌어올린다

엉덩이를 좌우로 흔들거나 들어올리면서 바지를 조금씩 올립니다.

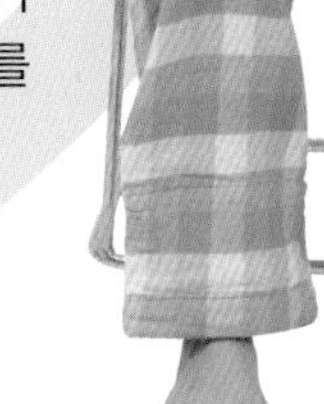

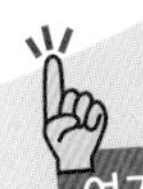

여기를 케어한다

몸을 앞으로 수그리기가 어려운 경우

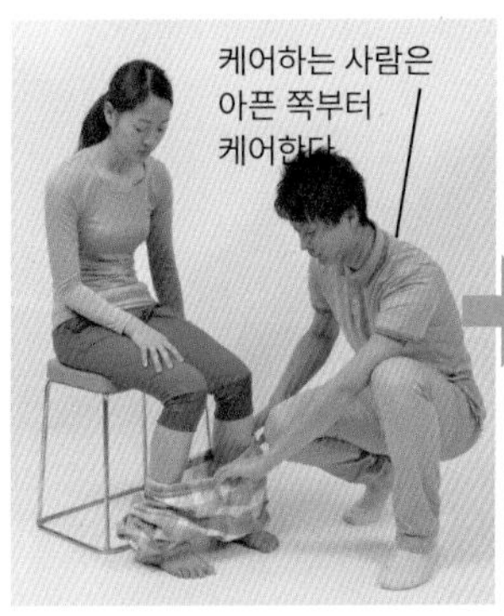

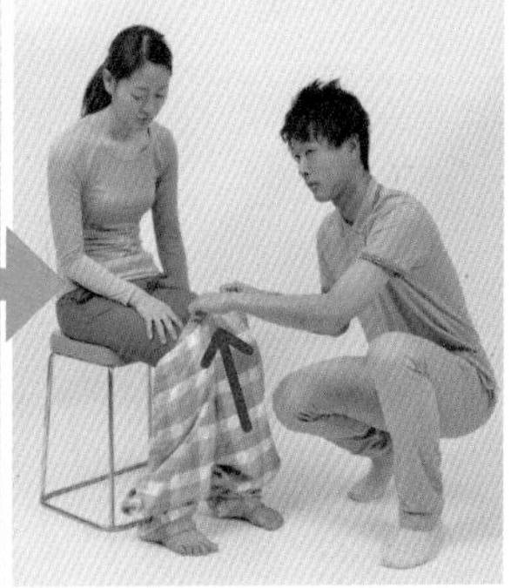

몸을 앞으로 수그린 자세에서 바지가 올려지지 않으면 아픈 쪽, 건강한 쪽의 순서로 발끝을 바지에 넣는 동작은 본인이 직접하고 바지를 무릎까지 올리는 동작은 케어하는 사람이 돕는다.
(케어하는 사람은 케어받는 사람의 아픈 쪽부터, 동작을 할 수 없는 부분을 케어한다)

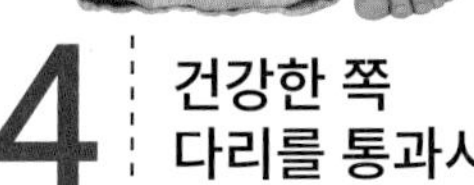

4 건강한 쪽 다리를 통과시킨다

아픈 쪽 바지가 무릎 정도까지 올라오면, 건강한 쪽 발을 바지에 통과시킵니다.

6 잠옷 바지 벗기 | 한쪽 마비가 있는 사람

자립

한 쪽 손으로 한 번에 바지를 내리는 것은 어려운 동작입니다.
좌우 한쪽씩 체중 이동을 하면서 엉덩이를 들어올리며 조금씩 내려봅니다.

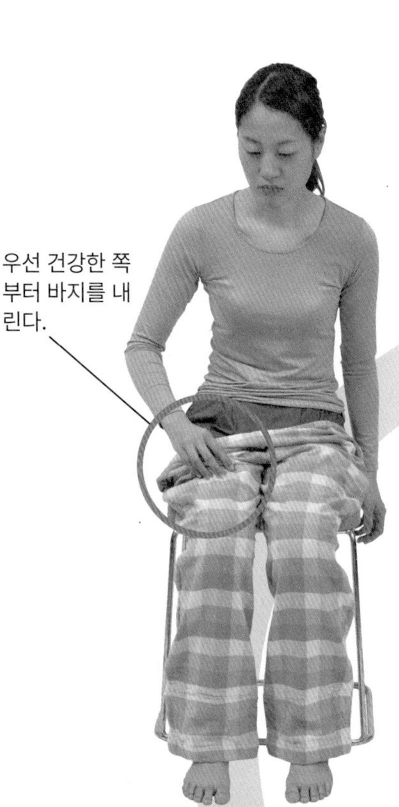
우선 건강한 쪽
부터 바지를 내
린다.

건강한 쪽 ↔ 아픈 쪽

○○님, 잠옷 바지를
벗어 볼까요.

도우미

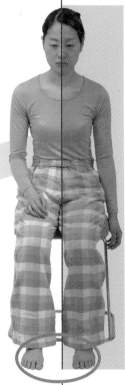

1 의자에 앉는다

양발을 확실히 바닥에 딛고 안정된 자세로 의자에 앉습니다.

바닥에 발을 확실하게 내딛는다.

2 바지를 내린다

건강한 쪽 손으로 바지의 허리 부분을 잡고 건강한 쪽부터 바지를 내려갑니다.

3 무릎 근처까지 바지를 내린다

의자 위에서 좌우로 체중을 이동하면서 엉덩이를 들어올려서 바지에서 엉덩이가 빠져나올 수 있도록 바지를 벗어서 아래로 내립니다.

4 건강한 쪽 발을 뺀다

건강한 쪽의 바지를 발밑까지 내리고 건강한 쪽 발을 바지에서 빼냅니다.

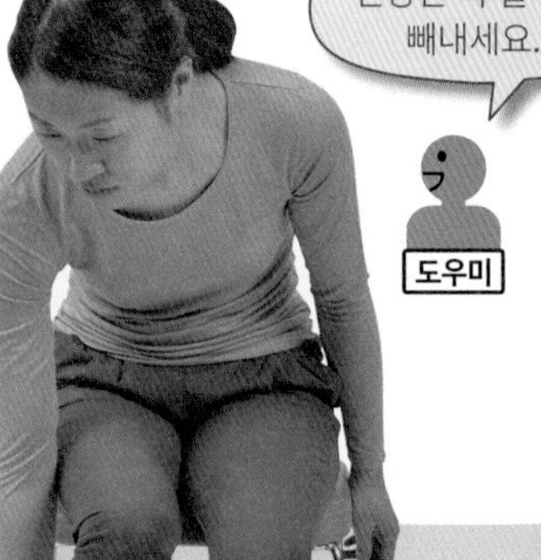
건강한 쪽 발부터
빼내세요.
도우미

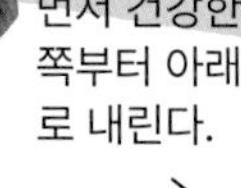

먼저 건강한 쪽부터 아래로 내린다.

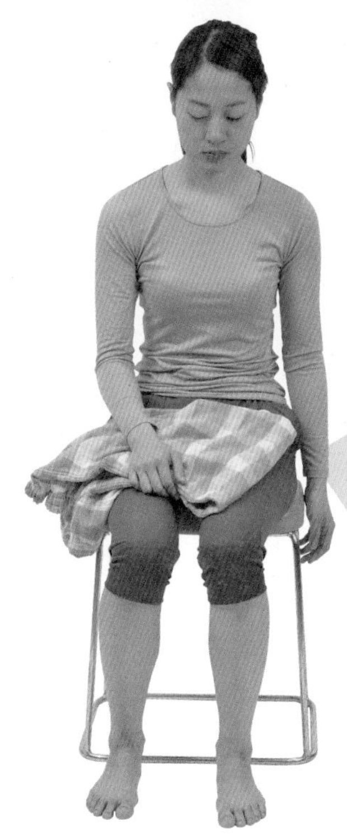

7 완료!

아픈 쪽 발을 내리면 옷 벗는 동작이 완료됩니다.

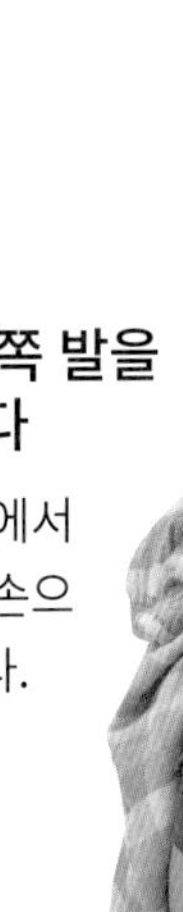

6 아픈 쪽 발을 내린다

아픈 쪽 발이 바지에서 나오면 건강한 쪽 손으로 들어서 내립니다.

5 아픈 쪽 발을 빼낸다

건강한 쪽 손으로 아픈 쪽 발을 끌어당기고 건강한 쪽 무릎 위에 올려서 바지에서 발을 빼냅니다.

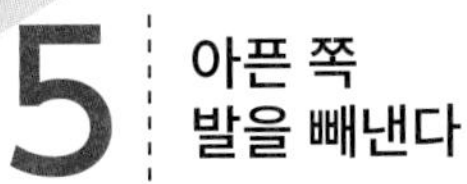

건강한 쪽 손으로 아픈 쪽 발을 무릎 위에 얹는다.

여기를 케어한다

바지를 내릴 수 없는 경우

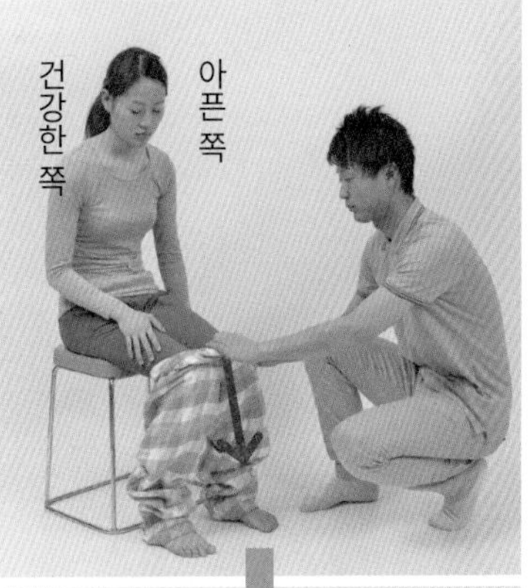

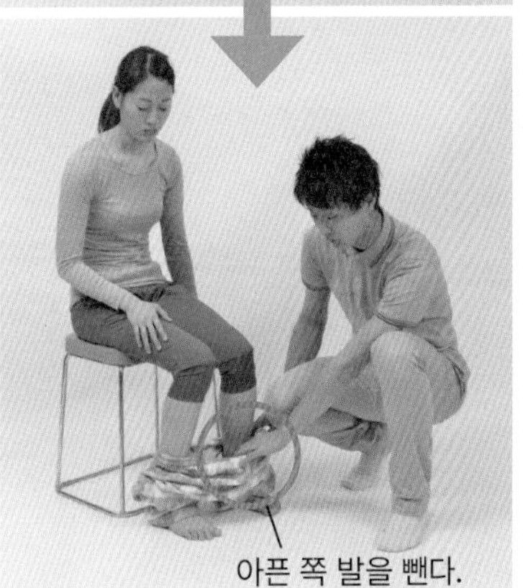

아픈 쪽 발을 뺀다.

머리를 앞으로 수그리기가 어려운 경우, 무릎 근처까지 바지를 내리는 부분까지는 스스로 하도록 하고 바지를 발밑까지 내리고 아픈 쪽 발을 빼는 동작은 케어한다. 건강한 쪽은 스스로 벗도록 한다.

✕ NG

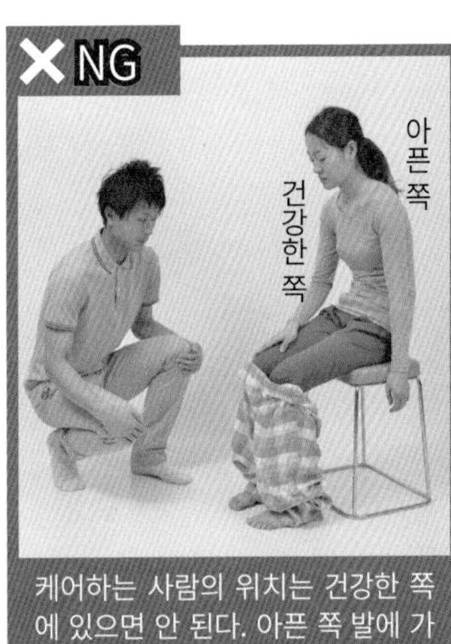

케어하는 사람의 위치는 건강한 쪽에 있으면 안 된다. 아픈 쪽 발에 가까운 곳에 서서 케어한다.

1 목욕할 수 있는 환경 조성하기

목욕은 피부를 청결하게 유지하고, 혈액순환 촉진 등의 효과가 있지만, 넘어지거나 익사의 위험이 있습니다. 욕조의 높이를 조절하는 등 안전하게 욕조에 들어갈 수 있는 환경을 조성합니다.

안전하고 사용하기 편리한 욕실

고령자가 안심하고 욕조에 들어갈 수 있는 환경 조성은 '넘어지지 않도록 하는 것'을 최우선적으로 고려해야 합니다. 따라서 욕실 입구의 문을 슬라이딩 또는 바깥으로 열도록 설계하고 턱을 없애도록 합니다. 벽에 손잡이를 설치하고, 미끄러운 바닥에는 미끄럼 방지 매트 등을 깔아야 합니다. 욕조에 들어가고 나오는 데에 도움을 주는 받침대나 샤워 의자는 욕조의 가장자리와 높이를 맞추는 것이 중요합니다.

욕조 크기는 무릎을 살짝 구부렸을 때 발끝과 허리가 욕조에 닿는 정도의 길이가 이상적이지만, 시설을 리모델링하지 않고 세탁할 때 사용하는 받침대나 낮은 평상 등을 활용하면 지금 사용하고 있는 욕조를 사용해도 안전하고 사용하기 쉬운 환경을 갖출 수 있습니다.

안전한 욕실의 구조

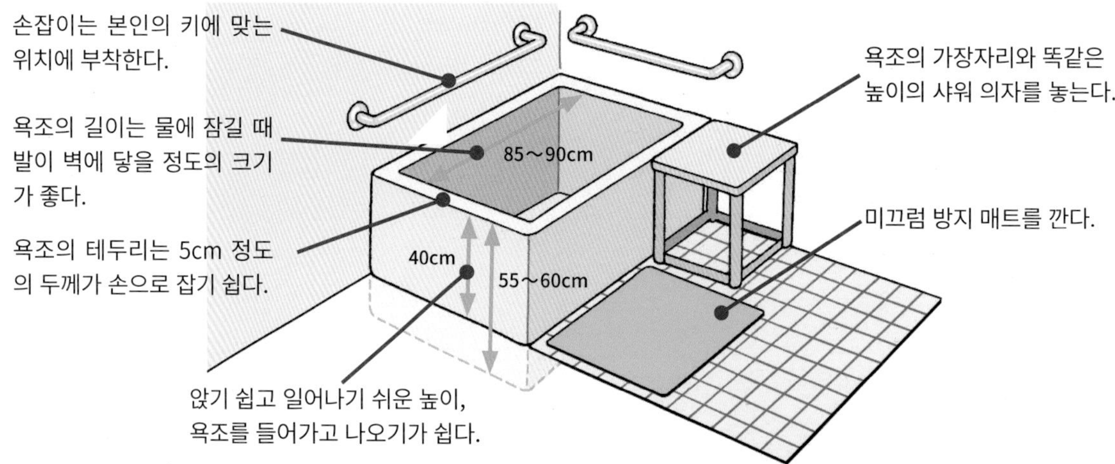
손잡이는 본인의 키에 맞는 위치에 부착한다.
욕조의 길이는 물에 잠길 때 발이 벽에 닿을 정도의 크기가 좋다.
85~90cm
욕조의 테두리는 5cm 정도의 두께가 손으로 잡기 쉽다.
40cm
55~60cm
앉기 쉽고 일어나기 쉬운 높이, 욕조를 들어가고 나오기가 쉽다.
욕조의 가장자리와 똑같은 높이의 샤워 의자를 놓는다.
미끄럼 방지 매트를 깐다.

지금 사용하고 있는 욕조의 개선

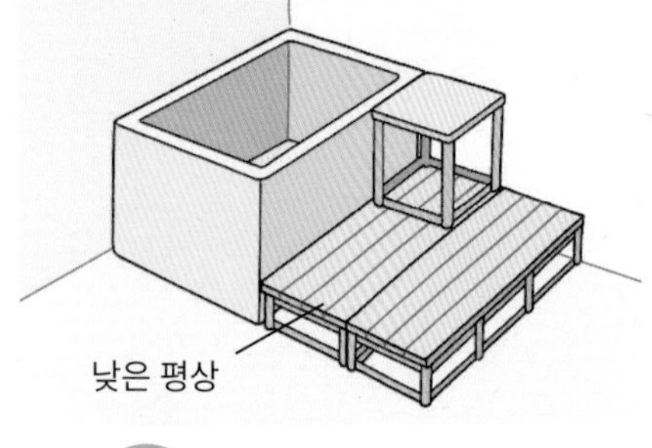
낮은 평상

❶ 욕조가 고정 설치식인 경우에는 낮은 평상을 깔고 바닥 전체를 높인다. 낮은 평상 위에 욕조와 턱이 없는 높이의 샤워 의자를 놓는다.

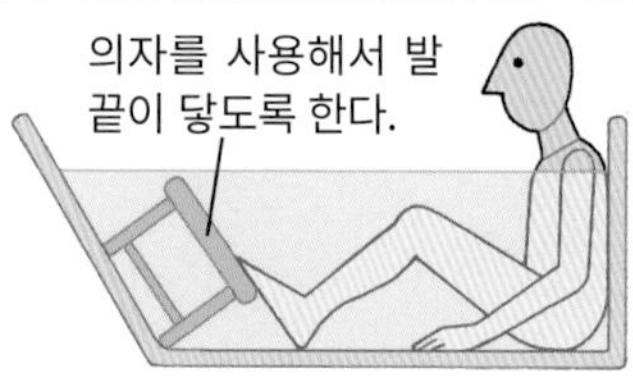
의자를 사용해서 발끝이 닿도록 한다.

❷ 서양식 욕조인 경우 자세가 안정되지 않는 경우에는 욕조에 반대 방향으로 들어간다. 발끝이 맞은편에 닿도록 의자를 넣으면 된다.

보충

■ 탈의실은 목욕 전후에 편안하고 안전한 장소이어야 합니다.

■ 옷을 벗고 입고는 착탈 동작을 편안하게 할 수 있는 넓이를 확보하고 바닥이 물에 젖어도 미끄러지지 않는 바닥재를 깝니다. 목욕 후 휴식을 위한 의자와 몸을 지탱할 수 있는 손잡이는 필수품입니다.

■ 스스로 세수와 머리를 감을 수 있도록 세면대, 화장대 등을 마련합시다.

목욕하기 전의 준비사항

일상생활에서 목욕하는 시간을 기다리고 있는 고령자도 많을 것입니다. 기분이 상쾌해지는 목욕을 하는 것은 케어받는 사람의 생활 의욕을 높이는 데에도 도움이 됩니다.

하지만 목욕은 큰 에너지를 소비합니다. 그만큼 고령자의 몸에 부담도 커집니다. 안전하게 케어하기 위해서는 건강 상태를 확인하는 등 목욕을 하기 전에 확실하게 준비하는 것이 필요합니다.

□ 컨디션을 체크한다

- "컨디션은 어때요?" 하고 말을 걸어서 건강 상태를 확인한다.
- 안색 등 평소와 다른 모습이 있는지를 관찰한다.
- 체온, 혈압, 맥박 등을 측정한다.

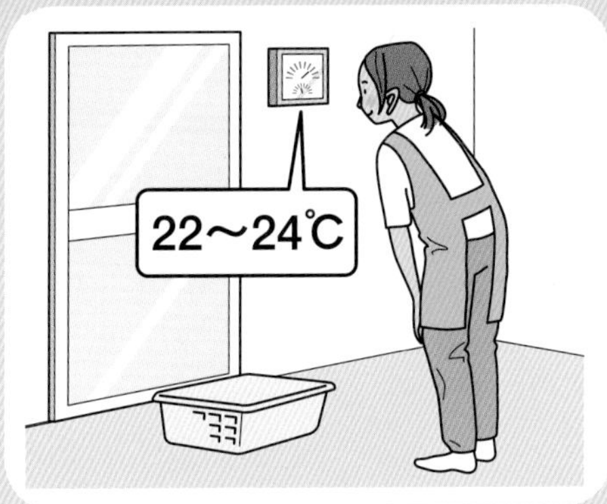
22~24℃

□ 화장실을 다녀오게 한다

- 목욕 중에 소변을 보지 않도록 목욕 전에 화장실에 가도록 한다.
- 목욕 중에는 땀을 흘리기 때문에 수분 섭취도 필요하다.

□ 공복, 식사 직후에는 목욕을 피한다

- 식사 전후 1시간은 목욕을 피한다.
- 심야나 새벽에는 심장마비 등이 발생하기 쉬우므로 주의가 필요하다. 겨울에는 따뜻한 시간에 목욕하는 것이 좋다.

□ 목욕을 따뜻하게 유지한다

- 목욕탕 탈의실의 온도 차에도 주의를 기울인다. 거실과 거의 같은 온도(22~24 °C)로 조절한다.

목욕 후의 케어하기

목욕 후에 기분이 나쁘지는 않았는지, 기분이 고조되지는 않았는지 등 건강 상태를 확인합니다. 그리고 뜨거운 물로 몸의 온도가 올라간 상태에서 급격히 차가워지지 않도록 확실하게 물기를 닦아 냅니다.

피부 상태를 관찰하고, 건조한 것 같으면 보습 케어를 합니다.

목욕 후 체력을 많이 소모하기 때문에 탈의실에서 휴식하고 나서 방으로 이동하는 것이 좋습니다.

□ 확실히 물기를 닦는다

- 탈의실로 이동하면, 정성스럽게 물기를 닦아 낸다.
- 드라이를 이용할 때는 온도에 주의한다.

□ 보습 케어를 한다

- 상처, 타박상, 부스럼 등 피부 상태를 관찰한다.
- 건성 피부를 가진 사람은 보습 크림 등을 바른다.

□ 수분을 공급한다

- 상태에 따라 물컵 1~2잔 정도의 수분을 공급한다.

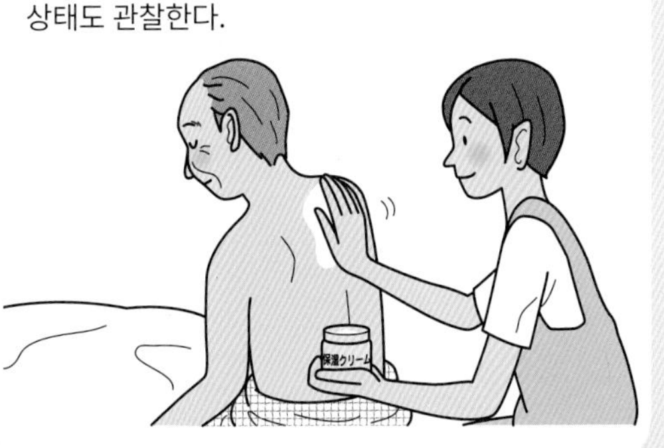
보습 크림을 바르면서 피부의
상태도 관찰한다.

2 몸 씻기

자립 케어

욕조에 들어가기 전에 몸을 씻습니다. 케어가 필요한 사람이라도 본인의 잔존 능력을 활용하여 가능한 한 스스로 씻도록 합니다.

등 씻기 (자립)

수건 양쪽에 루프를 꿰매어 루프 타월이나 바디 브러시 등을 사용하면 등에 손이 닿지 않아도 스스로 씻을 수 있습니다. 마비가 있는 사람도 건강한 쪽 손을 움직여서 최대한 스스로 씻도록 합니다.

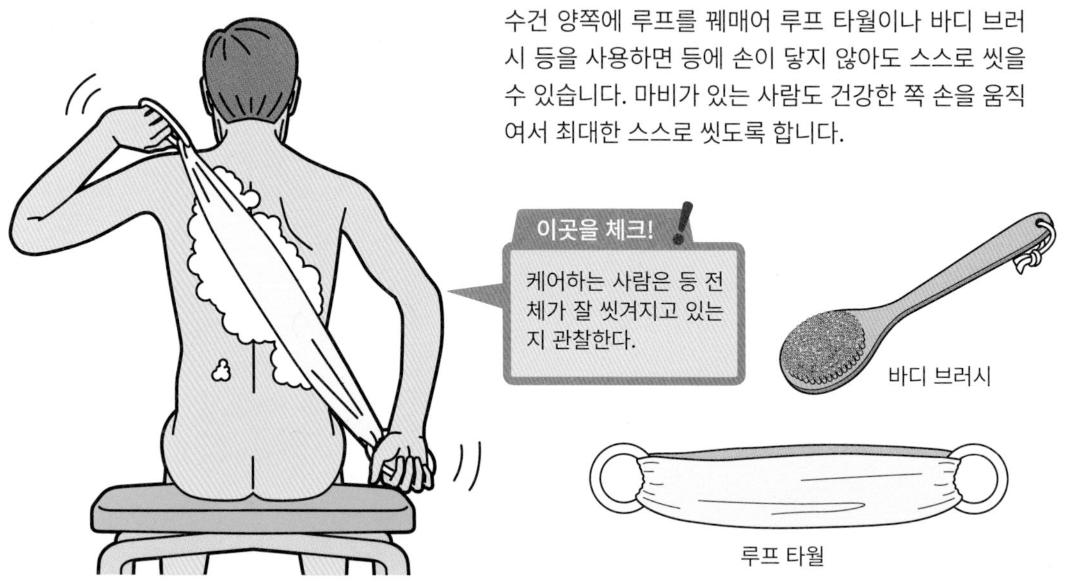

이곳을 체크!
케어하는 사람은 등 전체가 잘 씻겨지고 있는지 관찰한다.
바디 브러시
루프 타월

엉덩이 씻기 (자립)

샤워 의자 등에 앉아 체중을 이동하면서 엉덩이를 한쪽씩 들어 올리며 씻는다.

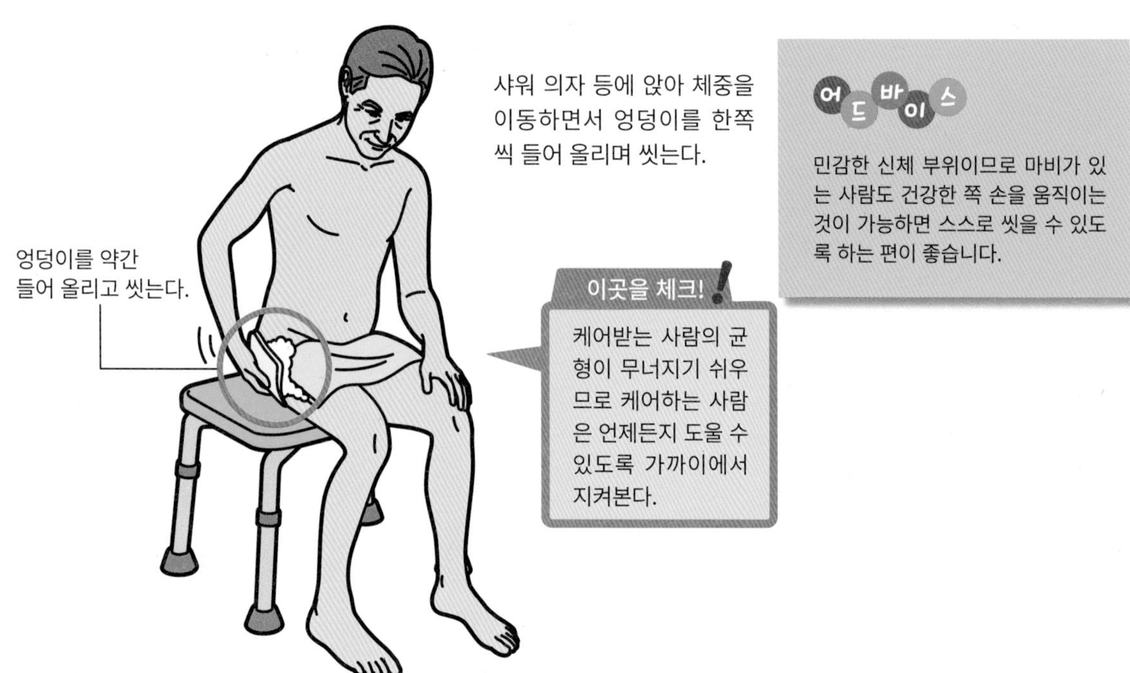

엉덩이를 약간 들어 올리고 씻는다.
이곳을 체크!
케어받는 사람의 균형이 무너지기 쉬우므로 케어하는 사람은 언제든지 도울 수 있도록 가까이에서 지켜본다.

어드바이스

민감한 신체 부위이므로 마비가 있는 사람도 건강한 쪽 손을 움직이는 것이 가능하면 스스로 씻을 수 있도록 하는 편이 좋습니다.

팔 · 손 씻기 (케어)

마비가 있는 경우, 건강한 쪽의 팔과 손은 씻기가 어려우므로 씻기 케어를 합니다. 아픈 쪽을 포함하여 수축증이 있다면, 손을 천천히 펼치고 손가락 사이를 잘 씻습니다.

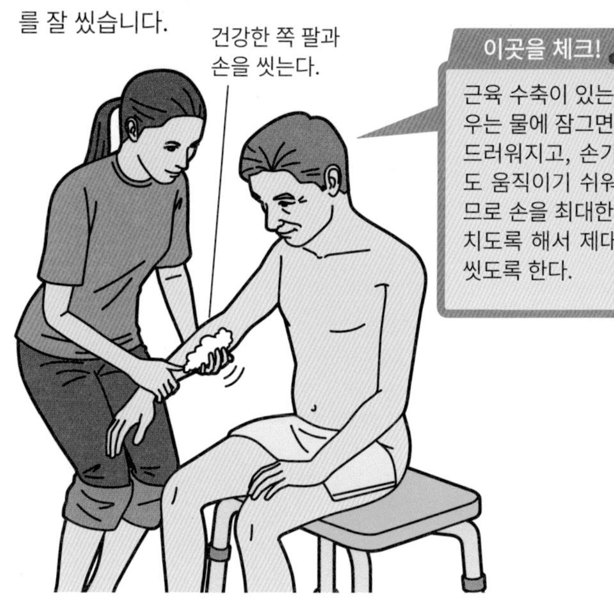

건강한 쪽 팔과

근육 수축이 있는 경우는 물에 잠그면 부드러워지고, 손가락도 움직이기 쉬워지므로 손을 최대한 펼치도록 해서 제대로 씻도록 한다.

발 씻기 (케어)

샤워 의자 등에 앉아 자세를 안정시킵니다. 발뒤꿈치를 잡고 발과 발가락 사이를 씻습니다. 손가락 사이는 때가 끼기 쉬우므로 깨끗이 씻습니다.

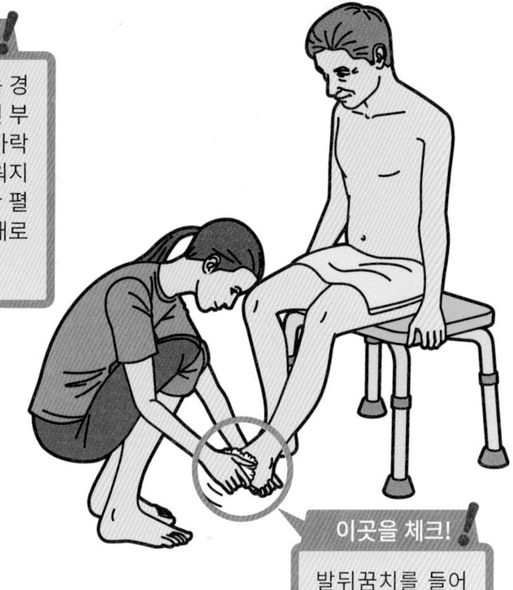

올려 씻는다.

등 · 엉덩이 씻기 (케어)

샤워 의자 등에 앉아 자세를 안정시킵니다. 발뒤꿈치를 잡고 발과 발가락 사이를 씻습니다. 손가락 사이는 때가 끼기 쉬우므로 깨끗이 씻습니다.

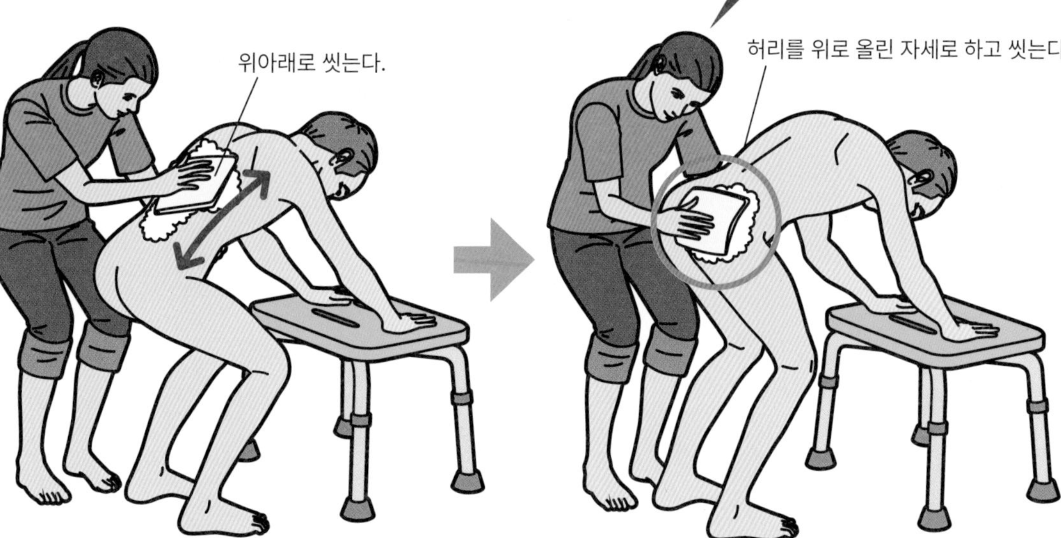

중요
케어하는 사람은 한 손으로 케어받는 사람의 몸을 지탱할 수 있도록 옆에 서서 씻는다.
위아래로 씻는다.
허리를 위로 올린 자세로 하고 씻는다.

원 포인트 손가락 사이, 목 주위와 배의 주름, 겨드랑이, 여성의 유방 아래 등은 때가 끼기 쉬우므로 꼼꼼하게 씻습니다.

3 욕조에 들어가기

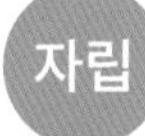

욕조와 동일한 높이의 샤워 의자 등을 이용하면 힘의 약해진 고령자나 마비가 있는 사람도 자력으로 목욕할 수 있습니다.

1 샤워 의자에 앉는다

샤워 의자에 안정된 자세로 앉습니다.

중요

욕조의 가장자리와 같은 높이의 샤워 의자(세척 받침대)를 욕조에 딱 붙여 둔다. 한쪽 마비가 있는 경우에는 샤워 의자의 방향을 건강 쪽이 욕조 옆으로 오도록 둔다.

2 욕조 가장자리를 잡는다

욕조의 가장자리를 잡고 몸을 욕조에 가까이 다가간다.

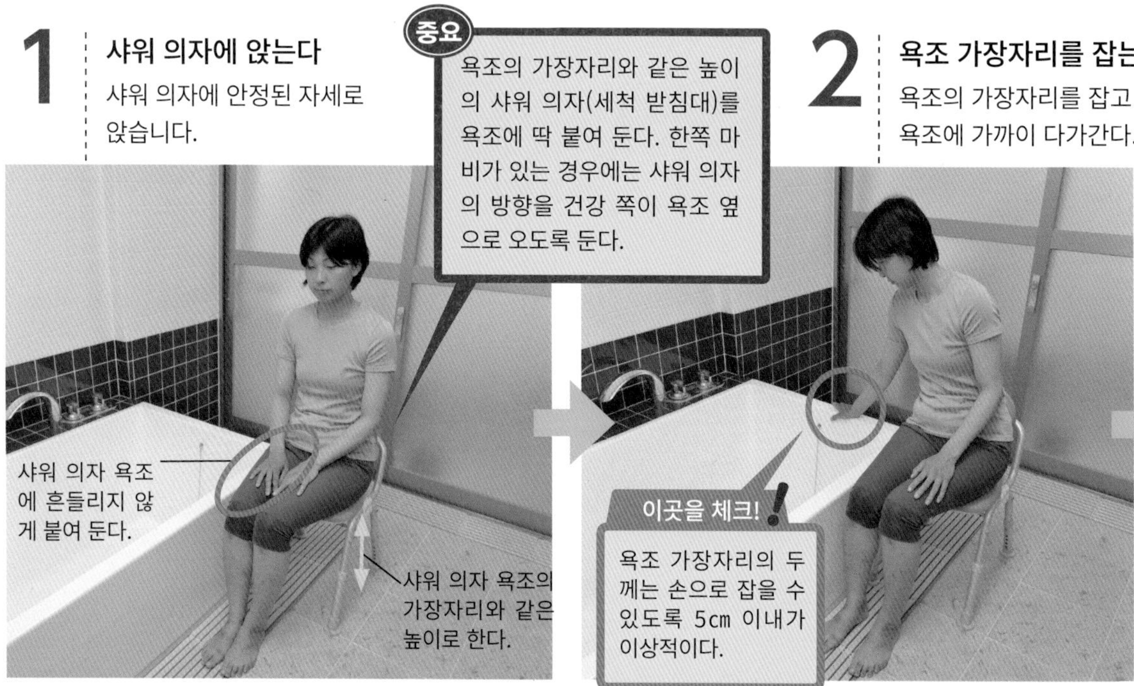

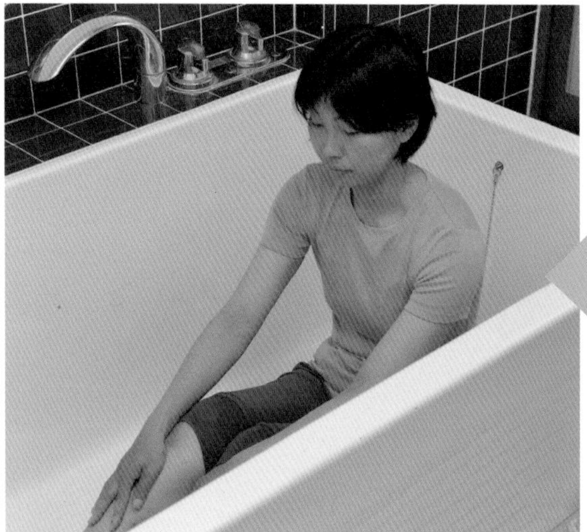

샤워 의자 욕조에 흔들리지 않게 붙여 둔다.

욕조 가장자리의 두께는 손으로 잡을 수 있도록 5cm 이내가 이상적이다.

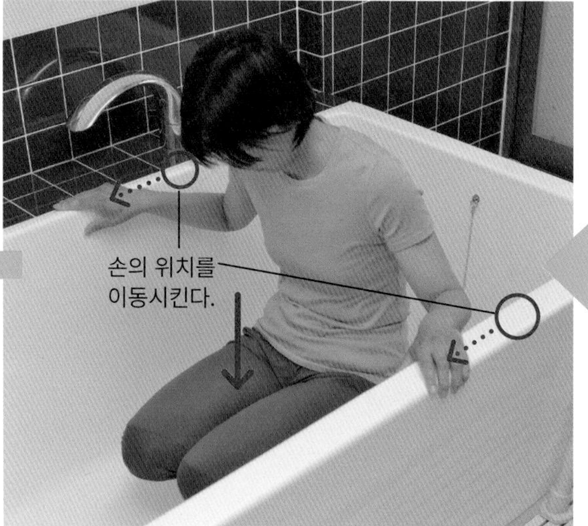
손의 위치를 이동시킨다.

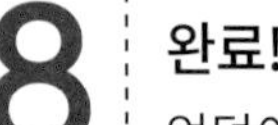

8 완료!

엉덩이가 욕조 바닥에 닿으면 양손을 가장자리에서 떼고 물에 잠깁니다.

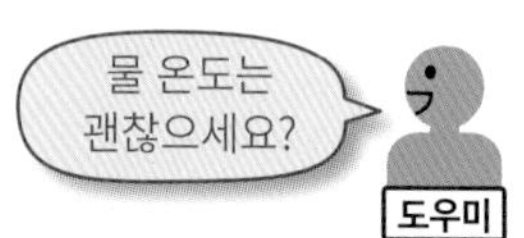
물 온도는 괜찮으세요?
도우미

7 엉덩이를 담근다

욕조 가장자리를 잡고 위치를 바꾸면서 그대로 엉덩이를 천천히 내려 몸을 담급니다.

이곳을 체크!

한쪽 마비가 있는 사람은 건강한 쪽 다리를 먼저 넣고 건강한 쪽 손으로 아픈 쪽 다리를 들어 욕조 안으로 넣는다.

3 한쪽 발을 욕조에 넣는다

욕조 가장자리를 잡은 손으로 확실하게 몸을 지탱하고 엉덩이를 움직여서 다리를 욕조 안에 넣습니다.

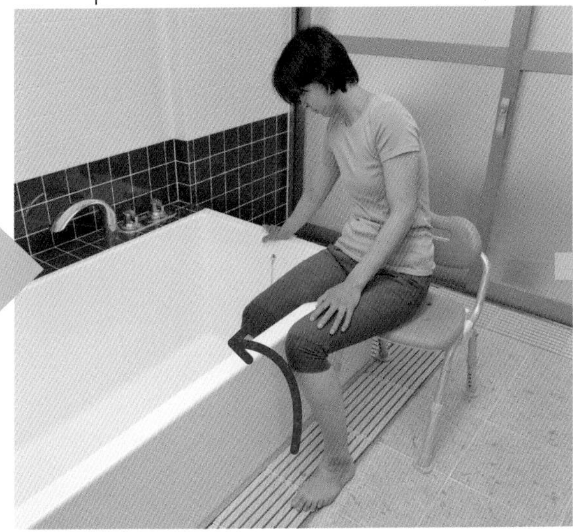

4 다른 한쪽 다리를 욕조에 넣는다

욕조 가장자리를 잡은 손에 무게 중심을 옮기면서 다른 쪽 다리를 욕조에 넣습니다.

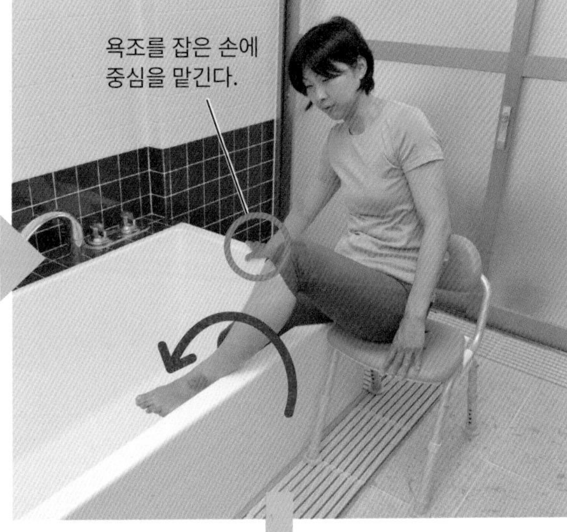
욕조를 잡은 손에
중심을 맡긴다.

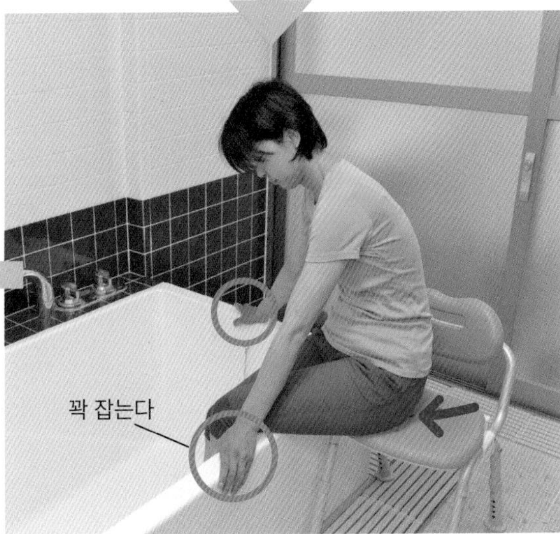
꽉 잡는다

5 엉덩이를 욕조 가장자리에 옮긴다

다리가 욕조에 들어가면 몸을 수그린 자세로 해서 엉덩이를 욕조 가장자리까지 옮깁니다.

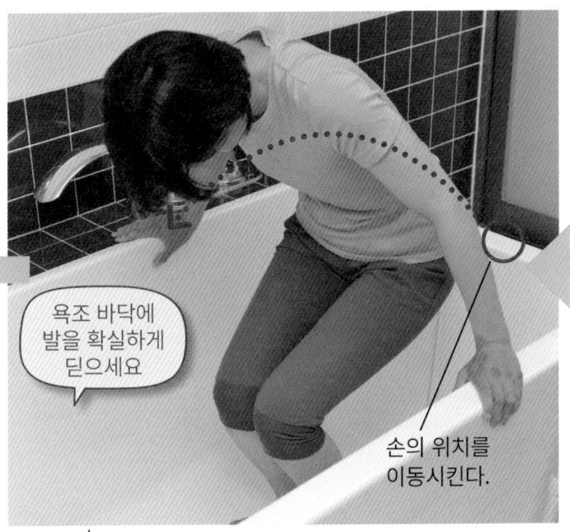
욕조 바닥에
발을 확실하게
딛으세요
손의 위치를
이동시킨다.

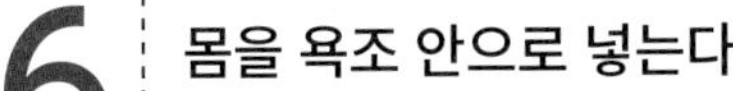

6 몸을 욕조 안으로 넣는다

오른손으로 욕조 반대편 가장자리를 잡고 다리를 욕조 바닥에 확실하게 딛고서 엉거주춤한 자세를 취합니다.

원 포인트 욕조 가장자리가 벽에 붙어 있어서 잡기 어려운 경우에는 손잡이를 설치하면 좋습니다.

4 욕조에 들어가기 | 한쪽 마비가 있는 사람

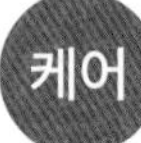

앞에서 언급한 자립 단계와 마찬가지로 샤워 의자를 이용하여 욕조에 들어갑니다.
케어하는 사람은 아픈 쪽에 위치해서 엉덩이와 허리를 받쳐 주어 안심하고 욕조에 들어갈 수 있도록 케어합니다.

1 말을 건넨다

샤워 의자에 안정된 자세로 안전하게 앉아 있는지를 확인하고 "욕조에 들어갈까요?"라고 말을 건넵니다.

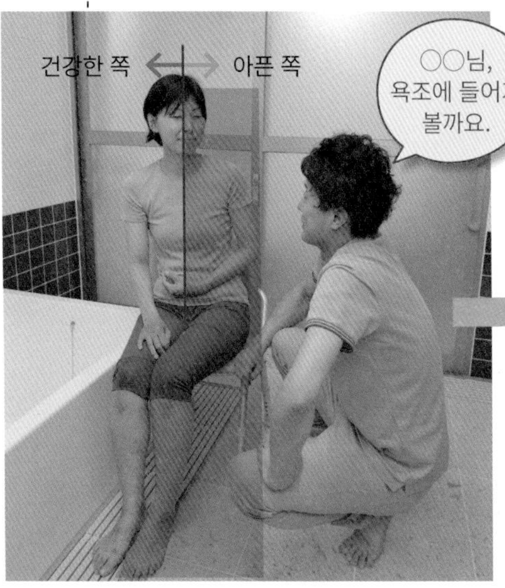

2 욕조 가장자리를 잡는다

본인은 건강한 쪽 손으로 욕조의 가장자리를 잡고 안정된 자세를 취할 수 있도록 케어하는 사람은 허리를 받쳐 줍니다.

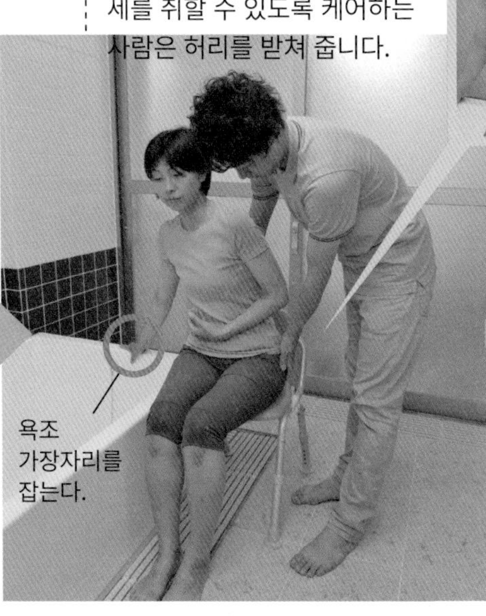

ZOOM UP

허리를 잡는 것이 아니라 손바닥을 가볍게 허리에 대고 지원한다.

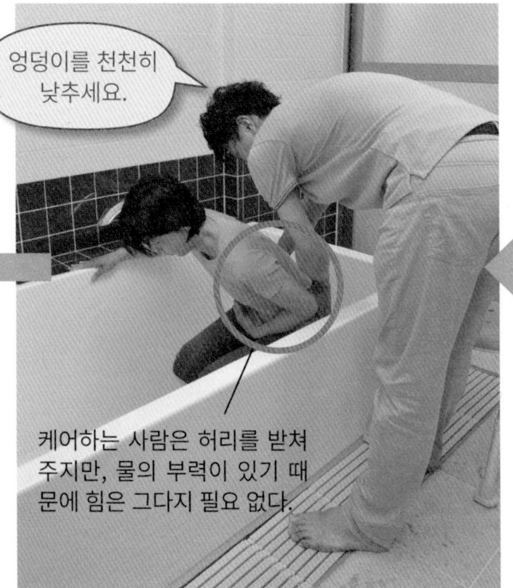

엉덩이를 천천히 낮추세요.
케어하는 사람은 허리를 받쳐 주지만, 물의 부력이 있기 때문에 힘은 그다지 필요 없다.

7 엉덩이를 물에 담근다

몸을 앞으로 수그리면서 엉덩이를 아래로 내립니다. 케어하는 사람은 엉덩이가 천천히 물에 잠기도록 도와줍니다.

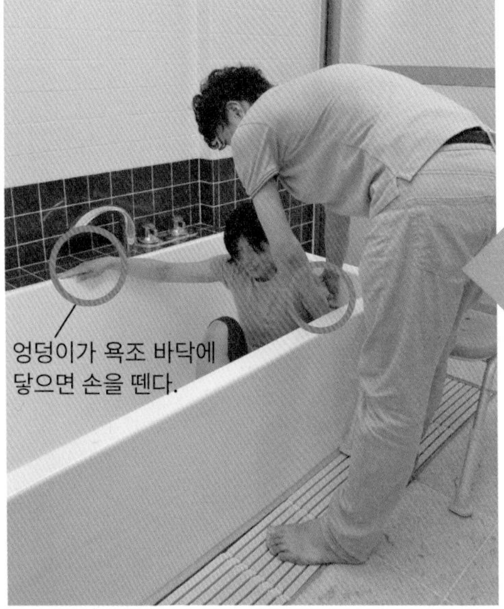

8 완료!

엉덩이가 욕조 바닥에 닿으면 케어하는 사람은 손을 뗍니다. 케어받는 사람은 욕조를 잡고 있던 손을 떼고 천천히 몸을 물에 담급니다.

3 건강한 쪽 다리를 욕조에 넣는다

욕조 가장자리를 잡은 손으로 몸을 지탱하면서 건강한 쪽 다리를 스스로 욕조에 넣도록 합니다. 균형이 흩트러지기 쉬우므로 케어하는 사람이 허리를 손으로 받쳐 줍니다.

4 아픈 쪽 다리를 욕조에 넣는다

아픈 쪽 다리를 욕조에 넣도록 합니다. 자력으로 할 수 없는 경우에는 케어하는 사람이 아픈 쪽 다리를 들어 욕조에 넣습니다. 오른손으로 허리를 지탱하고 왼손으로 아픈 쪽 다리를 받쳐들고 천천히 욕조에 내립니다.

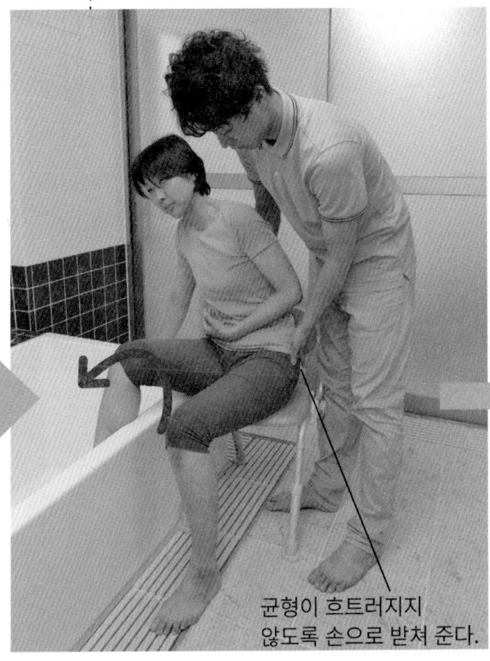

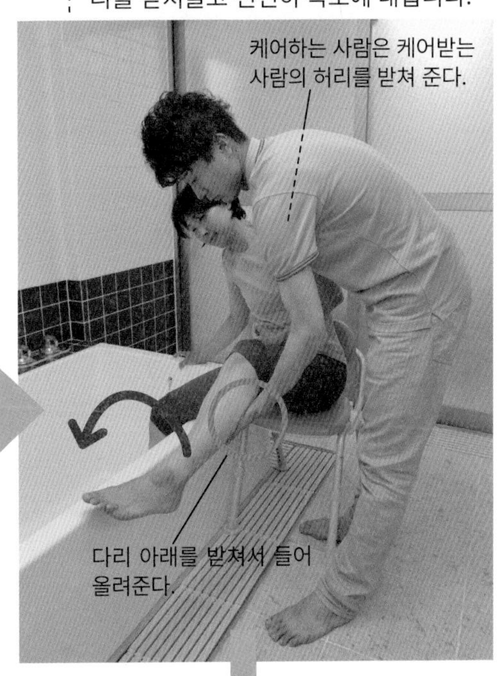

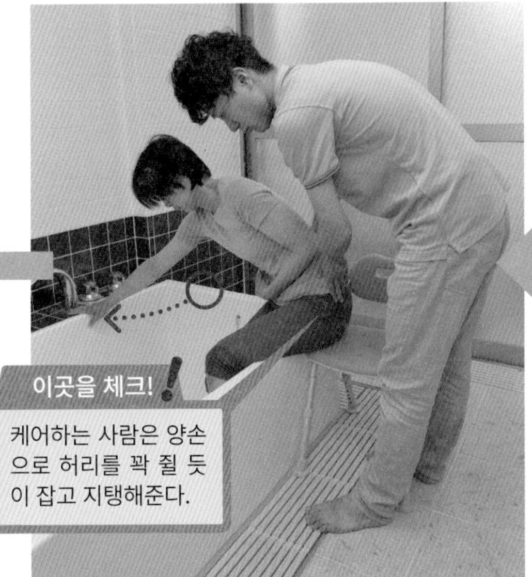

않도록 손으로 받쳐 준다.

사람의 허리를 받쳐 준다.
다리 아래를 받쳐서 들어

이곳을 체크!
케어하는 사람은 양손
으로 허리를 꽉 쥘 듯
이 잡고 지탱해준다.

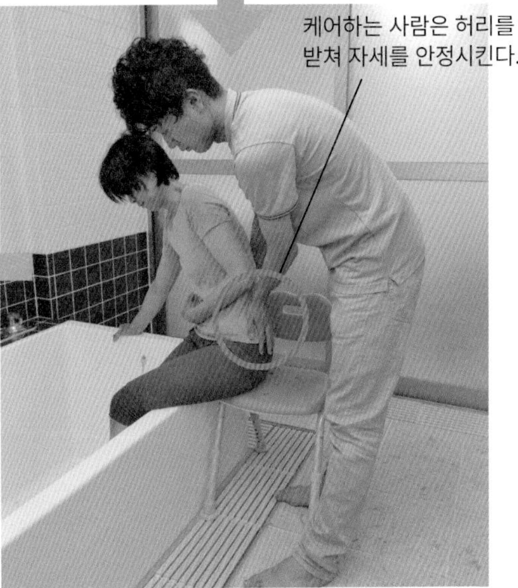

5 욕조의 가장자리에 걸터 앉는다

다리가 욕조 안에 들어가면 엉덩이를 밀어 욕조 가장자리에 앉힙니다. 케어하는 사람은 허리를 받쳐 자세를 안정시킵니다.

6 몸을 욕조에 넣어준다

다리가 욕조 바닥에 앉아 있는 것을 확인한 후, 욕조를 잡고 있는 손의 위치를 욕조의 반대편 가장자리로 이동시켜 머리를 앞으로 수그리도록 합니다.

5 욕조에서 자세 취하기

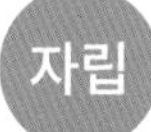

자립 케어

욕조 안에서는 부력으로 몸이 뜨는 자세가 되어 불안정해지기 쉽습니다.
몸을 앞으로 수그려서 안정된 자세로 물에 잠길 수 있도록 합니다.

안정된 자세 (자립)

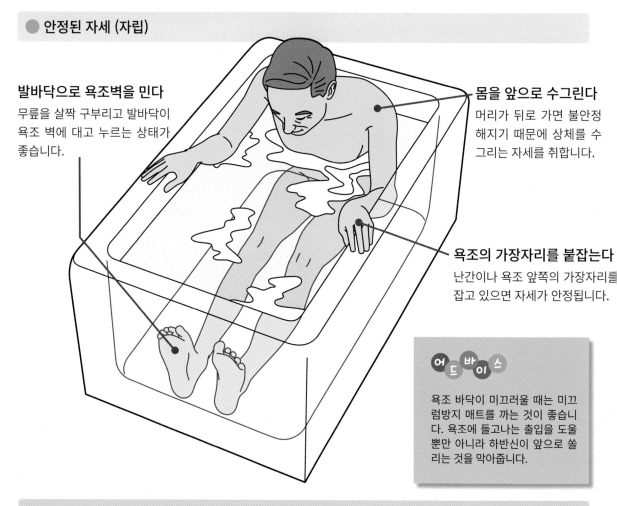

발바닥으로 욕조벽을 민다

무릎을 살짝 구부리고 발바닥이 욕조 벽에 대고 누르는 상태가 좋습니다.

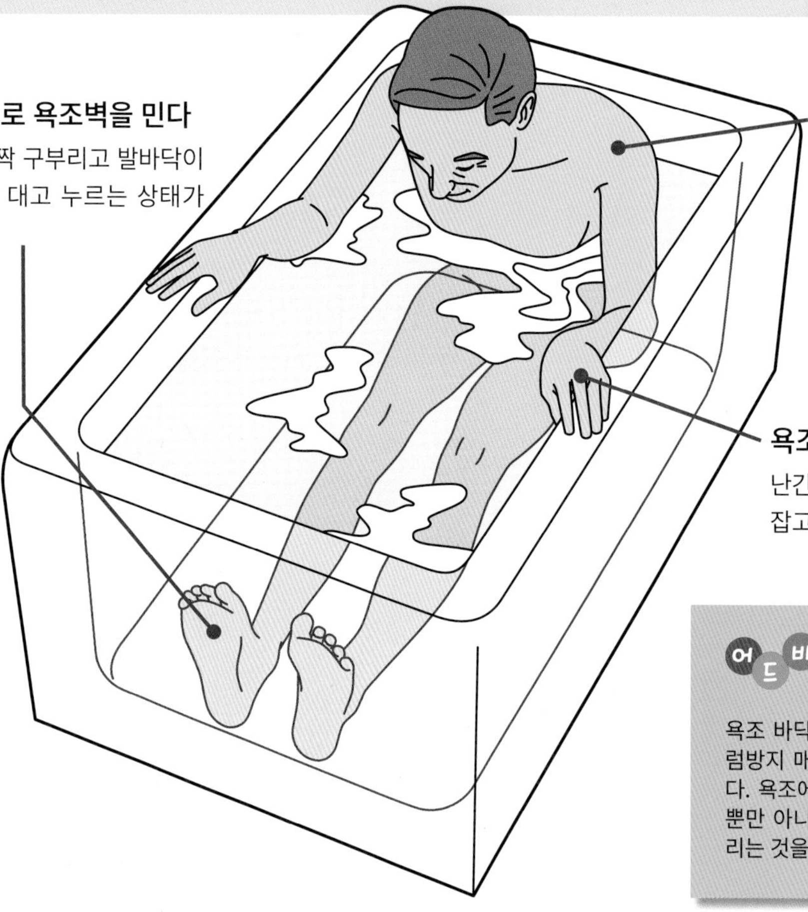

몸을 앞으로 수그린다

머리가 뒤로 가면 불안정해지기 때문에 상체를 수그리는 자세를 취합니다.

욕조의 가장자리를 붙잡는다

난간이나 욕조 앞쪽의 가장자리를 잡고 있으면 자세가 안정됩니다.

어드바이스

욕조 바닥이 미끄러울 때는 미끄럼방지 매트를 까는 것이 좋습니다. 욕조에 들고나는 출입을 도울 뿐만 아니라 하반신이 앞으로 쏠리는 것을 막아줍니다.

자력으로 몸을 앞으로 수그리는 자세를 할 수 없는 경우 (케어)

몸이 뒤로 넘어질 때에는 케어하는 사람은 허리에서 상반신을 일으켜 앞으로 수그리는 자세를 취하도록 합니다. 엉덩이를 양손으로 꼭 잡고 앞쪽으로 잡아당기면 자세가 더욱 안정됩니다. 그다음 허리에 손을 대어 받쳐 줍니다.

몸이 뒤로 넘어지지 않도록 주의한다.

엉덩이를 잡고 앞쪽으로 잡아당긴다.

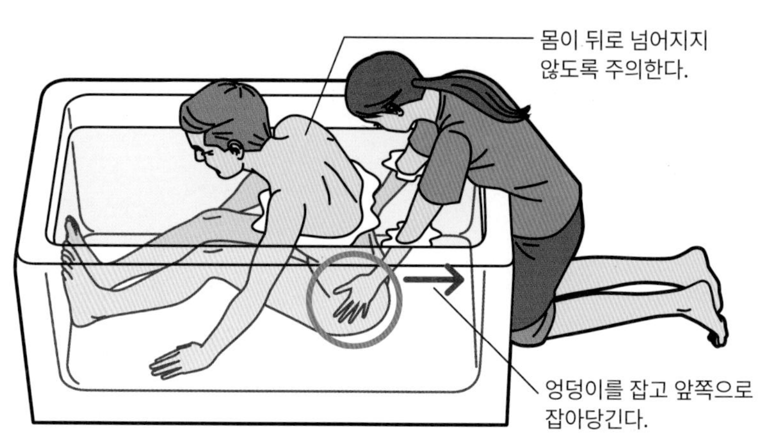

몸이 쓰러지거나 기울어지는 경우 (자립)

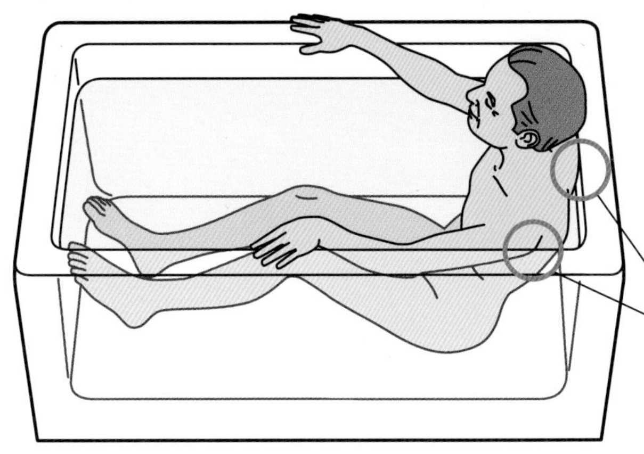
욕조 구석에 양어깨를 대고
자세를 안정시킨다.

욕조의 폭이 넓기 때문에 몸이 옆으로 넘어지거나 한쪽 마비 등이 있어서 몸이 기울어지거나 하는 경우에는 욕조 구석을 이용합니다. 구석 사이에 몸을 넣고 약간 비스듬하게 자세를 취하면서 양어깨를 욕조에 대고 지탱합니다.

몸집이 작고 발이 닿지 않는 경우 (자립)

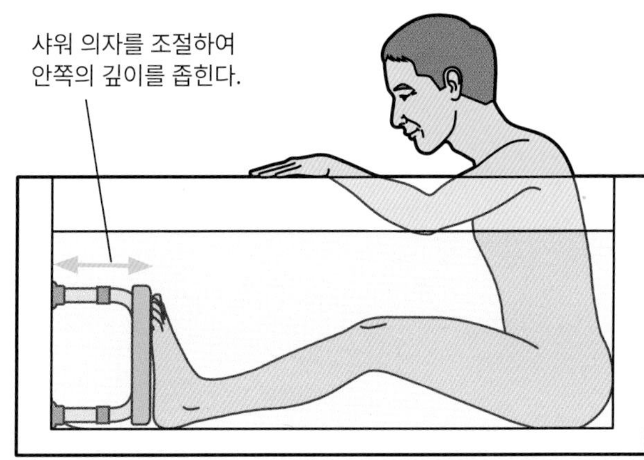
샤워 의자를 조절하여
안쪽의 깊이를 좁힌다.

욕조가 넓거나 몸집이 작고 발이 욕조 벽에 닿지 않는 경우는 샤워 의자를 옆으로 넣고 욕조의 깊이를 좁힙니다. 샤워 의자는 빨래 의자를 대고 높이를 조절할 수 있는 것이 좋습니다.

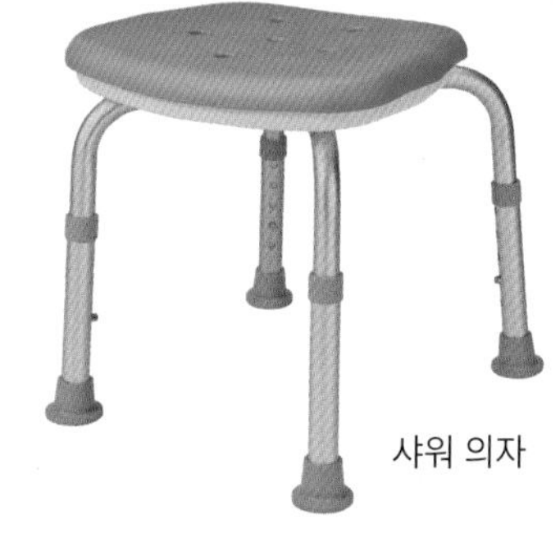
샤워 의자

욕조가 깊은 경우 (자립)

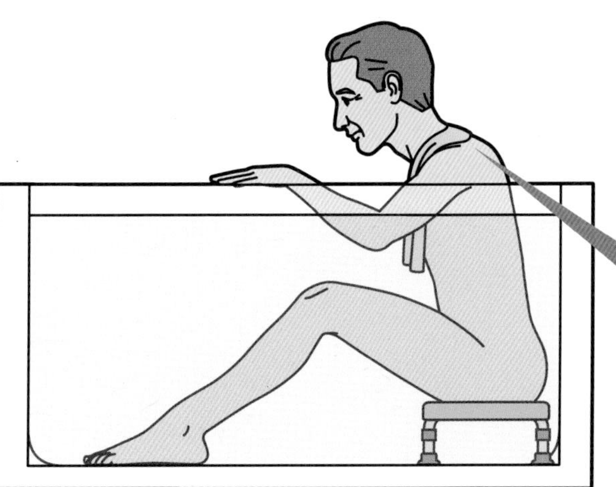

욕조가 깊거나 몸이 떠올라 앞으로 잘 수그릴 수 없는 경우에 샤워 의자를 넣고 앉습니다. 어깨 높이까지 몸을 담글 수는 없지만, 자세가 안정되기 때문에 욕조에서 나올 때도 편해집니다.

이곳을 체크!

몸이 차가워지는 경우에는 어깨에 수건을 올려 두면 좋다.

PART 4 ● 욕조에서 자세 취하기 자립 케어

6 욕조에서 나오기

자립

욕조 안에서 몸을 앞으로 수그리게 되면 엉덩이가 자연스럽게 위로 오르기 때문에 쉽게 일어설 수 있습니다. 이 부력을 이용하여 자신의 힘으로 욕조에서 나올 수 있도록 합니다.

1 욕조 모서리

양손으로 욕조의 가장자리를 잡고 발을 몸 쪽으로 끌어당깁니다. 샤워 의자를 욕조에 딱 붙여 둡니다.

○○님, 욕조에서 나오세요

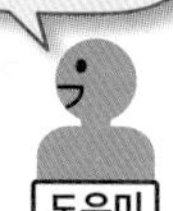
도우미

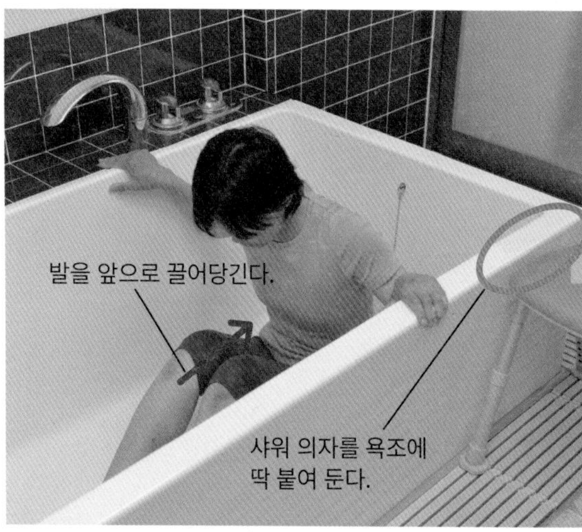
발을 앞으로 끌어당긴다.
샤워 의자를 욕조에 딱 붙여 둔다.

2 엉덩이를 위로 들어 올린다

욕조의 가장자리를 잡은 손으로 몸을 확실하게 지탱하고 앞으로 수그리면 엉덩이를 위로 들어 올릴 수 있습니다.

이곳을 체크!

몸을 앞으로 수그리고 체중을 앞으로 실으면 엉덩이는 자연스럽게 위로 오른다.

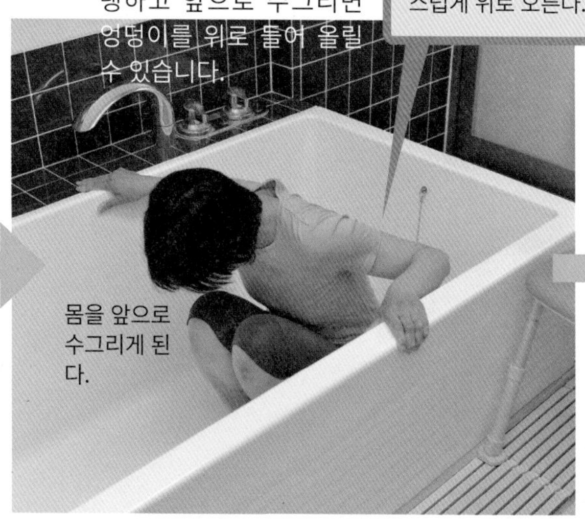
몸을 앞으로 수그리게 된다.

7 다른 한쪽 발을 욕조에서 꺼낸다

발을 내리면 계속해서 또다른 한쪽 다리를 꺼냅니다.

이곳을 체크!

한쪽 마비가 있으면 아픈 쪽으로 넘어지기 쉬우므로 주의해야 한다. 케어하는 사람은 언제든지 지탱해줄 수 있도록 대비한다.

도우미: 천천히 욕조에서 다리를 꺼내세요.

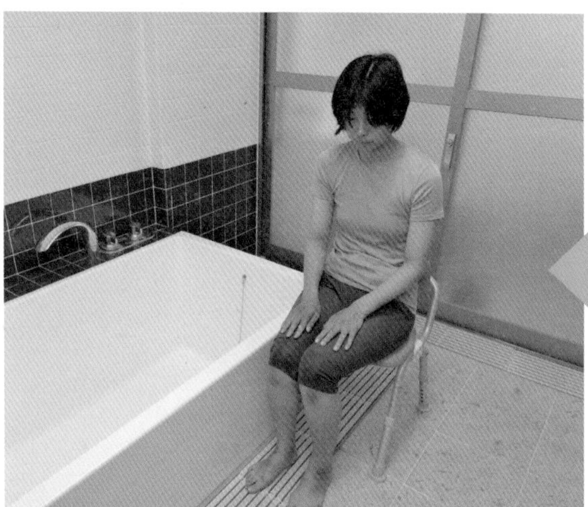

8 완료

다리가 욕조에서 나오고 자세도 안정되게 되면 욕조를 잡고 있던 손을 뗍니다.

> **어드바이스**
>
> 물의 부력을 이용하기 위해서는 욕조 안의 물의 양을 넉넉하게 해야 합니다. 물의 분량이 많은 경우가 부력 효과를 일으키기도 쉽고 케어하기도 편해집니다.

몸을 앞으로 수그린 채 그대로 천천히 일어서 보세요.

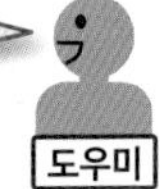

3 몸을 앞으로 수그리고 일어선다

그대로 욕조 가장자리를 잡고 허리를 들어올리고 몸을 수그린 자세로 일어섭니다.

4 욕조의 가장자리에 걸터앉는다

일어나서 천천히 몸의 방향을 바꾸어 욕조 가장자리에 걸쳐앉아 자세를 안정시킵니다.

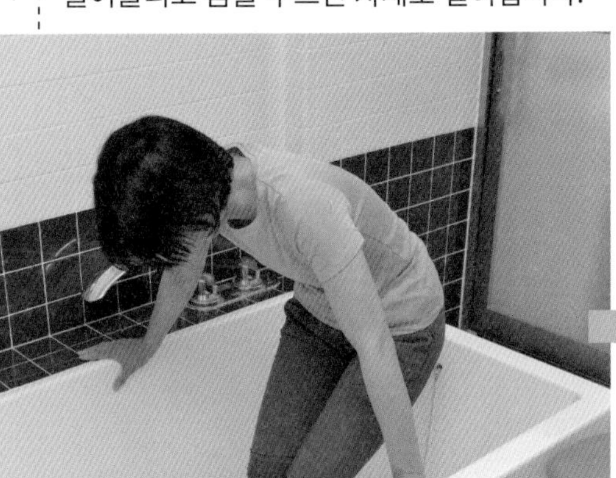

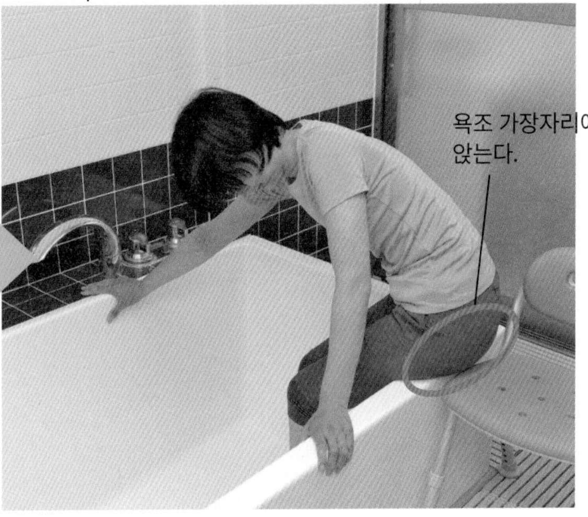

손의 위치를 이동시킨다.

5 엉덩이를 샤워 의자로 옮긴다

욕조를 잡고 있는 손의 위치를 앞으로 이동시키고 엉덩이를 욕조 가장자리에서 밀어서 샤워 의자로 옮깁니다.

중요 다른 한쪽 다리는 욕조 바닥에 내딛는다.

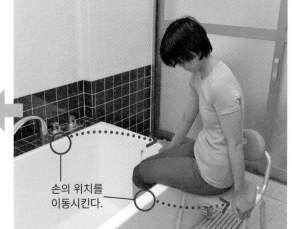

6 한쪽 발을 욕조에서 꺼낸다

손으로 몸을 확실하게 지탱하면서 한쪽 발을 욕조에서 꺼냅니다.

> **이곳을 체크!**
>
> 한쪽 마비가 있는 경우 아픈 쪽의 발부터 먼저 꺼낸다. 건강한 쪽 손으로 아픈 쪽 발을 들어 올려서 천천히 욕조 밖으로 꺼낸다.

7 욕조에서 나오기 | 한쪽 마비가 있는 경우

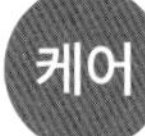
케어

한쪽 마비가 있는 사람은 균형이 흐트러지기 쉬우므로 케어하는 사람은 주의해서 지켜봐야 합니다.
특히 욕조에서 다리를 꺼낼 때에는 동작을 천천히 해야 합니다.

1 건강한 쪽 발을 당긴다

샤워 의자를 욕조에 딱 붙여 둡니다. 케어하는 사람은 미리 이야기를 건네어 건강한 쪽 다리를 몸에 끌어당기도록 합니다.

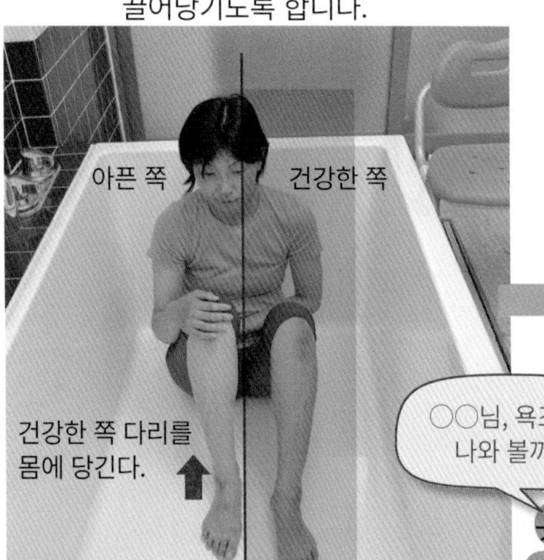
아픈 쪽
건강한 쪽
건강한 쪽 다리를 몸에 당긴다.
○○님, 욕조에서 나와 볼까요.
도우미

이곳을 체크!

욕조 옆쪽의 가장자리를 잡으면 머리가 앞으로 수그려지지 않기 때문에 일어나기가 어렵다. 가능한 한 욕조 앞쪽의 가장자리를 잡도록 한다.

2 욕조 모서리를 잡는다

앞으로 몸을 수그린 자세를 취할 수 있도록 건강한 쪽 손으로 욕조의 앞쪽 가장자리를 잡습니다.

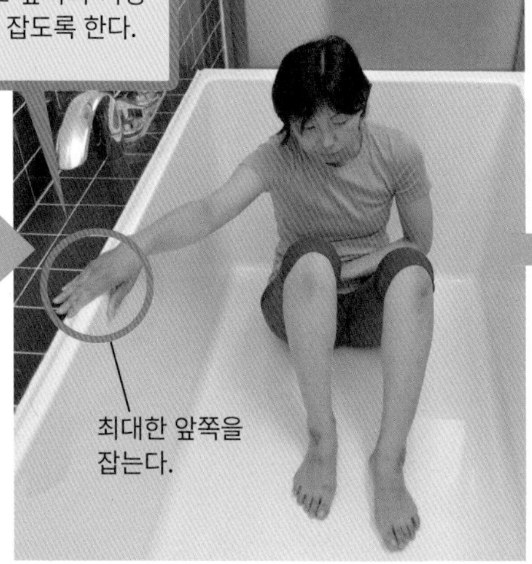
최대한 앞쪽을 잡는다.

허리는 받쳐 준 채로

중요 욕조 가장자리를 잡은 손은 그대로 유지한다.

8 건강한 쪽 다리를 욕조에서 꺼낸다

건강한 쪽 다리는 스스로 꺼냅니다. 욕조를 잡은 손을 놓지 않도록 하고 케어하는 사람은 등을 받쳐 줍니다.

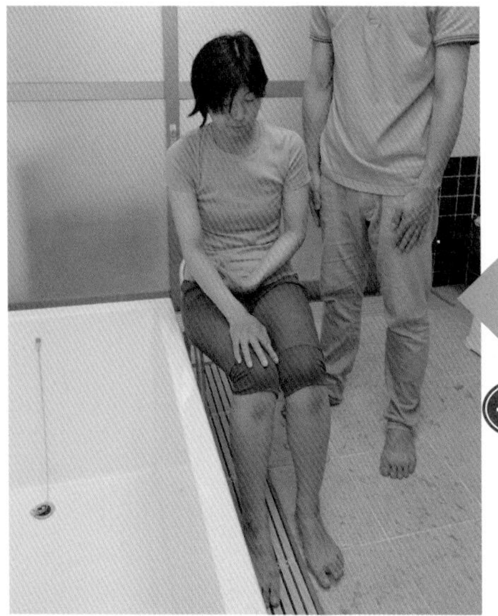

9 완료!

다리가 욕조에서 밖으로 나오고 엉덩이도 안정되면 욕조를 잡고 있던 손을 뗍니다.

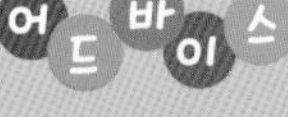

이곳을 체크!

엉덩이를 위로 올리는 것이 아니라, 몸을 앞으로 가볍게 미는 것만으로도 충분하다.

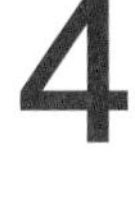

어드바이스

- 욕조에 몸을 담그고 있는 시간은 5분을 기준으로 합니다.
- 물의 온도는 38~40°C가 적당하지만, 미지근한 물을 좋아하는 사람도 있고 뜨거운 물을 좋아하는 사람도 있습니다. 본인이 원하는 온도에 맞추도록 합니다.

3 엉덩이를 앞으로 민다

케어하는 사람은 엉덩이를 양손으로 꽉 잡아쥐고 받쳐 주면서 엉덩이를 뒤쪽에서 앞쪽으로 밀어줍니다.

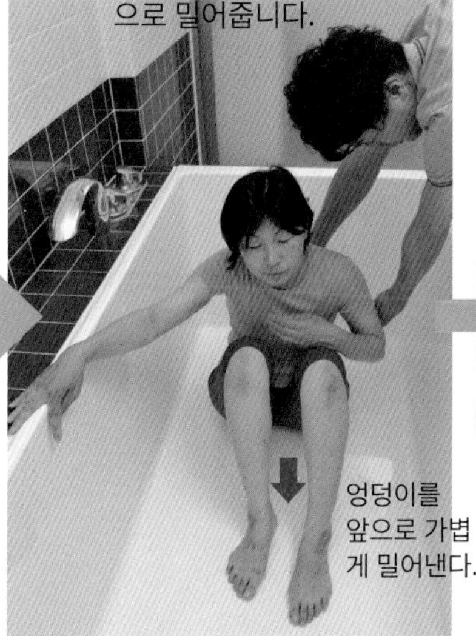

4 엉덩이를 들어 올린다

부력에 의해 엉덩이가 떠올려진다. 몸을 앞으로 수그리는 자세를 취하고 욕조를 잡은 손은 그대로 유지합니다.

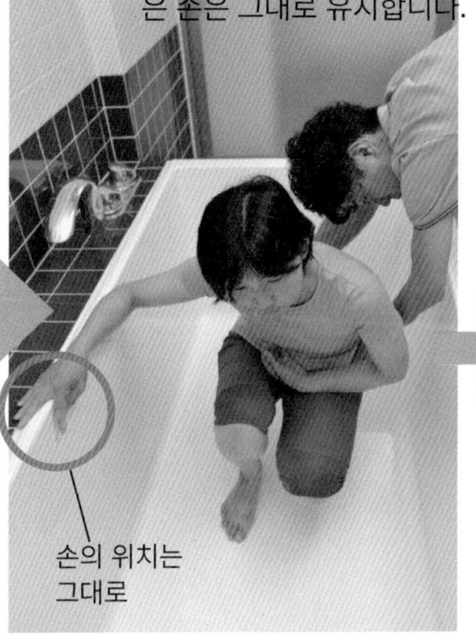

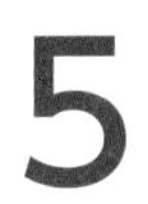
엉덩이를
양손으로
감싸 쥔다.

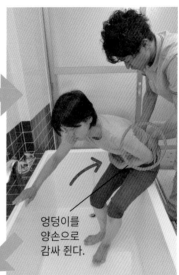

5 엉덩이를 유도한다

엉덩이가 위로 올려지면 엉덩이를 양손으로 잘 받쳐서 샤워 의자로 유도합니다.

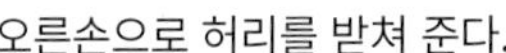
오른손으로 허리를 받쳐 준다.

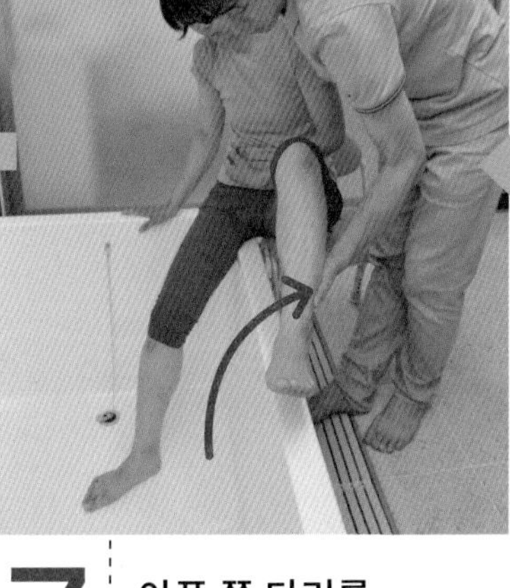

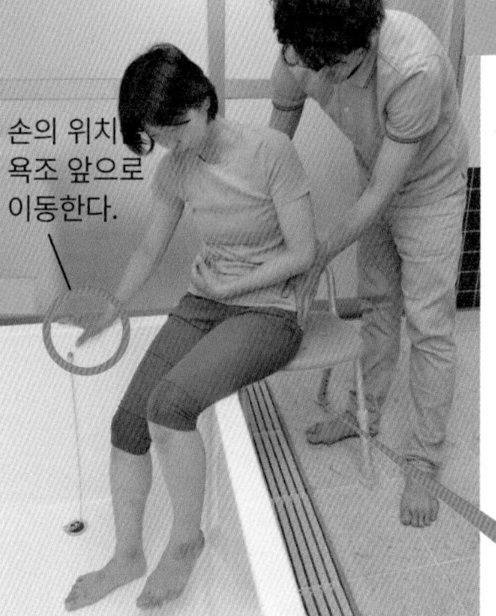

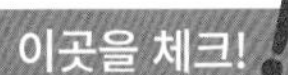

이곳을 체크!

다리가 욕조 바닥에 닿고 엉덩이가 샤워 의자에 제대로 앉혀져 있는지 확인한다.

6 샤워 의자에 앉는다

그대로 엉덩이를 받쳐서 샤워 의자에 앉도록 합니다. 샤워 의자에 확실하게 앉아서 자세가 안정되면 욕조를 잡고 있는 손의 위치를 욕조 앞으로 바꿉니다.

7 아픈 쪽 다리를 욕조에서 꺼낸다

케어하는 사람은 오른손을 등에 대어 받쳐 주고 왼손으로 아픈 쪽 다리를 들어 올려 천천히 욕조의 밖으로 꺼냅니다.

1 물수건으로 온몸 닦기 준비

목욕을 좀처럼 할 수가 없을 때는 따뜻한 물수건 등으로 몸을 닦아서 청결을 유지합니다.
물수건으로 몸을 닦을 때에는 보온에 주의하고 프라이버시도 보호해야 합니다.

몸 닦기의 목적

몸의 상태나 마비 등의 장애로 인해 입욕이 곤란한 경우, 몸을 청결하게 하기 위해서 물수건으로 몸을 닦거나 부분 목욕을 합니다.
물수건으로 몸을 청결하게 할 뿐만 아니라 마사지 효과와 기분 전환 등 목욕과 같은 효과가 있습니다.
혈액순환이 잘 되므로 욕창이 예방되고 또한 피부 상태를 체크하여 건강 상태도 알 수 있습니다.
본인이 눈치채지 못한 부상이나 욕창(➡ P30) 등을 조기에 발견할 수도 있습니다.

몸 닦기의 포인트

□ 건강 상태를 확인한다

- 본인의 건강 상태를 확인한다. 열이 있거나 기분이 좋지 않을 때는 잘 살펴둔다.
- 피부 상태나 감염 등의 질환 유무도 체크한다.

□ 환경을 정비한다

- 커튼 등을 사용하여 개인 정보를 보호한다.
- 실내 온도를 20-24°C로 설정하고 체온이 낮아지지 않도록 주로 낮에 실시한다.

□ 식사 전후 1시간은 피한다

- 공복 시 혹은 식사 직후에는 신체 조건이 변화하기 쉬우므로 식전 및 식후는 피한다.

□ 배설을 미리 하게 한다

- 케어하기 전에 배설을 미리 마치도록 한다. 몸 닦기 도중 용변 등의 상황이 발생하여 몸 닦기를 중단하면 체온이 내려가게 된다.

□ 자력으로 동작할 수 있는 것은 스스로 하게 한다

- 움직이는 범위를 확인하고 통증 등을 배려하면서 자력으로 할 수 있는 부분은 자기 스스로 하게 한다.

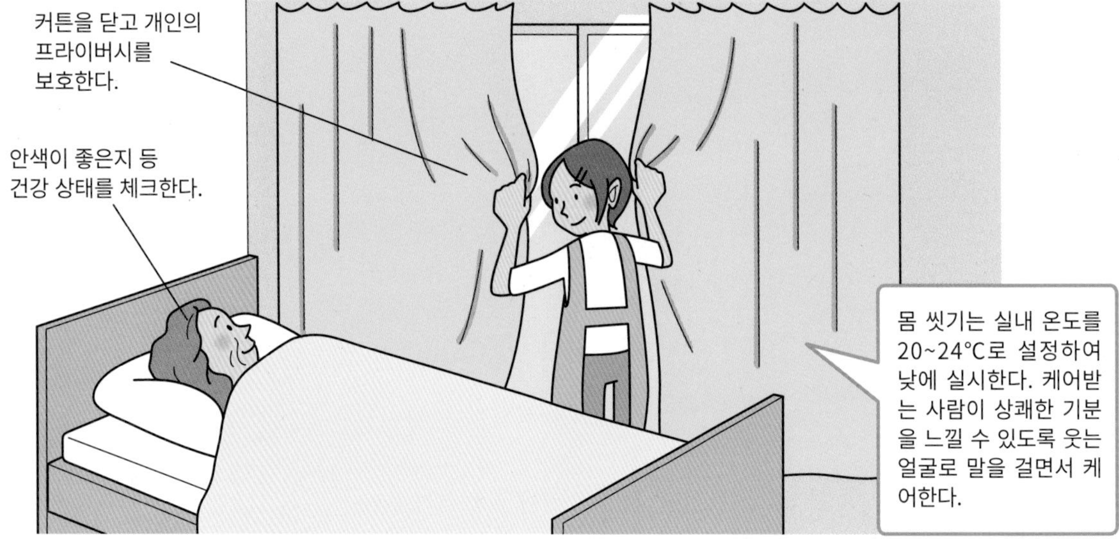

커튼을 닫고 개인의 프라이버시를 보호한다.
안색이 좋은지 등 건강 상태를 체크한다.
몸 씻기는 실내 온도를 20~24°C로 설정하여 낮에 실시한다. 케어받는 사람이 상쾌한 기분을 느낄 수 있도록 웃는 얼굴로 말을 걸면서 케어한다.

몸 닦기 준비

얼굴과 몸을 닦기 위해서는 따뜻한 물수건과 마른 수건을 여러 장 준비해서 사용합니다. 목욕 타월은 음부용을 따로 준비하는 등 닦는 부위에 따라 필요한 장수를 준비합니다.

준비물

- ☐ 50°C 전후 따뜻한 타월 3~4장
- ☐ 마른 목욕 타월 2~3장
- ☐ 보통 타월 및 대형 목욕 타월
- ☐ 갈아입을 옷

목욕 타월을 만드는 방법

더운물에 담가서 만든다

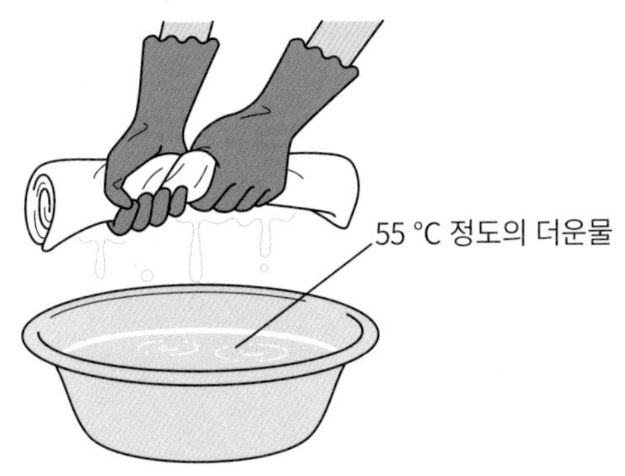

세면대에 55°C 정도의 따뜻한 물을 준비한 다음, 고무장갑을 끼고 수건을 담궜다가 꺼내어 짠다.

전자레인지를 사용하여 만든다

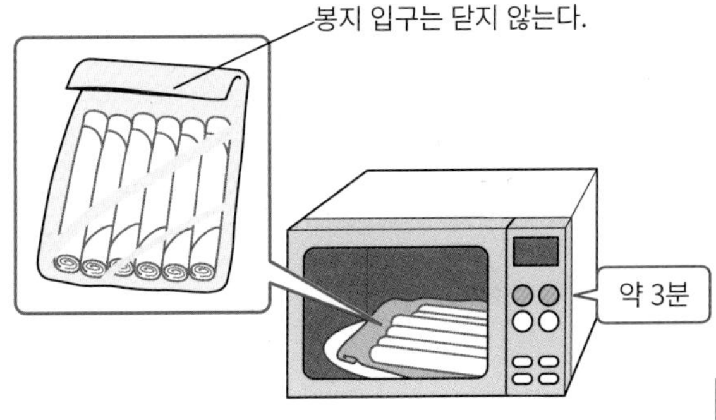

물에 적셔 짠 따뜻한 물수건을 비닐 봉투에 넣은 다음, 봉투의 입구는 열어 둔 채 500W의 전자레인지에서 약 3분간 가열한다. 비닐 봉투를 사용하면 열 손실이 거의 없다.

목욕 타월 쥐는 법

얼굴 전체를 균일하게 깨끗이 닦기 위해서는 따듯한 물수건을 잡는 방법에도 신경을 써야 합니다.

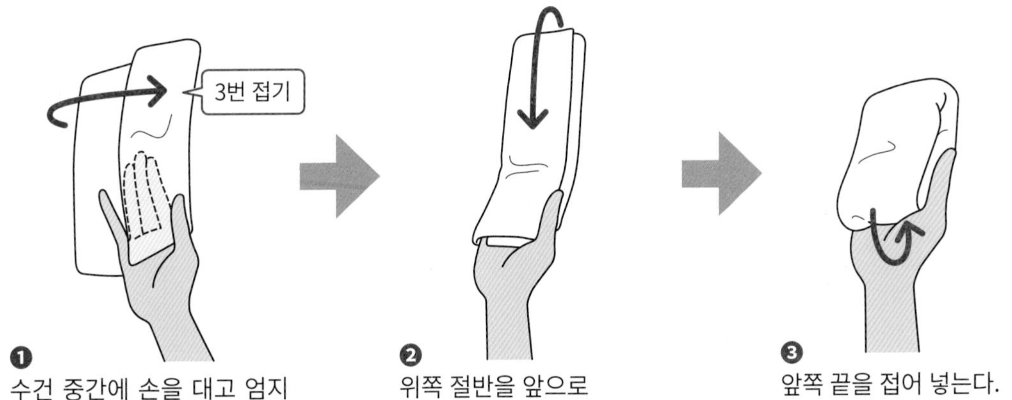

❶ 수건 중간에 손을 대고 엄지 손가락은 밖으로 한 채 양쪽을 세 번 접는다.

❷ 위쪽 절반을 앞으로 접는다.

❸ 앞쪽 끝을 접어 넣는다.

원 포인트 몸 닦기 케어에는 여러 장의 수건이 사용되므로 수건을 많이 준비해 둡니다.

2 온몸 닦기 준비

케어

얼굴 → 손 · 팔 → 가슴 → 배 → 등 · 엉덩이 → 다리 → 음부의 순서로 하고,
마사지를 하듯이 항상 심장 쪽으로 닦습니다.

케어 순서

온몸 닦기는 "○○님, 몸을 닦을게요"라고 말을 건네어 반드시 본인의 양해를 얻은 후 진행합니다. 먼저 옷을 벗기고, 몸이 차가워지지 않도록 타월 및 목욕 타월을 덮어 보온합니다.
얼굴→ 손 · 팔→ 가슴→ 복부→ 등 · 엉덩이→ 다리→ 음부의 순서로 닦아 갑니다. 닦는 신체 부위만 타월을 벗기고 나머지는 몸을 타월로 덮으면서 몸 씻기를 합니다.
씻는 과정을 마친 후에는 반드시 마른 목욕 타월로 재빠르게 수분을 닦아 냅니다.

얼굴 부위 닦기

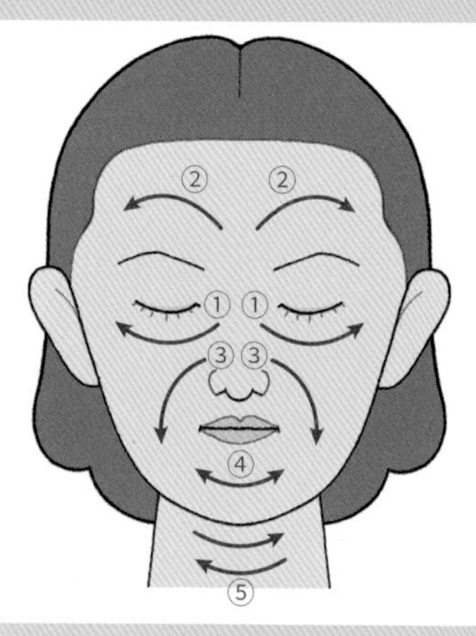

- 눈시울에서 눈꼬리까지 부드럽게 닦는다.
- 다음에 이마, 코, 뺨, 입 주위의 순서로 닦는다. 콧방울 옆이나 주름 사이, 귀 뒤, 목 주위는 특히 더러워지기 쉽기 때문에 정성스럽게 닦아 내야 한다.
- 수건의 상태를 자주 살펴보면서 실시한다.

손 · 팔 부위 닦기

앉은 자세에서 닦기

누운 상태로 닦기

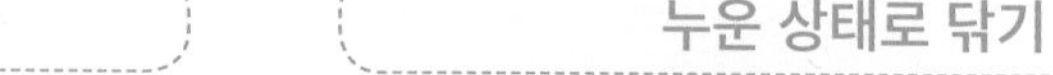

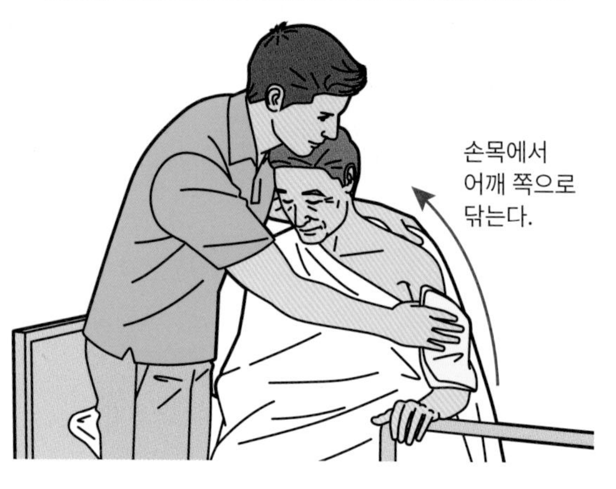

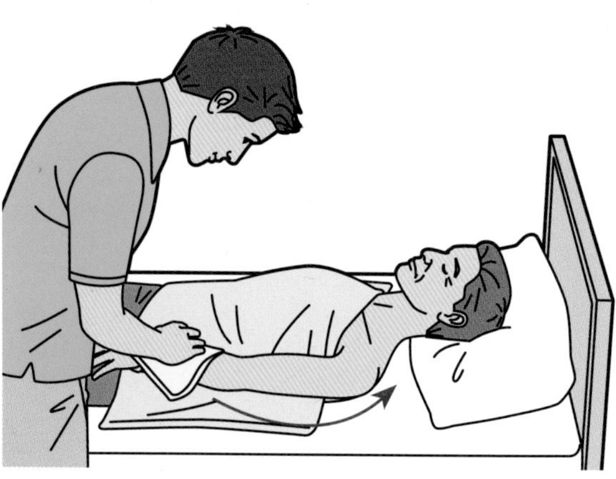

- 손목에서 팔꿈치, 팔꿈치에서 팔 쪽으로 닦는다.
- 손가락 사이와 팔꿈치 안쪽, 겨드랑이도 깨끗이 닦는다.

가슴 · 배 부위 닦기

가슴

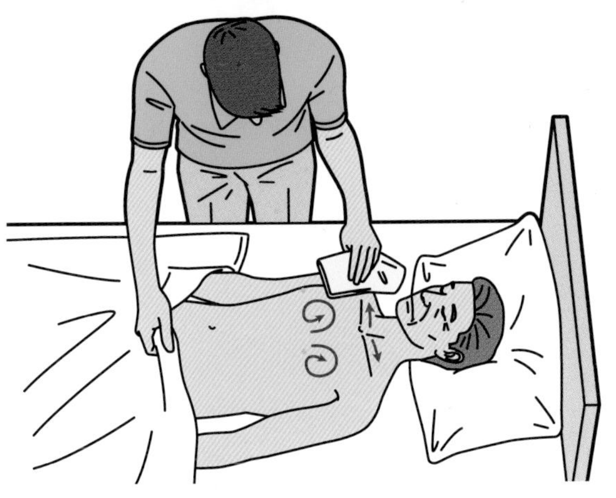

◦ 가슴 주위는 나선형을 그리듯이 닦는다. 여성의 경우 유방의 아래쪽 등에 때가 끼기 쉬우므로 깨끗이 닦는다.

배

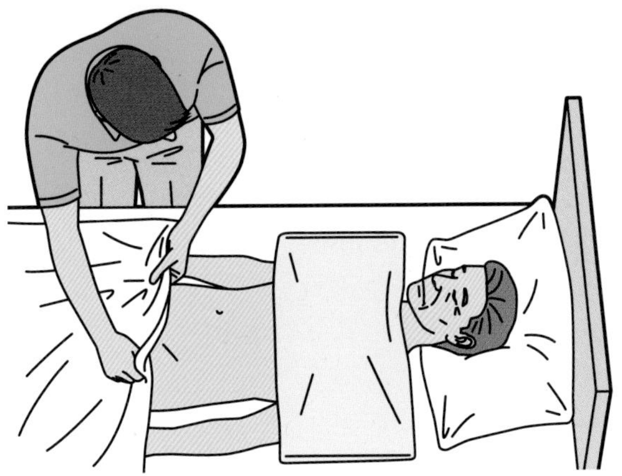

◦ 배를 압박하지 않도록 하고, 장의 진행 방향과 시계 방향으로 나선형을 그리면서 부드럽게 닦는다.

등 · 엉덩이 부위 닦기

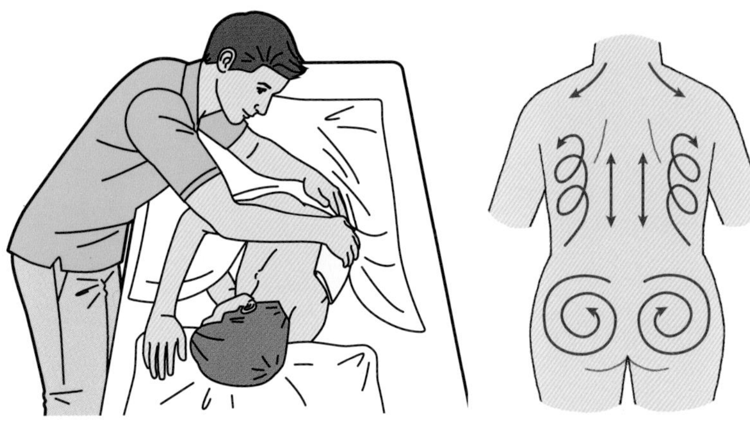

◦ 몸을 옆으로 무릎을 살짝 굽혀 몸을 안정시킨 후 실시한다.
◦ 한쪽 마비가 있는 경우 아픈 쪽을 위쪽으로 한다.
◦ 등은 아래에서 위로 나선형을 그리듯이 닦고 엉덩이는 외부에서 안으로 동그라미를 그리듯이 닦는다.

발 · 다리 부위 닦기

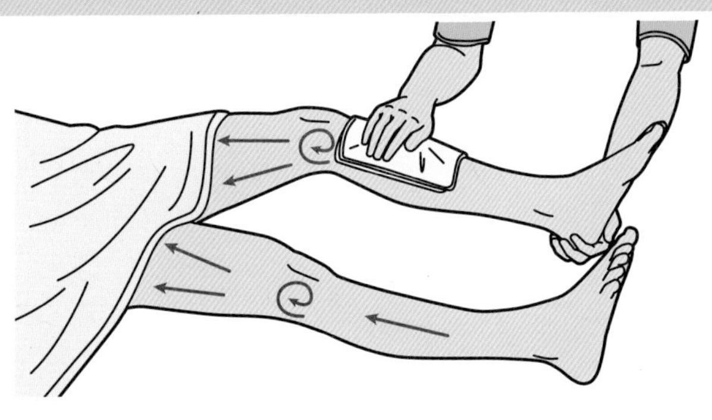

◦ 케어하는 사람은 발뒤꿈치를 잡고 발목에서 무릎, 무릎에서 허벅지 쪽으로 닦는다.
◦ 무릎 뒤, 발가락 사이, 발바닥도 깨끗이 닦는다.

원 포인트 한번에 온몸을 닦는 것은 시간이 걸리고 본인도 피곤할 수 있습니다. “오늘은 얼굴과 팔을 닦을게요.”, “내일은 가슴을 닦을게요.” 하며 며칠에 걸쳐서 나누어 실시하면 부담을 줄일 수 있습니다.

2 음부 세정

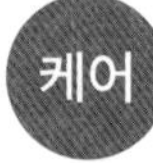

음부 세정은 케어하는 사람도, 케어받는 사람도 모두 마음의 부담이 큰 케어입니다.
친절하고 정중하게 그리고 깔끔하게 실행합니다.

세정 전의 준비

목욕이나 몸 씻기가 불가능한 날에도 음부는 매일 세척해야 합니다. 더러운 채로 방치하면 피부가 염증이나 방광염이 될 우려도 있습니다.
특히 기저귀를 차고 있는 경우는 불결해지기 쉽기 때문에, 배변 후에는 가능한 한 세척하도록 합니다.
물이나 수건류, 시트 등 필요한 것을 준비하고 커튼을 닫는 등 개인의 프라이버시 보호에 신경을 씁니다. 몸이 차가워지지 않도록 실내 온도도 조절해 둡시다.
민감한 부분이기 때문에 미리 말을 건네고 케어받는 사람의 자존심을 손상하지 않도록 배려하고 깔끔하게 하는 것이 중요합니다.

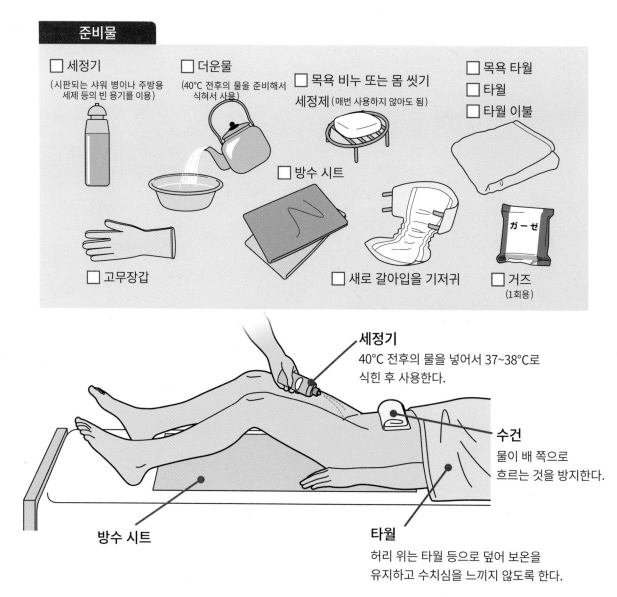

준비물

- □ 세정기 (시판되는 샤워 병이나 주방용 세제 등의 빈 용기를 이용)
- □ 더운물 (40°C 전후의 물을 준비해서 식혀서 사용)
- □ 목욕 비누 또는 몸 씻기 세정제 (매번 사용하지 않아도 됨)
- □ 목욕 타월
- □ 타월
- □ 타월 이불
- □ 방수 시트
- □ 고무장갑
- □ 새로 갈아입을 기저귀
- □ 거즈 (1회용)

세정기
40°C 전후의 물을 넣어서 37~38°C로 식힌 후 사용한다.

수건
물이 배 쪽으로 흐르는 것을 방지한다.

방수 시트

타월
허리 위는 타월 등으로 덮어 보온을 유지하고 수치심을 느끼지 않도록 한다.

세정 순서

1 기저귀를 펼친다

기저귀를 펼쳐 대변이나 소변이 없는지 확인한다.
닦아낼 것이 있으면 화장지 등으로 닦아 낸다.

2 더운물을 끼얹는다

세정기에 넣은 물의 온도를 손가락으로 확인하고
음부에 물을 끼얹는다. 거즈는 검지와 중지에 감아서 사용한다.

3 성기 부분을 씻는다

여성

감염 예방을 위해서 치골부에서 항문을 향해서 그리고 앞에서 뒤쪽으로 닦는다.

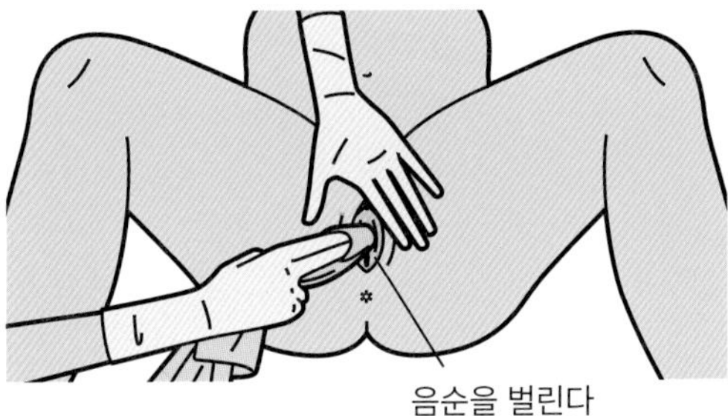
음순을 벌린다

❶ 물을 끼얹은 다음, 음순을 벌리고 내부를 닦는다.

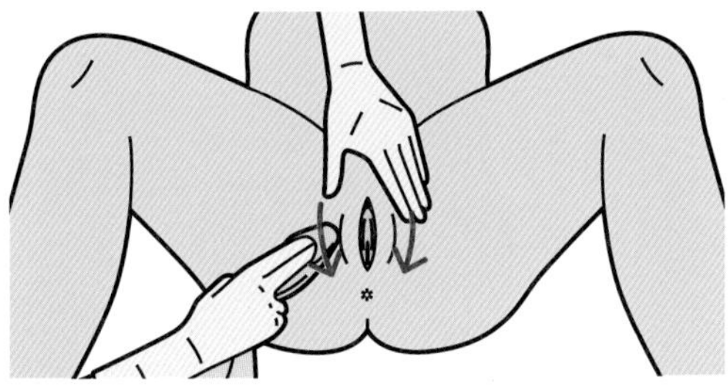

❷ 음순 외부도 깨끗이 닦는다.

남성

성기 뒷면이나 주름 사이에 때가 끼기 쉬우므로 자주 닦아 준다.

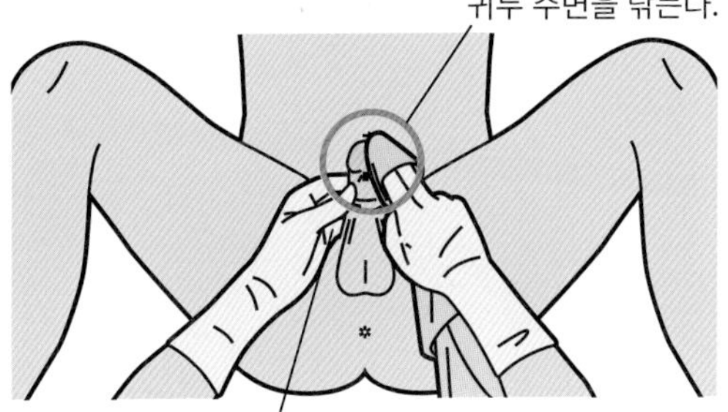
귀두 주변을 닦는다.
포피를 벗긴다.

❶ 물을 끼언고 포피를 벗겨 귀두 주변을 깨끗이 닦는다.

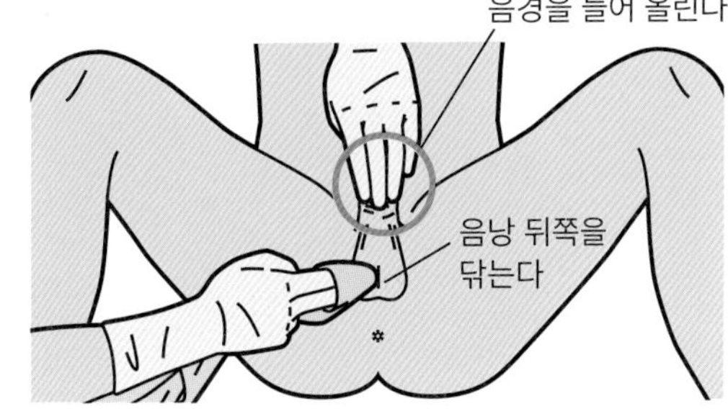
음경을 들어 올린다
음낭 뒤쪽을 닦는다

❷ 성기를 들어 올리고 음경과 음낭을 씻는다. 음경의 주름 사이와 음낭 뒷면도 확실하게 닦는다.

4 엉덩이를 닦는다

항문과 그 주변, 사타구니 부분을 깨끗이 닦는다.

5 수건으로 닦는다

마른 수건으로 수분을 잘 닦아 내고 새 기저귀를 채운다.
여성은 앞쪽에서 뒤쪽 방향으로 닦으면 좋다.

원 포인트

항문 주위의 잔류 배설 물질이 배뇨구에 붙으면 요로 감염의 우려가 있습니다.
음부를 닦을 때에는 '음부 쪽에서 항문 쪽으로' 방향을 정해서 닦습니다.

4 부분욕 | 손 씻기

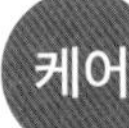

목욕이나 온몸 닦기가 어려운 경우에는 부분욕을 하는 것만으로도 효과가 있습니다.
특히 손은 더러워지기 쉬우므로 가능하면 매일 손 씻기를 합니다.

손 씻기 준비

세면기 등에 더운물을 넣고 손만 씻는 것을 손 씻기라고 합니다. 손이 더러워진 부분을 깨끗하게 유지하는 것인데, 더운물에 손가락을 넣으면 움직이기 쉬워지므로 손을 쥐었다 폈다를 하면 재활 효과도 기대할 수 있습니다.
아로마 혹은 입욕제를 넣어 트리트먼트 치료를 하면 기분 전환의 효과가 더욱 높아집니다.

준비물

- ☐ 수건 및 목욕 타월
- ☐ 방수 시트
- ☐ 세면기
- ☐ 물통 (오수 폐기용)
- ☐ 더운물 (38~40°C)
- ☐ 비누

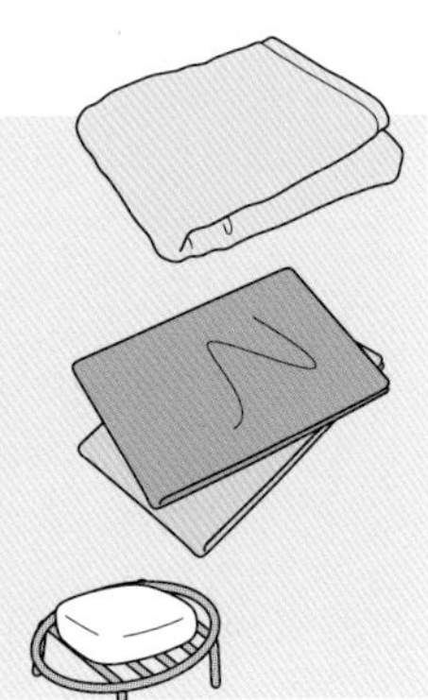

앉아서 손 씻기

케어받는 사람이 앉을 수 있는 능력이 있으면 침대에서 일어나도록 합니다.
침대에 테이블을 세팅하고 손 씻기를 하겠다고 말을 건네어 양해를 구한 다음, 손을 씻기 시작합니다.
필요한 준비물을 갖추고, 세면기 안에 38~40°C의 물을 넣고 세면대 아래에 방수 시트와 목욕 수건을 깝니다.

1 자세를 안정시킨다
몸을 일으키고 허리에 베개를 대어 자세를 안정시킵니다.

○○님, 손을 깨끗이 씻어 볼까요.
도우미

세면기
목욕 타월
방수 시트

이곳을 체크!
케어받는 사람의 손을 물에 넣기 전에 반드시 물의 온도를 확인한다.

5 수건으로 물기를 닦는다
손 씻기를 하고 헹굼의 단계를 거치면 마른 수건으로 물기를 확실히 닦아냅니다.

6 다른 한쪽 손도 같은 방법으로 한다

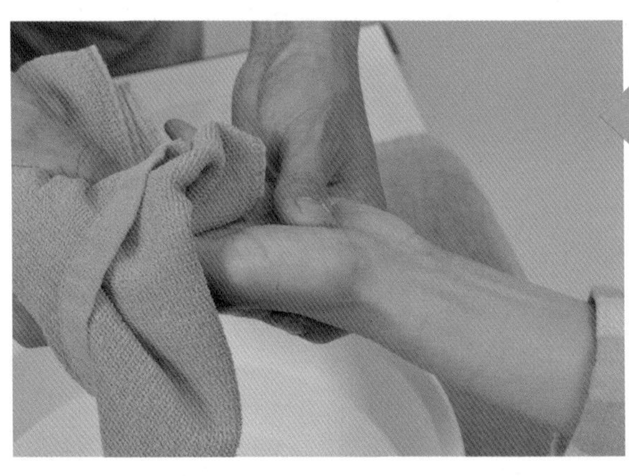

누운 채로 손 씻기

앉아서 손 씻기가 곤란한 경우는 누운 상태에서 실시합니다. 방수 시트 또는 비닐을 깐 테이블 위에 그릇을 올려 놓고 38~40°C의 물을 넣고 손 씻기를 합니다. 정성스럽게 씻기고서 물기를 확실하게 닦습니다.

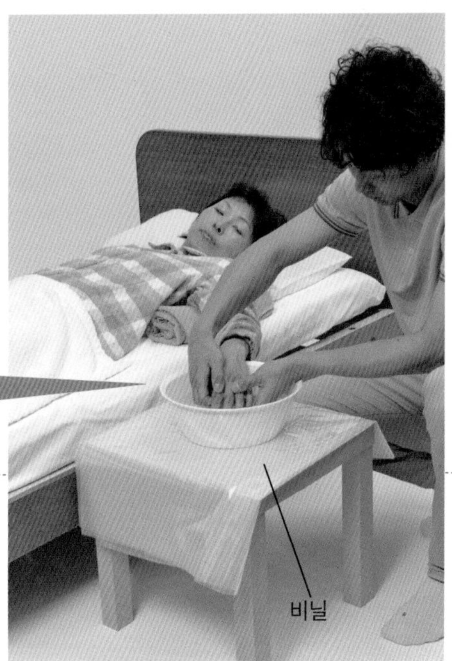
비닐

이곳을 체크!

케어받는 사람의 손을 물에 넣기 전에 반드시 물의 온도를 확인한다.

2 따뜻한 물속에 손을 넣는다

우선 먼저 손가락만을 물에 넣어 물 온도를 확인합니다. 마비가 있는 경우 건강한 쪽 손부터 물에 넣습니다. 방수 시트 대신에 비닐을 겹쳐 깔아도 됩니다.

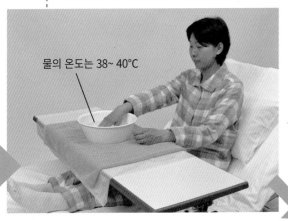

물의 온도는 38~ 40°C

3 비누로 씻는다

손이 따뜻해지면 비누를 묻혀가며 씻습니다. 손에 경직 증상이 있는 경우 손을 천천히 펼쳐서 씻습니다. 땀과 때가 끼이기 쉬우므로 깨끗이 씻습니다.

손가락 사이까지 샅샅이 잘 씻는다.

이곳을 체크!

무리하게 손을 펴지 말고 천천히 부드럽게 행한다.

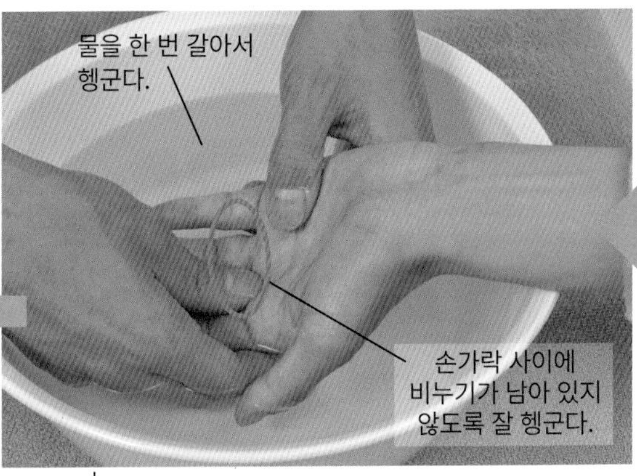
물을 한 번 갈아서
헹군다.
손가락 사이에
비누기가 남아 있지
않도록 잘 헹군다.

4 손을 헹군다

손을 다 씻은 후에는 물을 새 물로 갈아서 헹굽니다. 비누기를 깨끗이 제거하며, 비누가 남아 있으면 피부염의 원인이 되므로 확실히 헹굽니다.

5 부분욕 | 발 씻기

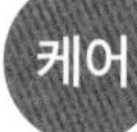

물에 발만 씻어도 전신의 혈액순환을 좋게 하고 몸을 따뜻하게 하는 효과도 있습니다.
때가 끼기 쉬운 발가락과 발가락 사이를 깨끗이 씻도록 합니다.

발 씻기 포인트

세면기 등에 넣은 더운물에 발을 담그고 발만 씻는 것을 발 씻기라고 합니다.
발만 따뜻하게 해도 전신의 혈액순환이 좋아지고 오한이 없어지고, 목욕과 같은 효과를 얻을 수 있습니다. 발바닥이나 발가락 사이는 오염되기 쉬우므로 철저하고 정성스럽게 잘 씻도록 합니다. 또한, 젖은 상태에서 양말을 신는 경우 백선균(무좀균)의 감염 원인이 되므로 물기를 잘 닦고 확실히 건조하는 것이 중요합니다. 케어하는 사람도 케어한 후에는 손을 비누로 잘 씻고 흐르는 물에 헹구어서 감염을 예방하도록 합니다.

앉아서 손 씻기

준비물은 손 씻기와 거의 동일하며(➡P134), 발 씻기는 세면대보다 깊이가 있는 족욕기를 사용하는 것이 온천 효과를 높일 수 있습니다.
발 씻기를 한다고 말을 건네고 양해를 얻은 후에 시작합니다. 필요한 것을 갖추고 족욕기 안에 38~40°C의 물을 넣고 족욕기 아래에는 방수 시트(비닐도 가능)와 목욕 타월을 깝니다.

1 따뜻한 물에 발을 넣는다
침대에 걸터앉아 자세를 안정시킨 후에 한쪽 발을 들어 올려서 물에 담급니다. 무릎에 담요를 덮어 몸이 차거워지지 않도록 합니다.

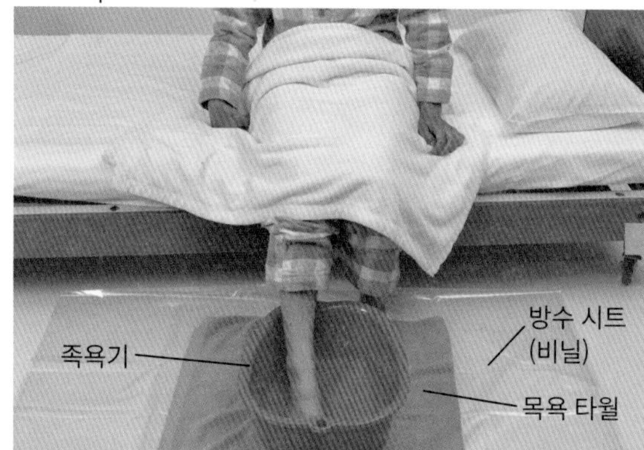

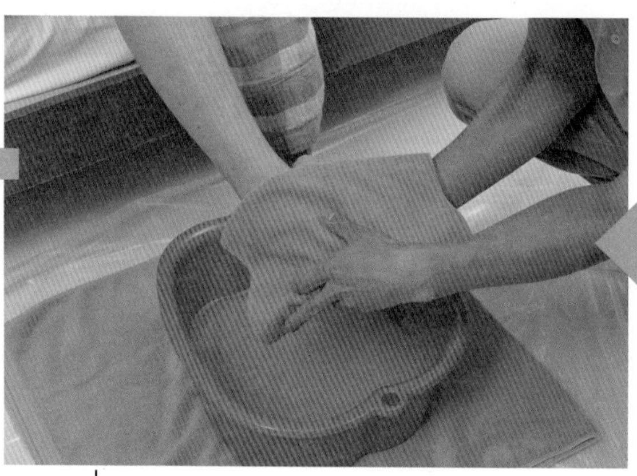

5 수건으로 닦는다
헹굼이 끝나면 마른 수건으로 수분을 잘 닦아 냅니다.

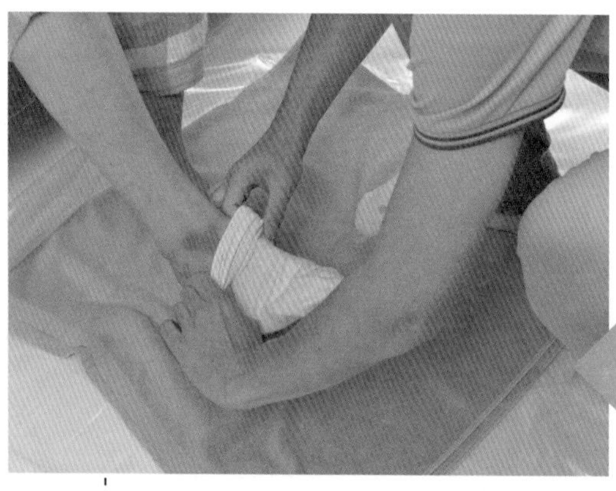

6 양말을 신긴다

물기가 남아 있지 않은지를 확인하고 곧바로 따뜻하게 양말을 신깁니다.

7 다른 한쪽 발도 같은 방법으로 실시한다

누운 상태에서 발 씻기

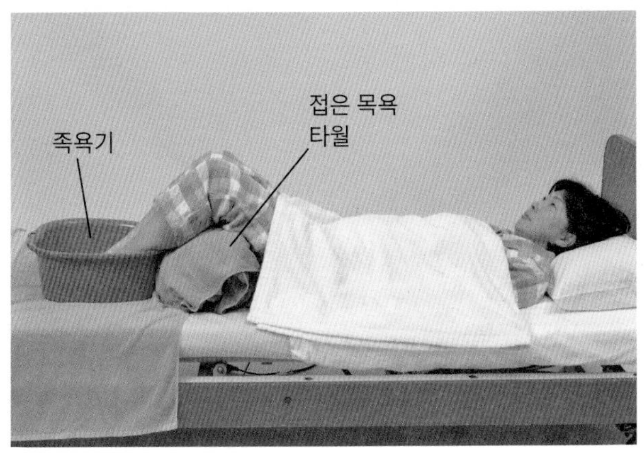
족욕기
접은 목욕
타월

① 누운 상태로 발 씻기를 할 경우에는 침대를 평평하게 하고 몸을 위쪽으로 이동시켜서 발밑에 발을 씻을 수 있는 공간을 만들어서 시작합니다.

② 무릎을 세우도록 하고 무릎 아래에 접은 목욕타월 등을 넣어서 실시합니다.

③ 족욕 장치 또는 깊이가 있은 세면기를 이용하며, 방수 시트와 목욕 수건을 깔고 의류와 침구가 물에 젖지 않도록 합니다.

④ 무릎 위에 담요 등을 덮어서 보온을 유지하도록 합니다.

2 발목부터 무릎 쪽 방향으로 씻는다

발이 따뜻해지면 비누물을 묻혀서 발목부터 무릎 쪽 방향으로 씻습니다.

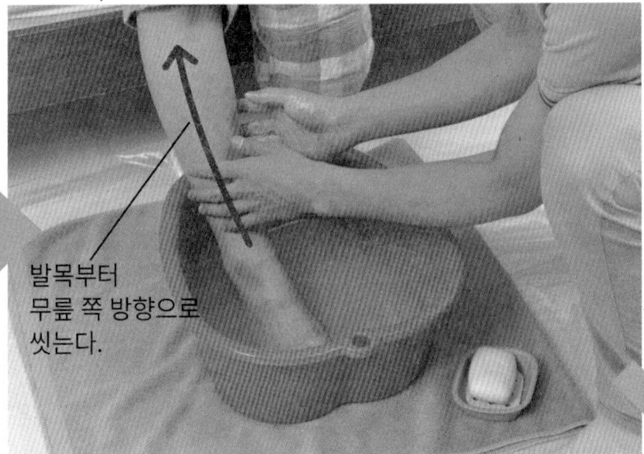
발목부터
무릎 쪽 방향으로
씻는다.

3 발목부터 발가락과 발바닥을 씻는다

발가락과 발가락 사이, 그리고 발가락 뿌리 등을 깨끗이 씻습니다.
발뒤꿈치는 잘 잡고 접은 수건 등으로 문질러 씻으면 좋습니다.

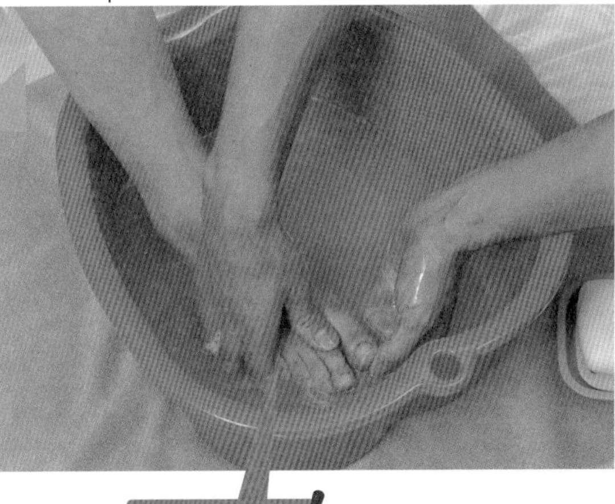

이곳을 체크!

발바닥 전체를 마사지하듯 씻으면 혈액순환이 좋아진다.

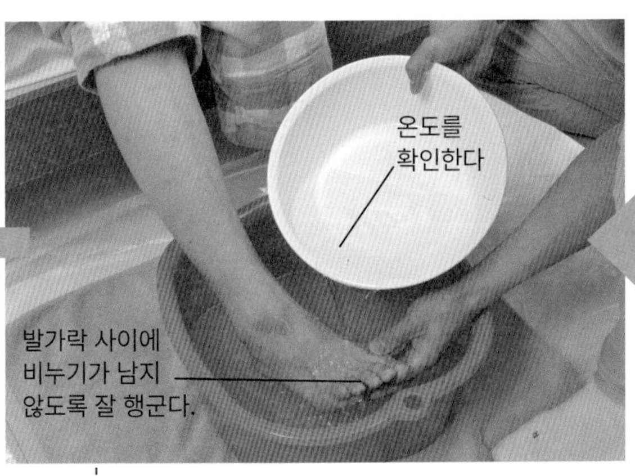
온도를
확인한다
발가락 사이에
비누기가 남지
않도록 잘 헹군다.

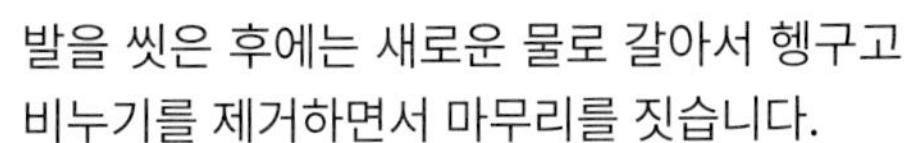

4 발을 헹군다

발을 씻은 후에는 새로운 물로 갈아서 헹구고 비누기를 제거하면서 마무리를 짓습니다.

6 머리 감기 | 머리 감기용 패드 이용

케어

머리 감기용 패드를 이용하면 노약한 사람도 침대에서 머리를 감을 수 있습니다.
얼굴과 귀에 물이 들어가지 않도록 주의합니다.

머리 감기 준비

머리 감기용 패드를 이용하여 앉은 자세를 취할 수 없는 사람도 누워 있는 상태에서 머리를 감길 수 있습니다.

판매되는 패드는 공기를 불어 넣어 부풀어진 부분이 턱을 이루어 물이 흘러내리지 않도록 장치되어 있기 때문에 침대에서도 머리 감기가 원활해집니다.

또한, 판매되는 제품이 아니라도 목욕 타월이나 비닐봉지를 이용하여 손으로 머리 감기용 패드를 대신할 수 있는 방법을 만들 수 있도록 노력합니다(➡P139 그림). 머리 감기 패드를 이용하여 일주일에 1~2번 머리를 감습니다.

준비물

- □ 머리 감기 패드
- □ 목욕 타월
- □ 물통(오수 처리용)
- □ 방수 시트
- □ 물 주전자
- □ 샴푸(린스)
- □ 더운물 (40 ℃)
- □ 헤어 드라이어
- □ 헤어 브러시

머리 감기용 패드

공기를 불어 넣으면 턱이 되기 때문에 물이 흘러나오지 않는다.

이쪽으로 물이 흘러나온다.

머리를 감는다

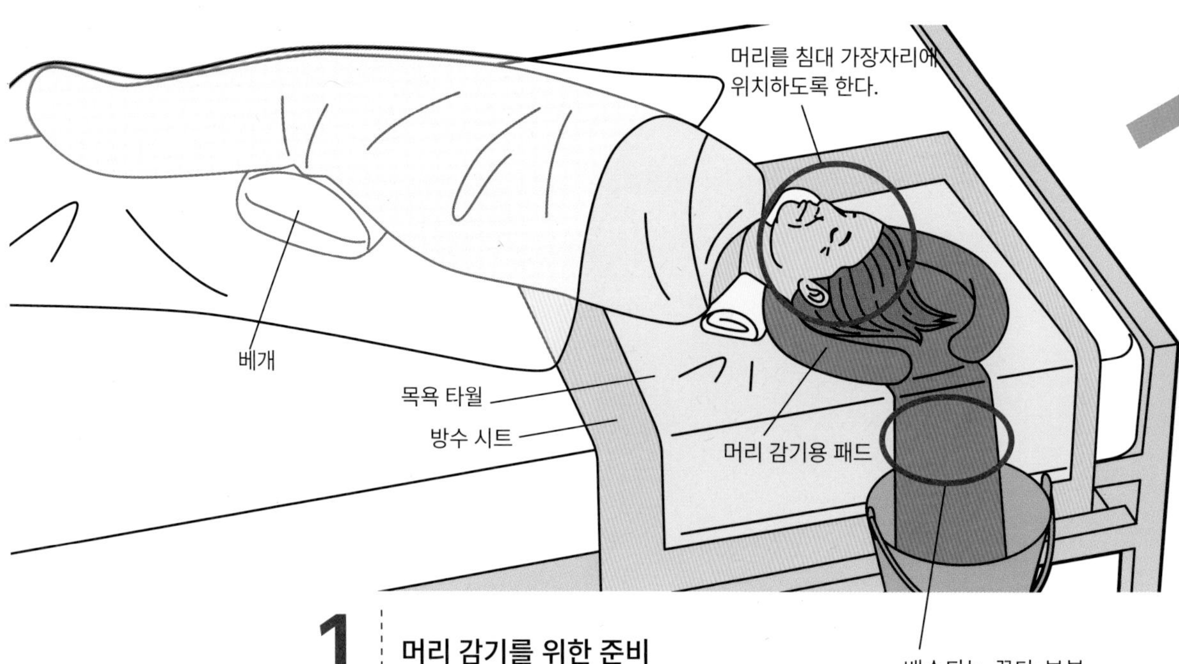
머리를 침대 가장자리에 위치하도록 한다.
베개
목욕 타월
방수 시트
머리 감기용 패드

배수되는 끝단 부분을 양동이 안쪽에 넣는다.

1 머리 감기를 위한 준비

침대에 방수 시트, 목욕 타월, 머리 감기용 패드, 양동이를 그림과 같이 배치하고 목 아래에 두른 수건을 끼고 머리를 머리 감기 패드에 넣어 비스듬하게 눕도록 합니다. 보온을 위해 몸을 타월로 감싸고 베개를 무릎 밑에 넣어 자세를 안정시킵니다.

머리 감기 패드를 만드는 방법

❶ 목욕 타월을 감아서 막대 모양으로 한다. 팬티스타킹에 끼워 넣고 고무줄로 고정한다.

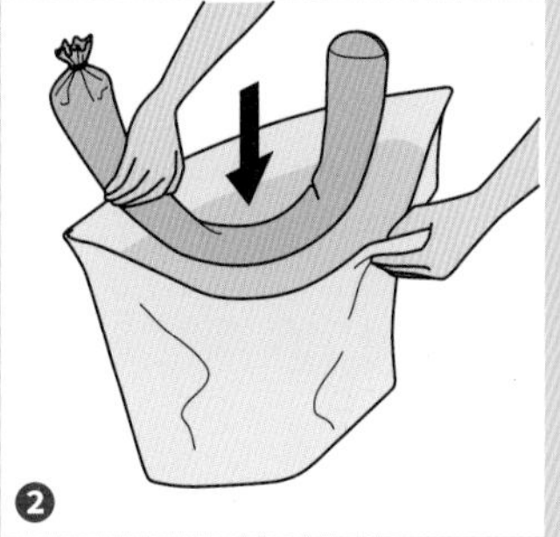

❷ ①을 구부려서 큰 비닐 봉투에 넣고 형태를 만든다.

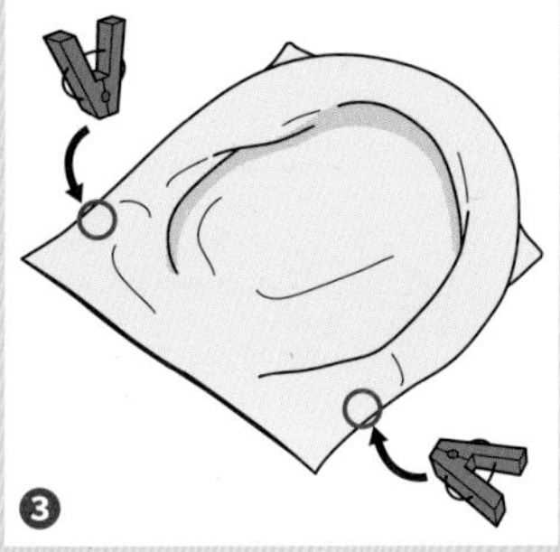

❸ 빨래집게로 양쪽을 고정시킨다.

40°C 정도의 더운물에 머리 전체를 적신다.

2 물을 끼얹는다

물 주전자 등을 이용하여 40°C 정도의 더운물을 머리 전체에 끼얹습니다. 본인에게 물어서 물의 온도를 확인하면서 행합니다.

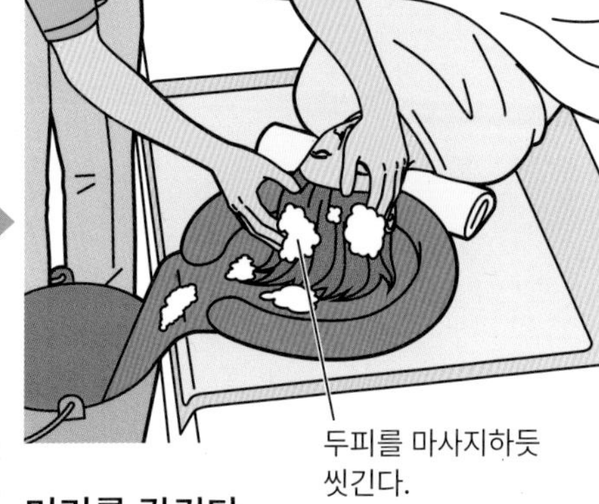

두피를 마사지하듯 씻긴다.

3 머리를 감긴다

샴푸를 묻혀서 거품을 내고 두피 마사지를 하듯이 머리를 감습니다. 린스를 하기 전에 수건 등으로 샴푸를 닦아 두면 거품이 제거되어서 좋고, 린스하기가 편해집니다.

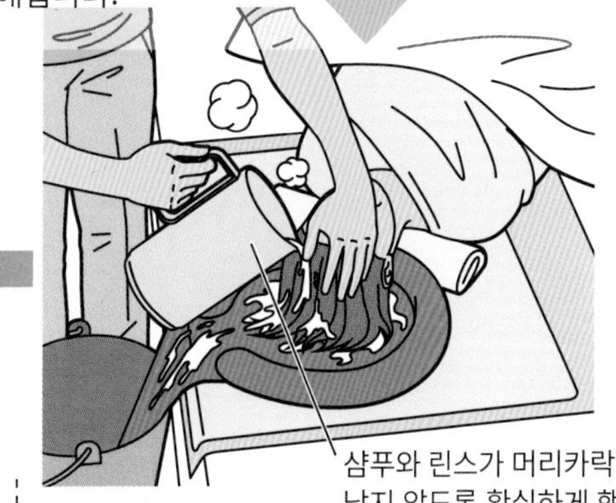

샴푸와 린스가 머리카락에 남지 않도록 확실하게 헹군다.

4 머리를 헹군다

더운물을 붓고 샴푸를 씻어 냅니다. 가볍게 수분을 닦은 후 린스를 하고 난 후 물로 머리를 헹굽니다. 뒷머리를 감을 때에는 부드럽게 고개를 들도록 하고 물을 손으로 퍼 올리듯이 해서 물로 씻습니다.

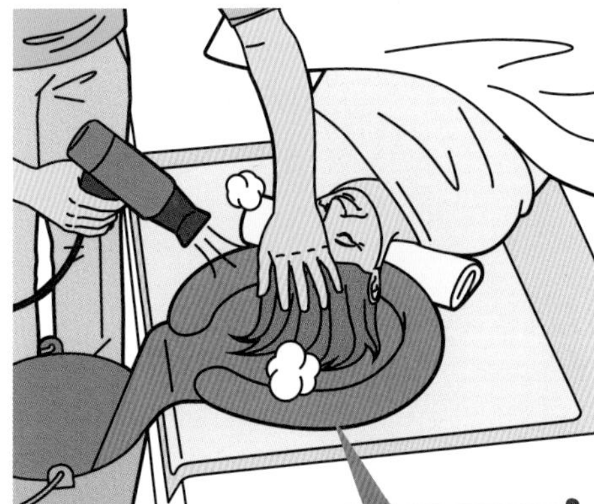

5 머리를 말린다

머리와 패드에 남아 있는 수분을 닦아내고 드라이로 말리고 헤어 브러시로 머리를 정돈합니다.

이곳을 체크!

드라이어의 뜨거운 바람이 얼굴과 귀에 닿지 않도록 주의한다.

7 시트 교환

케어

침대에 누운 상태에서 시트를 교환하는 방법은 한쪽으로 몸을 옮겨서 절반씩 교환합니다.
시트에 주름이나 한쪽으로 치우침이 없도록 잘 정돈합니다.

누운 상태에서 시트 교환

시트에 땀이나 때, 그리고 눈에 보이지 않는 세균 등으로 오염된 상태에서는 몸에도 악영향을 미칩니다. 질병에 걸리기 쉬울 뿐만 아니라 시트에 주름이 있거나 느슨한 상태에 놓이는 것만으로도 욕창의 원인이 되므로 필요에 따라 교환하고 올바른 침대 정리정돈을 해서 편안하고 깨끗한 상태로 유지하는 것이 중요합니다.

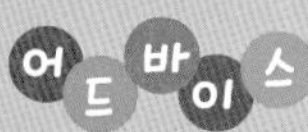

시트 교환은 장애로 인하여 몸을 옆으로 눕는 것이 불가능한 경우에는 누워 있는 상태에서도 교환할 수 있습니다. 몸을 그대로 한 채 침대 한쪽으로 밀어서 누워 있을 때와 마찬가지로 시트를 절반씩 교환합니다.

1 말을 건넨다

케어받는 사람의 눈을 보고 이야기를 건넵니다.

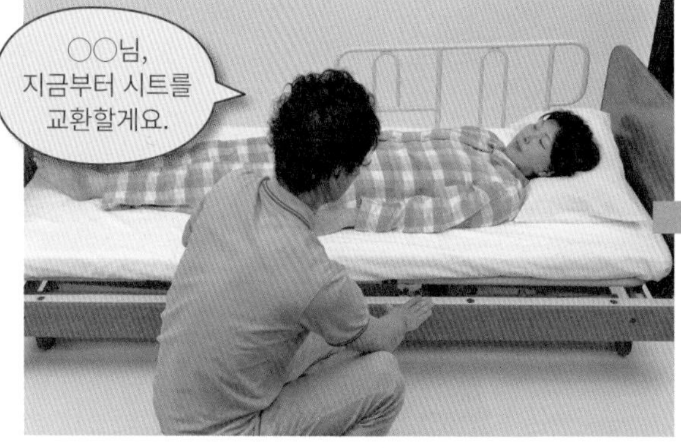

지금부터 시트를
교환할게요.

2 옆으로 눕게 한다

돌아 누울 듯이 해서(➡P30) 옆으로 눕도록 합니다. 자력으로 동작하는 것이 곤란한 경우에는 케어를 해줍니다.

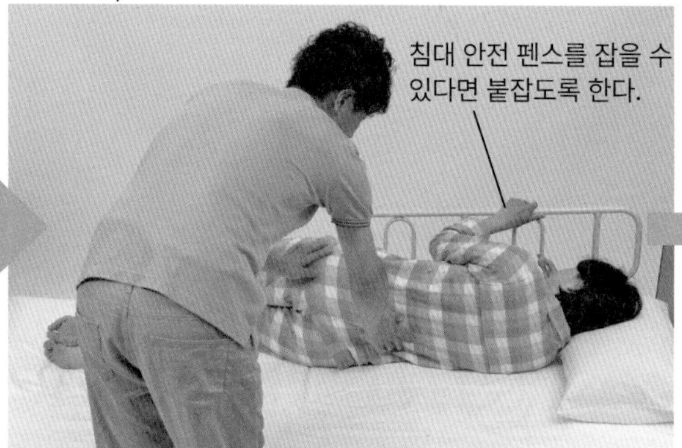

침대 안전 펜스를 잡을 수 있다면 붙잡도록 한다.

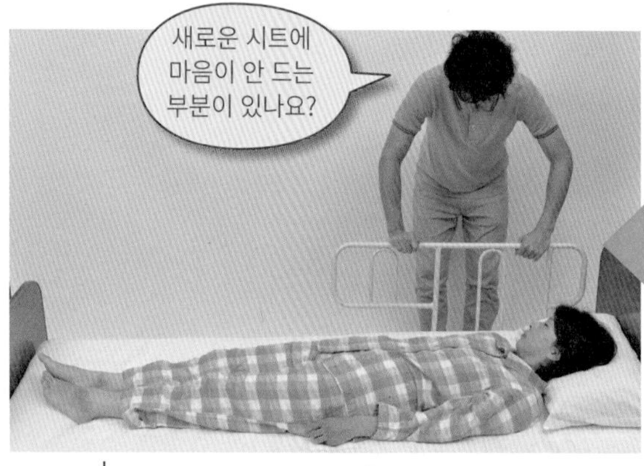

마음이 안 드는
부분이 있나요?

8 완료!

가운데로 옮기고 누운 상태로 되돌아갑니다. 침대 안전 펜스를 원래대로 되돌립니다. 시트에 얼룩이나 신경 쓰이는 부분이 없는지를 확인합니다.

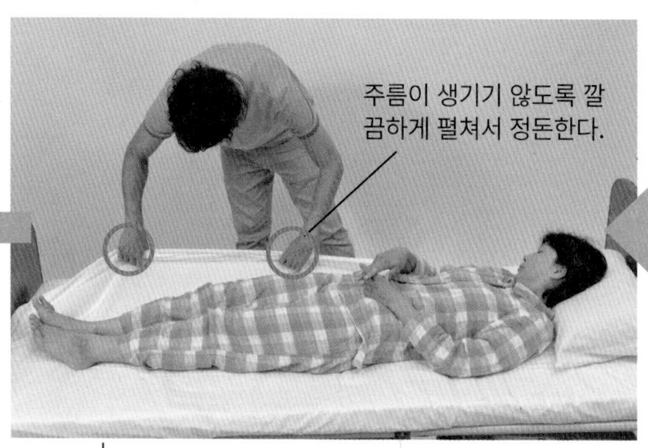

주름이 생기기 않도록 깔끔하게 펼쳐서 정돈한다.

7 새로운 시트를 당겨서 정돈한다

침대 반대편으로 돌리고 새로운 시트를 끝까지 펼쳐서 5번 동작과 똑같이 주름이 없도록 제대로 정돈합니다. 침대 안전 펜스가 방해가 되면 제거합니다.

침대 정돈하기 | 시트 코너 정돈법

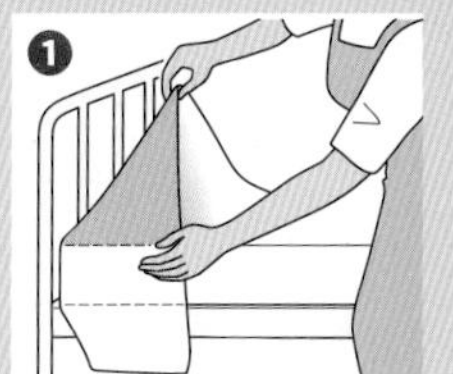

❶ 머리 쪽 부분을 덮고 매트리스 밑으로 접어 넣어 삼각형을 만든 다음, 오른손으로 앞쪽 가장자리를 올린다.

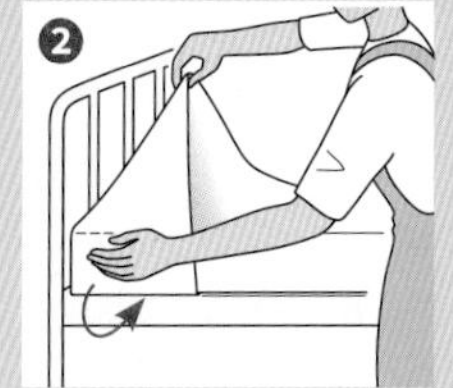

❷ 늘어진 여분의 시트를 매트리스 밑에 넣는다.

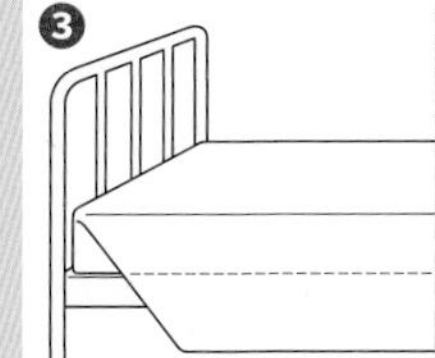

❸ 왼쪽 손등 혹은 손가락으로 시트를 누르고 매트리스에 고정하면서 오른손으로 들어 올린 시트를 내린다. 모서리 끝단의 접어 넣은 것이 삼각형이 되도록 정돈한다.

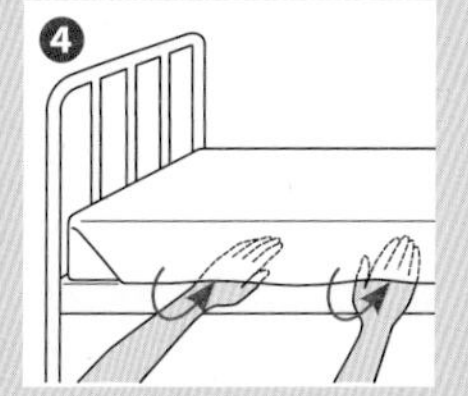

❹ 앞으로 늘어진 여분의 시트를 주름을 펼 듯이 해서 잡아당기고 매트리스 아래에 집어넣는다. 이때 손을 다치지 않도록 손바닥을 아래로 향하게 하고 동작을 취한다.

❺ 다리 쪽으로 다가가서 시트를 대각선으로 당겨서 주름과 느슨한 상태를 제거하면서 머리 쪽과 마찬가지로 모서리를 정돈한다. 반대쪽도 동일한 방식으로 실행한다.

3 사용 중인 시트의 절반을 벗긴다

사용 중인 시트의 앞쪽 절반을 벗기고 둥글게 말아서 몸 아래쪽으로 밀어넣습니다.

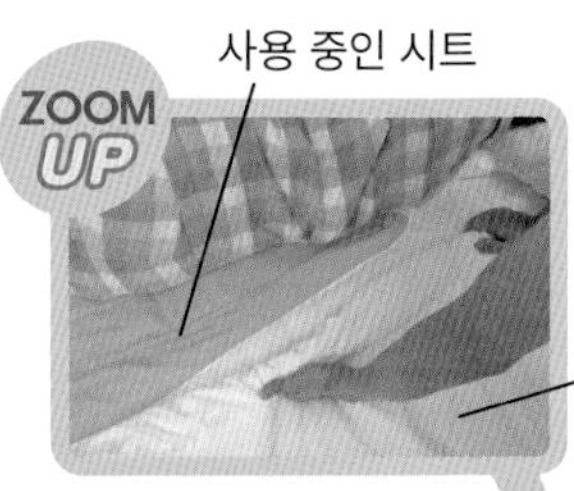

4 새로 교환할 시트를 세로로 반으로 접어 둔다

새로 교환할 시트의 겉쪽이 안쪽이 되도록 접은 다음, 접힌 선을 반대쪽으로 해서 앞쪽 절반의 공간에 둡니다. 새 시트의 위쪽을 접어서 사용해온 시트 아래에 넣습니다.

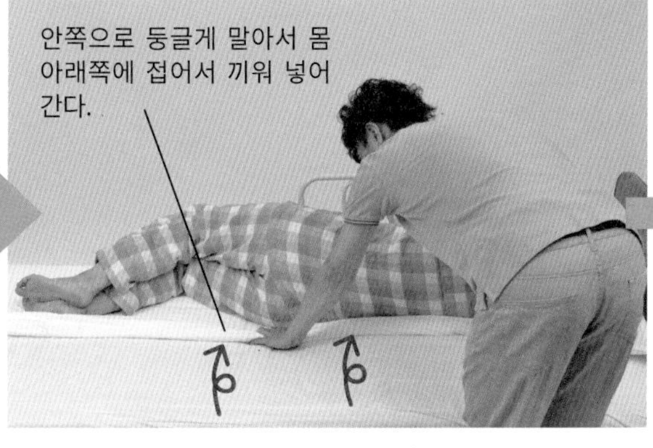

안쪽으로 둥글게 말아서 몸 아래쪽에 접어서 끼워 넣어 간다.

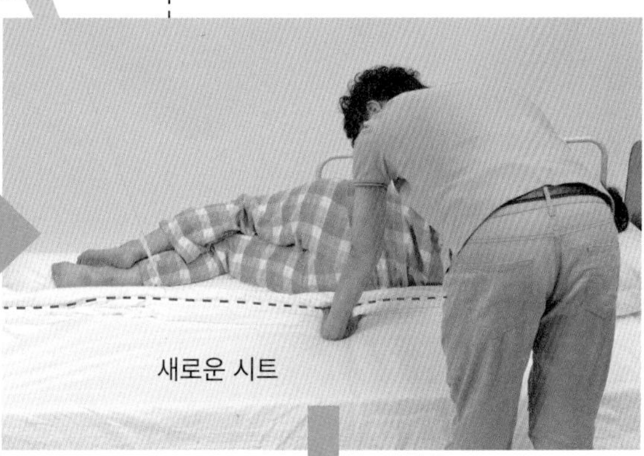

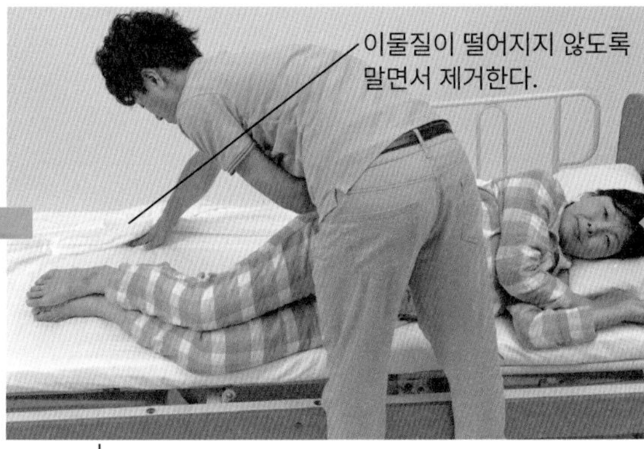

이물질이 떨어지지 않도록 말면서 제거한다.

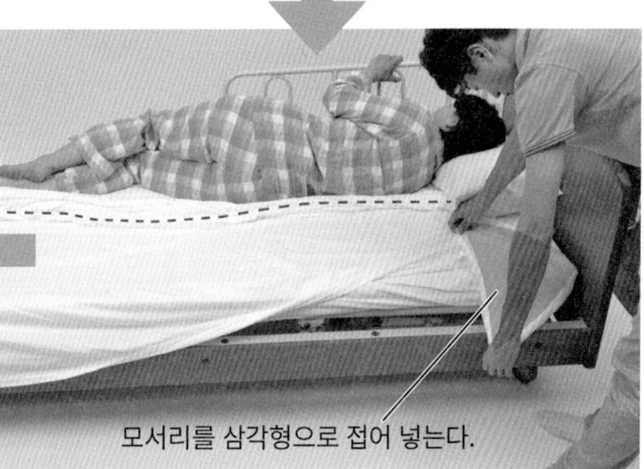

모서리를 삼각형으로 접어 넣는다.

5 새 시트의 앞쪽을 정돈한다

새로운 시트에 주름이 생기지 않도록 팽팽하게 펼쳐서 정돈합니다. 끝단을 매트리스 밑에 확실하게 안으로 접어 넣고 모서리는 삼각형으로 끼워 넣어 정돈합니다(➡ 상단 그림).

6 새로운 시트 위에 옮기고 사용했던 시트를 제거한다

새로운 시트로 이동하도록 하고 사용했던 시트는 말아가면서 제거합니다.

1 자력 배설 케어

배설의 케어는 케어하는 사람에게 최대한 자연스럽게 배설할 수 있도록 환경을 조성하고 프라이버시에 신경을 써야 합니다.

자연스러운 배설을 목표로 한다

배설은 먹는 행위와 함께 생명을 유지하는 데에 필수적인 생리 현상이며, 가장 개인적인 행위입니다. 따라서 케어받는 사람의 존엄성을 지키고 몸 상태를 잘 파악하여 케어합니다.

배설 케어는 최대한 자연스럽게 배설할 수 있도록 하는 것을 기본으로 합니다.

자연 배설은 화장실에 가서 변기에 앉아서 하는 행위입니다. 침대에 누운 채로는 대변과 소변이 좀처럼 나오지 않습니다. 이것은 앉은 자세가 인간의 생리에 알맞은 배변 자세이기 때문입니다. 안심하고 침착하게 앉아 있는 동작이 자연 배설을 촉진합니다.

배설 케어는 이와 같이 앉은 자세로 할 것을 목표로 하고 가능한 한 화장실 또는 이동 변기에서 배변하는 습관을 기르도록 합니다. 그리고 케어받는 사람의 대변, 소변의 신호, 즉 변의(便意)의 기회를 놓치지 말고 제때 화장실로 유도하는 것이 자연 배설에 가까운 자력에 의한 배설을 하기 위해 매우 중요합니다.

배설의 진행 과정

음식과 수분이 위장에 들어가면 위장 · 대장 반사작용이 일어나고 대장의 연동운동에 의해 대변이 직장으로 보내집니다. 이것이 뇌에 전해져 변의(便意)를 느끼게 되며, 변(똥)에 배변 반사가 일어나고 변(똥)을 밀어내기가 진행됩니다.

이러한 운동은 아침 시간대에 부교감 신경이 잘 작동하고 있는 사이에 발생하게 되기 때문에 아침 식사 후에 발생하는 배변 타이밍은 가장 적합한 기회라고 할 수 있습니다.

이러한 메커니즘(생리 현상)을 활용하여 비록 변의가 없어도 아침 식사 후에는 화장실에 앉는 습관을 익힘으로써 점차 변의를 느낄 수 있게 됩니다.

자연 배변 시에 작동하는 3가지 힘

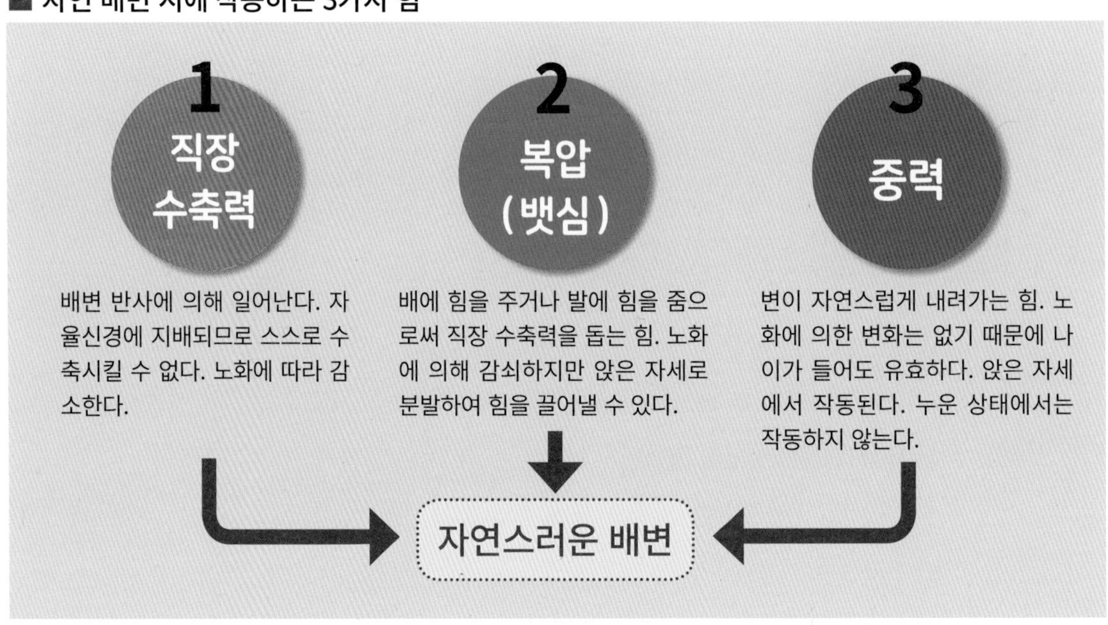

1
직장 수축력
배변 반사에 의해 일어난다. 자율신경에 지배되므로 스스로 수축시킬 수 없다. 노화에 따라 감소한다.
2
복압 (뱃심)
배에 힘을 주거나 발에 힘을 줌으로써 직장 수축력을 돕는 힘. 노화에 의해 감쇠하지만 앉은 자세로 분발하여 힘을 끌어낼 수 있다.
3
중력
변이 자연스럽게 내려가는 힘. 노화에 의한 변화는 없기 때문에 나이가 들어도 유효하다. 앉은 자세에서 작동된다. 누운 상태에서는 작동하지 않는다.
자연스러운 배변

자연 배변을 촉진하는 자세

자연 배변에 필요한 3가지 힘(➡P142 그림) 중에서, 복압(뱃심)과 중력은 앉은 자세에서 가장 잘 작동됩니다.
누운 상태에서는 중력은 전혀 작동하지 않고, 복압은 앉은 상태의 절반밖에 작동하지 않습니다.
특히 고령이 되면 근력이 떨어지고, 또한 배변이 어려워집니다. 자연 배변을 위해서는 좌위에서 약간 머리를 앞으로 수그린 자세를 취하고, 복압 중력을 최대한 활용하는 것이 중요합니다.

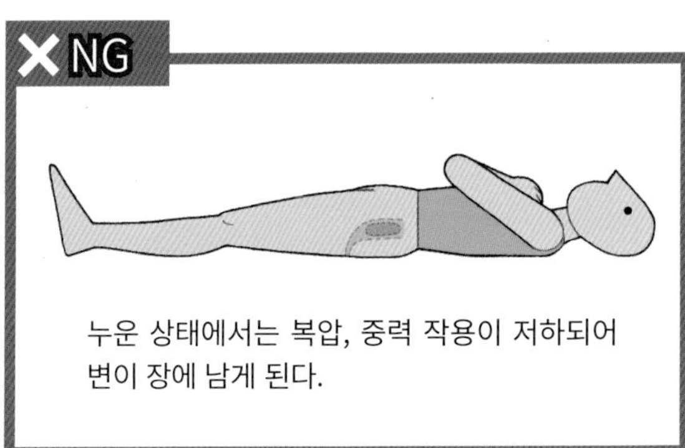

변이 장에 남게 된다.

복압과 중력 유발 자세

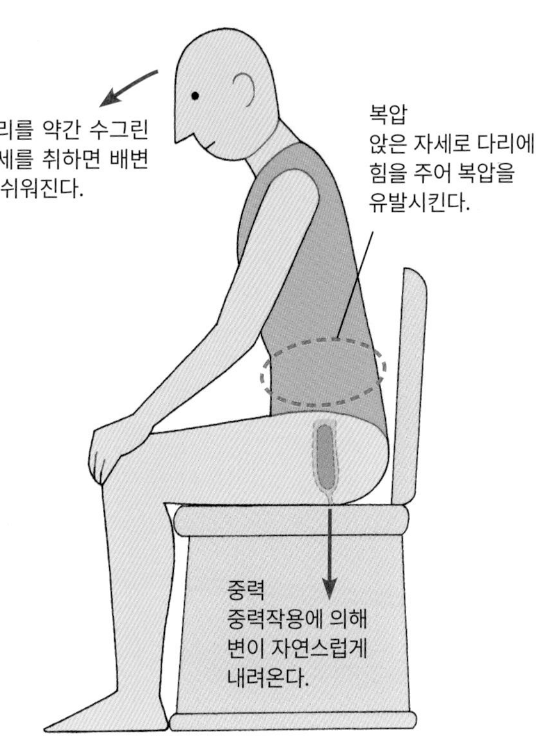

머리를 약간 수그린

힘을 주어 복압을
유발시킨다.

중력작용에 의해

화장실의 환경을 정돈한다

자력에 의한 배설을 유도하기 위해서는 본인의 신체 기능이 쇠퇴되어 간다는 점을 헤아리고, 화장실 환경을 검토하는 것도 중요합니다. 본인이 사용하기 쉬운 화장실은 케어하는 사람도 관리하기 쉽다고 합니다.
우선, 변기에 다가가서 불편함 없이 앉고 서기를 안정감 있게 할 수 있도록 연구해 둡니다. 재래식 변기를 서양식 변기로 개조하는 것이 좋습니다. 몸을 지탱할 수 있는 손잡이를 잡을 수 있는 환경을 만들고, 가능하면 최대한 턱을 없앱니다. 휠체어로 이동할 경우 휠체어가 있을 수 있는 공간을 확보하는 것도 필요합니다.

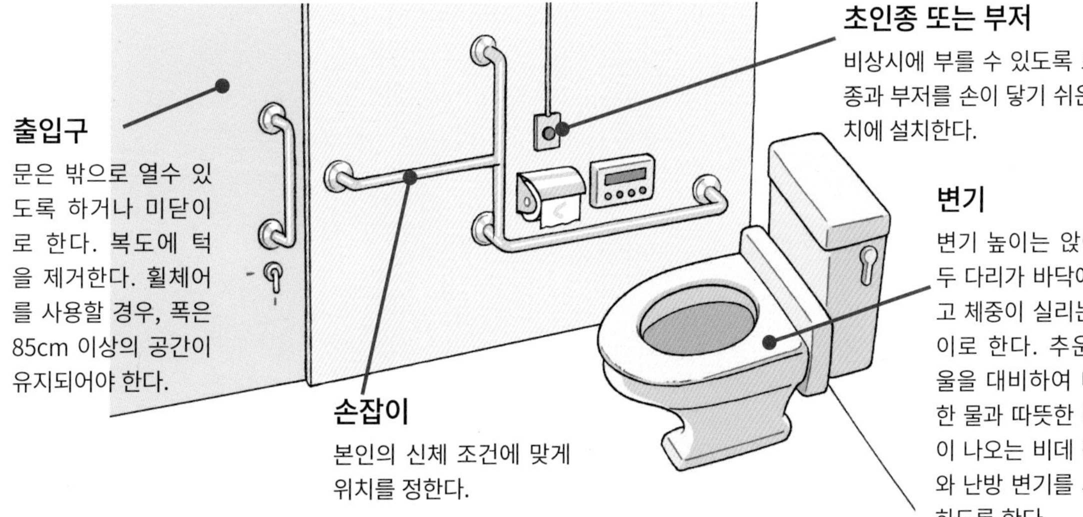

출입구
문은 밖으로 열수 있도록 하거나 미닫이로 한다. 복도에 턱을 제거한다. 휠체어를 사용할 경우, 폭은 85cm 이상의 공간이 유지되어야 한다.
손잡이
본인의 신체 조건에 맞게 위치를 정한다.
초인종 또는 부저
비상시에 부를 수 있도록 초인종과 부저를 손이 닿기 쉬운 위치에 설치한다.
변기
변기 높이는 앉아서 두 다리가 바닥에 닿고 체중이 실리는 높이로 한다. 추운 겨울을 대비하여 따뜻한 물과 따뜻한 바람이 나오는 비데 장치와 난방 변기를 사용하도록 한다.

2 배설 케어 포인트

화장실에서 배설하는 것이 기본이지만, 화장실에 갈 수 없는 경우에는 배설 용구를 이용합니다. 본인의 신체 증상에 따라 적절한 것을 선택합시다.

배설 용구를 이용한 케어

침대에 누워 지내는 시간이 길어졌다고 해서 곧바로 기저귀를 사용하는 것은 피합니다. 그 이유는 기저귀를 계속해서 사용하면 소변이나 대변을 보려는 변의(便意)를 느끼지 못하고, 피부의 감각이 없어지며 생활 의욕도 잃어버리기 때문입니다.
원래 누구나 자력으로 화장실에 가고 싶어 합니다. 그것이 곤란한 경우는 침대 옆에 이동 변기를 놓고 배설하는 방법이 있습니다. 앉은 자세를 유지할 수 없는 사람은 침대에 소변기나 대변기를 사용하는 방법도 있습니다.
기저귀를 하고 그 안에 배설하는 것은 본인에게도 굴욕적이고 불쾌한 일입니다. 일시적으로 어쩔 수 없이 기저귀를 사용하는 경우에도 야간에만 사용하는 등 최대한 배설 욕구를 충족시킬 수 있는 계기를 마련해야 합니다. 기저귀에만 의존할 것이 아니라, 이동 변기, 소변기, 대변기 등의 배설 용구를 병행하여 사용하고 자립 배설을 목표로 하는 것도 하나의 방법입니다.

① 화장실에서 배설하기 (➡ P146)

소변이나 대변의 의사가 있을 때 앉고 서고 걷기의 동작을 할 수 있으면, 가능하면 화장실에서 배설합니다.
케어받는 사람에게 프라이버시가 보호되고 침착하게 배설할 수 있는 것은 집의 화장실이 가장 최고입니다.
본인의 상태에 따라 변기에 옮겨가서 바지를 내리고 올리는 등의 단계에서 케어가 필요합니다. 그 경우에도 손잡이 등을 이용하여 본인이 스스로 행동할 부분을 늘리는 것이 중요합니다.
화장실에 공간이 있으면 휠체어를 타고 화장실에 갈 수 있습니다. 장애 정도에 맞게 화장실 배치나 손잡이 방향 등을 쉽게 사용할 수 있도록 합니다.

② 휴대용 화장실을 사용 (➡ P150)

화장실까지 이동하기가 곤란하거나, 화장실 공간이 좁아서 휠체어 케어가 곤란하거나, 낮에는 화장실에서 배설할 수가 있지만, 야간에 걸을 때에 비틀거리는 증상이 있는 등의 경우에는 이동 변기 사용을 고려합니다.
침대에서 일어날 수 있으며, 앉고 서기의 자세를 유지할 수 있는 사람이라면 이용할 수 있습니다.
이동 변기는 실내에 두어도 위화감이 없는 가구 타입이나 뚜껑이 있는 유형, 팔걸이가 장착된 타입 등 다양한 종류가 있으므로 본인의 신체 조건, 취향, 방의 상황을 고려하여 적합한 물건을 선택합시다.

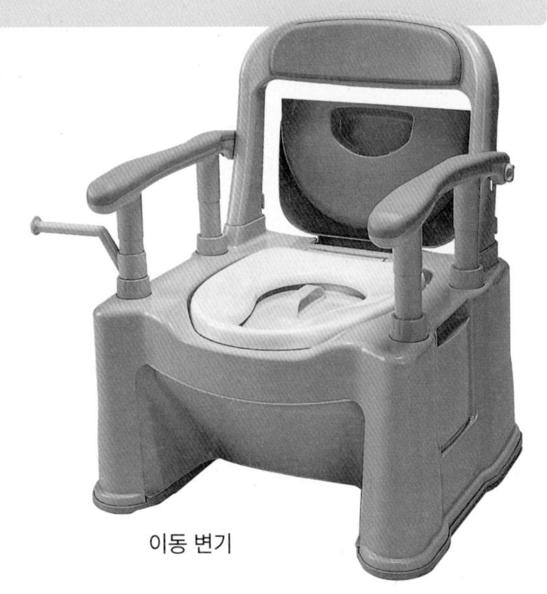
이동 변기

3 소변기 이용하기 (➡ P154)

침대에서 누워 있는 시간이 오래된 사람도 소변이나 대변을 느끼고 의사 표시를 해서 자력으로 배뇨를 할 수 있다면 소변기를 이용합니다. 특히 배뇨 횟수가 많아서 스스로 소변기를 이용할 수 있고, 의복 착탈 능력이 있는 경우는 본인이 직접 하도록 합시다.

소변기는 남성용, 여성용으로 나뉘며, 모양이 다양하므로 성별에 따라 선택합니다.

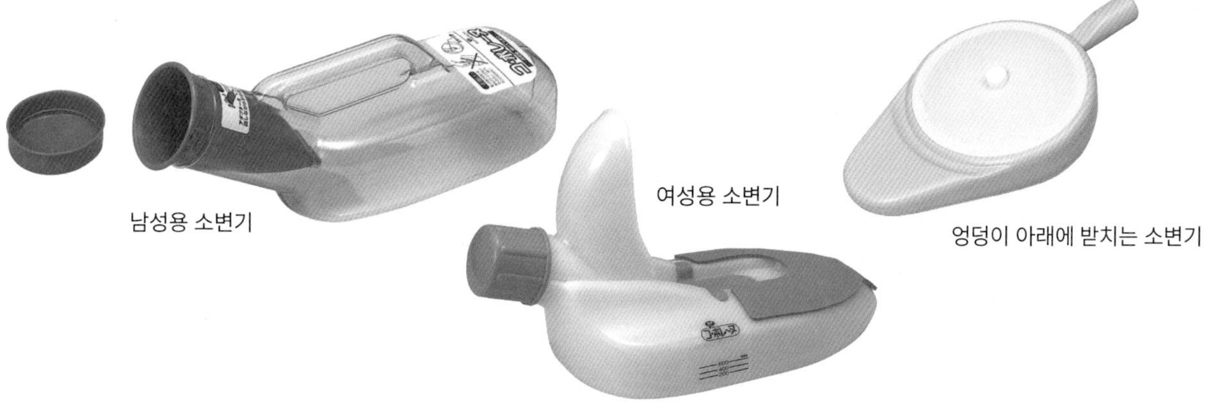

남성용 소변기

여성용 소변기

엉덩이 아래에 받치는 소변기

4 기저귀 사용하기 (➡ P156)

의식이 없거나 심한 장애로 소변이나 대변의 변의를 느끼지 못하는 사람은 기저귀 착용을 고려합니다.

요실금 때, 컨디션이 나쁠 때, 야간이나 장시간 외출할 때, 안심이 되도록 사용하는 경우도 있습니다.

기저귀에는 여러 가지 종류가 있습니다(➡P156). 본인의 취향 등을 잘 파악하고 소변 양이나 사용 목적을 고려하여 적절한 것을 선택합시다.

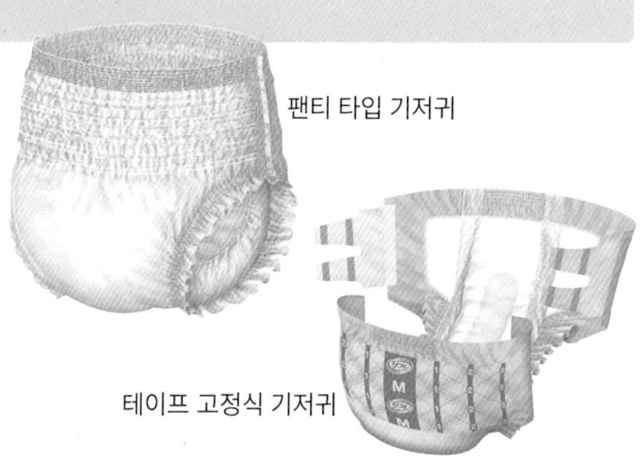

팬티 타입 기저귀

테이프 고정식 기저귀

자연 배설을 위한 케어

먼저 말을 건네고 동의를 얻은 다음 케어한다

배설 케어는 그 사람의 존엄성에 관련된 케어. 본인의 의사를 존중하고 수치심을 느끼지 않도록 이야기를 건네어 반드시 본인의 동의를 얻고 나서 케어한다.

배설 기록을 남긴다

배설 패턴을 파악할 수 있다면 화장실로 유도하는 타이밍을 포착하여 기저귀를 떼내어 주는 케어 동작으로 이어진다. 배설 시간과 배설 분량 및 그때의 식사량 등을 기록한다.

프라이버시를 보호한다

최대한 노출을 피하고 허리에 목욕 타월 등을 감는다. 특별히 신경 쓸 일이 없으면 배설할 때에는 그 자리를 피해 준다.

즉시 뒤처리를 한다

배설물은 즉시 처리하고 방에 냄새가 배지 않도록 환기시킨다. 경우에 따라 탈취제 등을 사용한다.

3 화장실에서 배설하기 | 휠체어로 이동이 가능한 경우

자립

소변이나 대변의 변의(便意)가 있고, 일어서고 앉기 동작을 할 수 있는 경우에는 장애가 있어도 휠체어를 이용해서 화장실에 갈 수 있습니다. 가능하면 자립 배설을 목표로 합니다.

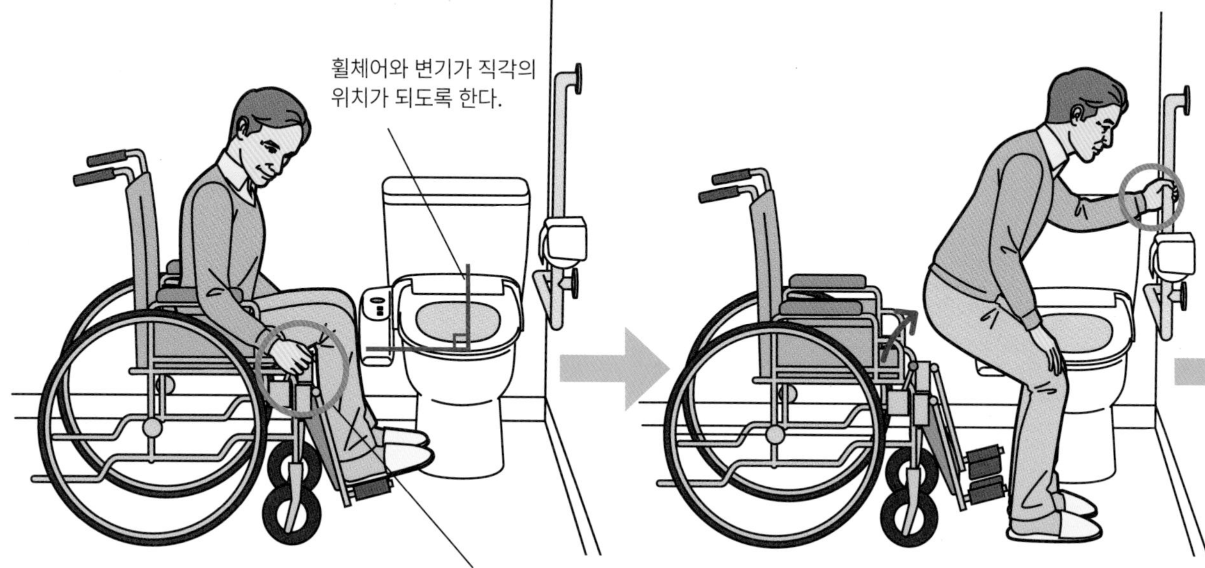

휠체어와 변기가 직각의 위치가 되도록 한다.

휠체어가 움직이지 않도록 브레이크를 걸고, 발판을 분리하거나 올린다.

1 휠체어를 변기에 접근시킨다

휠체어를 변기에 접근시킵니다. 몸을 90도 돌리면 변기에 앉을 위치에 휠체어를 접근시킵니다.

2 손잡이를 잡고 일어선다

몸을 앞으로 수그리는 자세를 취하고 손으로 손잡이를 꽉 잡고 일어섭니다.

자력으로 배변하기 쉬운 화장실 구조

변기가 출입구에 직각으로 배치되어 있는 화장실. 손잡이를 잡고서 몸을 90도 돌려서 변기에 옮겨 앉을 수 있는 배치.

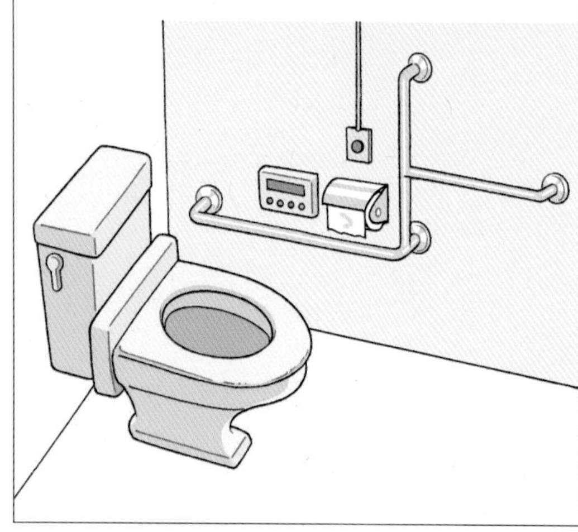

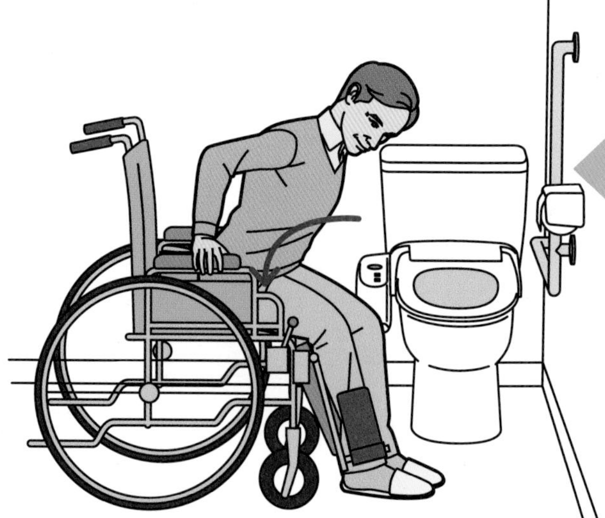

6 휠체어로 이동한다

손잡이 등을 잡고 일어나서 속옷과 바지를 올리고 휠체어 쪽으로 몸을 돌려서 그대로 천천히 앉습니다.

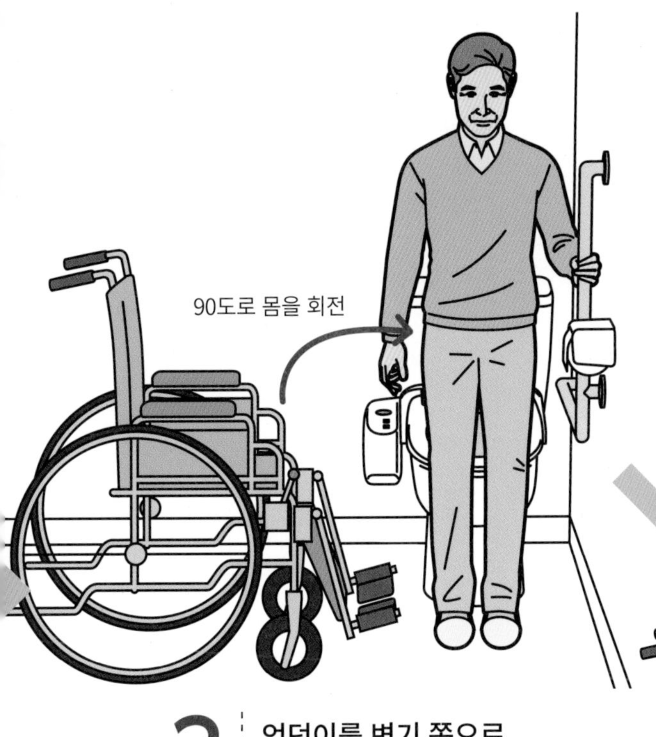

3 엉덩이를 변기 쪽으로 향한다

발의 위치를 조금씩 움직여서 몸을 돌리면서 엉덩이를 변기로 향해 다가갑니다.

이곳을 체크!

일어서기 동작이 불안정한 경우에는 손잡이 등에 기대어 바지를 내린다. 휠체어에서 미리 내려서 이동해도 좋다.

4 바지를 내린다

엉덩이가 변기 쪽으로 향하게 되면 벽이나 손잡이에 의지될 수 있도록 하는 등으로 몸을 안정시키면서 바지와 속옷을 무릎까지 내립니다. 머리를 앞으로 수그리게 될 때, 어깨를 손잡이 위치에 맞추면 자세가 안정됩니다.

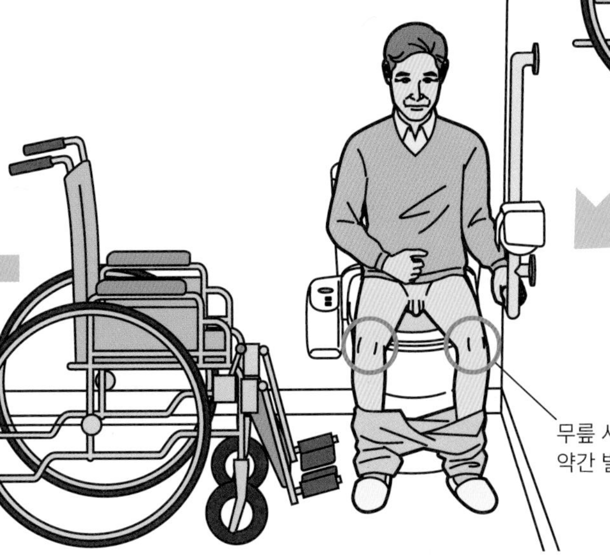

5 변기에 앉아 용변을 끝낸다

허리를 천천히 내리고 변기에 앉습니다. 다리를 약간 벌리면 안정됩니다. 용변을 마치고 엉덩이를 화장지로 앞쪽에서 뒤쪽으로 밀어 닦습니다.

원 포인트 변기가 입구에서 세로 방향으로 배치된 화장실의 경우, 휠체어는 몸을 돌릴 공간을 충분히 확보하면서 변기에 접근합니다.

4 화장실에서 배설하기 | 휠체어로 이동이 가능한 경우

케어

일어서기 동작을 할 수 없는 경우에는 변기에 옮겨 앉는 동작 등을 케어합니다.
손잡이를 사용하여 케어하는 사람에게 기대도록 하면 케어받는 사람의 부담이 없습니다.

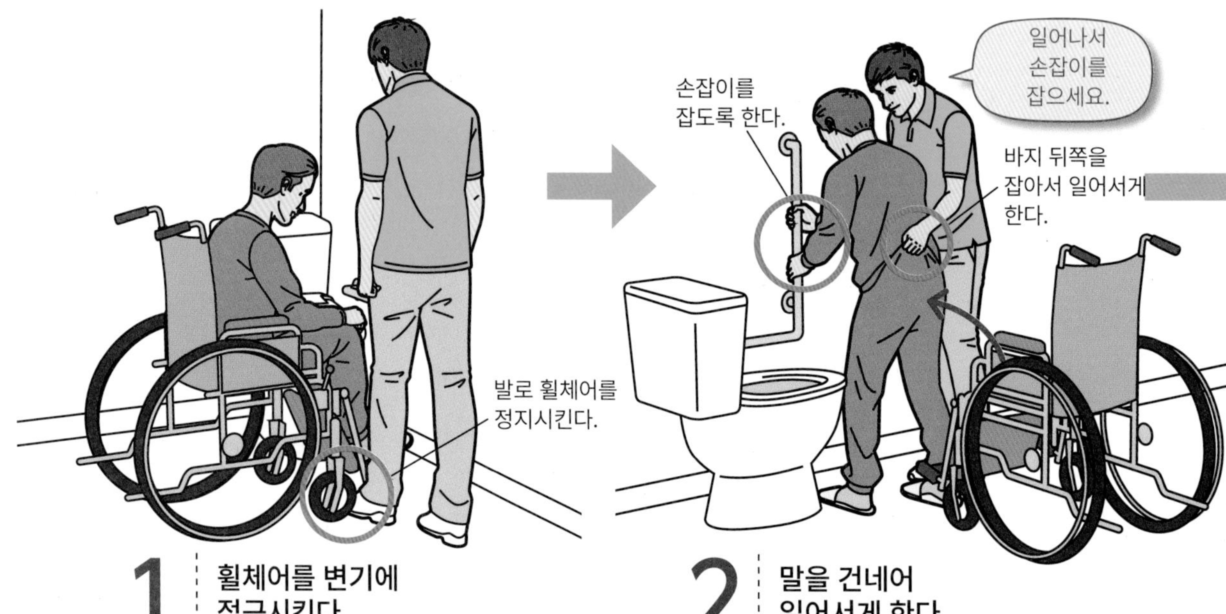
발로 휠체어를
정지시킨다.
손잡이를
잡도록 한다.
일어나서
손잡이를
잡으세요.
바지 뒤쪽을
잡아서 일어서게
한다.

1 휠체어를 변기에 접근시킨다

휠체어를 변기에 직각으로 대고, 브레이크를 걸고, 발판을 뗍니다. 동시에 보조 바퀴를 발로 멈추게 합니다.

2 말을 건네어 일어서게 한다

본인은 일어서기 자세를 취하고 손잡이를 잡게 합니다. 케어하는 사람은 상대의 바지 뒤쪽을 붙잡아 주며 일어서게 합니다.

이곳을 체크

여기에 상대의 몸을 놓으면 케어하는 사람의 허리에 통증이 올 우려가 있다. 몸을 가까이 다가가서 함께 천천히 허리를 내린다.

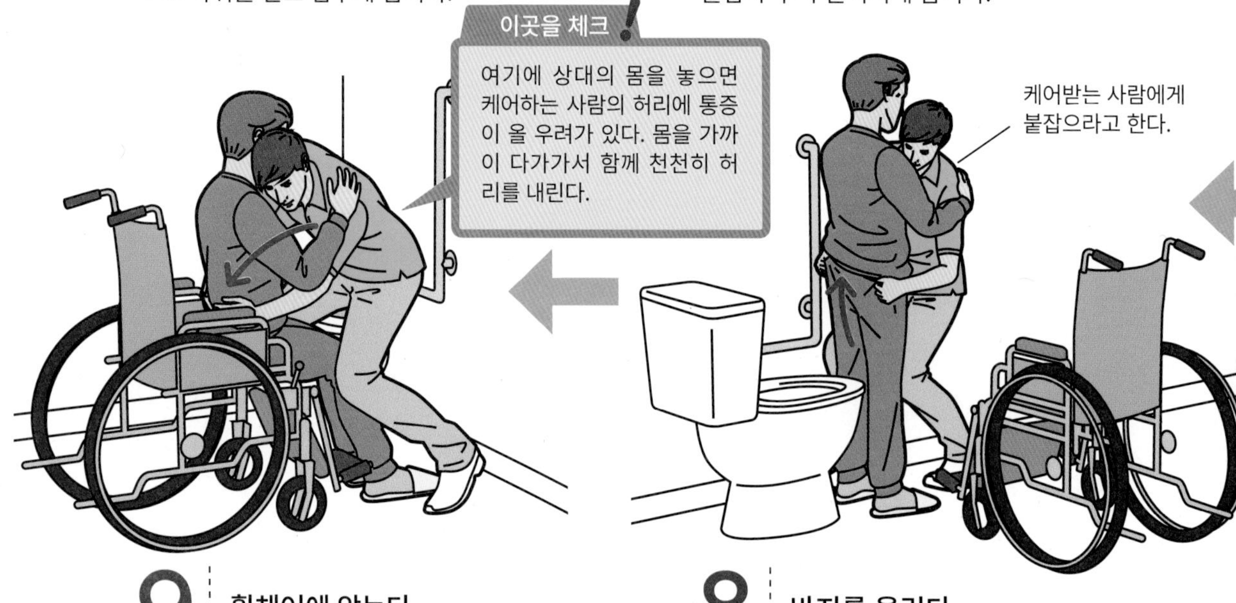
케어받는 사람에게
붙잡으라고 한다.

9 휠체어에 앉는다

케어하는 사람의 어깨에 손을 휘감으라고 하고, 상대의 겨드랑이를 잡으면서 휠체어의 방향으로 몸을 돌려서 천천히 앉힙니다

8 바지를 올린다

케어하는 사람의 어깨에 손을 감으라고 하면서 속옷과 바지를 올립니다.

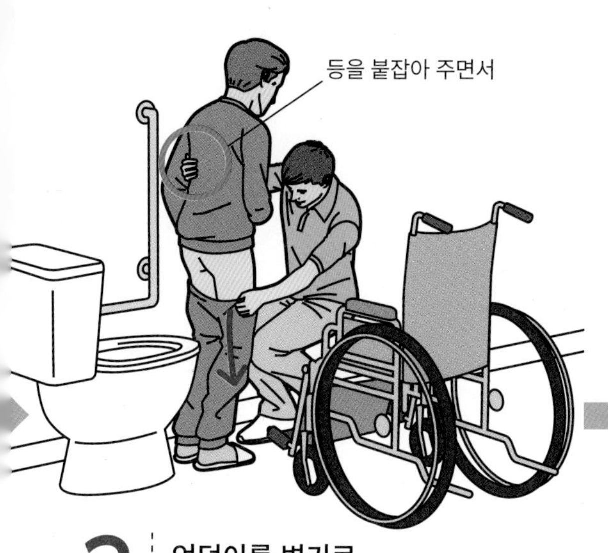
등을 붙잡아 주면서

천천히
허리를
내리세요.
이곳을 체크
케어하는 사람은 이야기를 건네면서 엉덩이가 털썩하고 떨어지지 않도록 천천히 앉힌다.

3 엉덩이를 변기로 향한다

체중을 조금씩 이동하면서 몸의 방향을 바꾸도록 유도하고 엉덩이를 변기로 향합니다. 케어하는 사람은 오른손으로 등을 붙잡고 왼손으로 바지와 속옷을 내립니다.

4 변기에 앉는다

오른손은 허리를 받치는 왼손으로 허리를 만지고 상대를 잡고 변기에 내립니다.

5 용변을 끝낸다

안전을 확인하고 위험한 요소가 없으면 본인이 용변을 끝내는 동안에 밖으로 나옵니다. 앉은 자세를 유지할 수 없는 경우에는 본인의 양해를 얻어 케어하는 사람이 몸을 지탱하면서 용무를 끝내게 합니다. 배변 후에 본인이 가능하면 스스로 엉덩이를 닦도록 합니다. 무리한 경우에는 손잡이 등을 이용하여 허리를 들어 올리라고 말하고, 케어하는 사람이 뒤에서 닦아줍니다. 케어받는 사람의 몸에 부담이 가지 않도록 신속하게 처리해 줍니다.

이곳을 체크
허리에 손을 감고 몸을 바싹 다가가면 불필요한 힘을 들이지 않고 케어할 수 있다.
어깨에 손을
휘감고
기대십시오.
양 무릎 사이에 케어하는 사람의 무릎을 넣는다.

7 일어선다

케어하는 사람은 허리에 손을 돌려 몸을 지탱해주면서 몸을 딱 붙이고 일어섭니다.

6 어깨에 손을 휘감게 한다

케어받는 사람에게 머리를 앞으로 수그리게 하고 케어하는 사람은 상대의 무릎 사이에 자신의 무릎을 넣습니다. 어깨에 손을 얹게 해서 케어하는 사람에게 기대도록 합니다.

5 이동 변기에서 배설하기

자립

화장실까지 가는 일이 곤란해도 침대 옆에 이동 변기를 두면, 기저귀를 사용할 필요는 없습니다.
케어 바를 사용하여 자력으로 이동합니다.

일어설 수 있는 경우

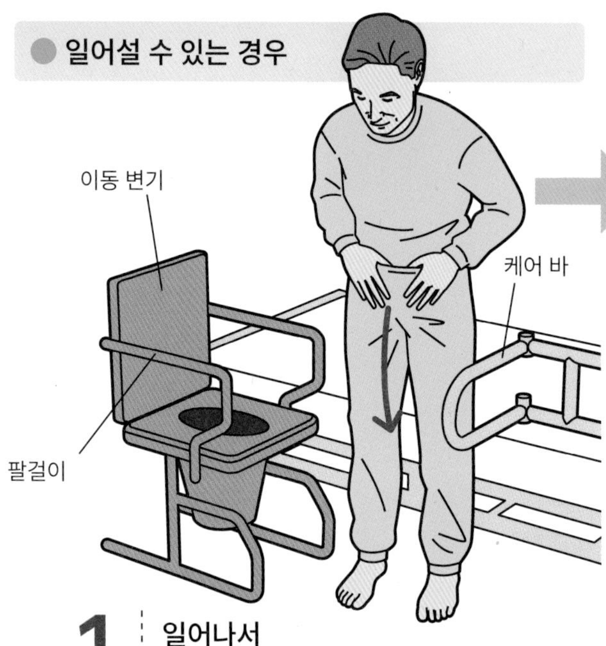

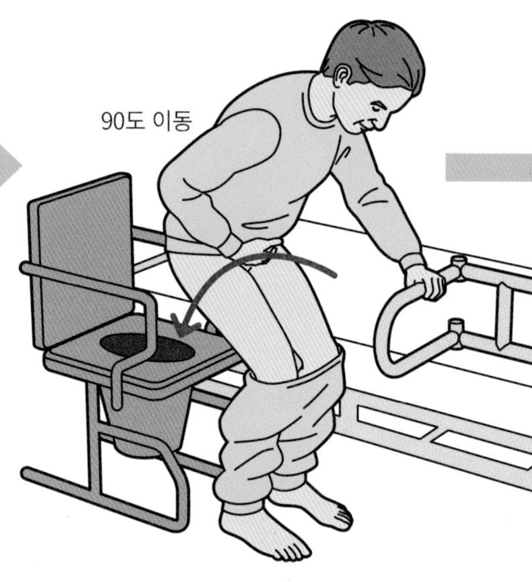

1 일어나서 바지를 내린다

케어 바 및 이동 변기 사이에 걸터앉아 케어 바를 잡고 일어나서 바지와 속옷을 내립니다.

2 엉덩이를 변기로 향한다

케어 바를 잡고, 발의 위치를 조금씩 움직여서 몸을 돌리면서 엉덩이를 화장실을 향해서 천천히 허리를 내립니다.

일어서기가 어려운 경우

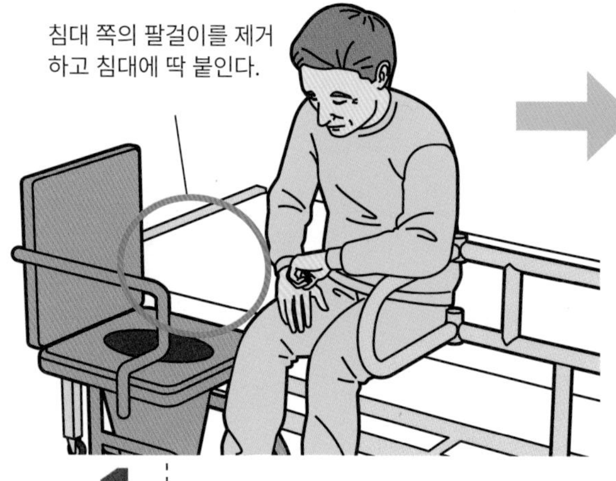

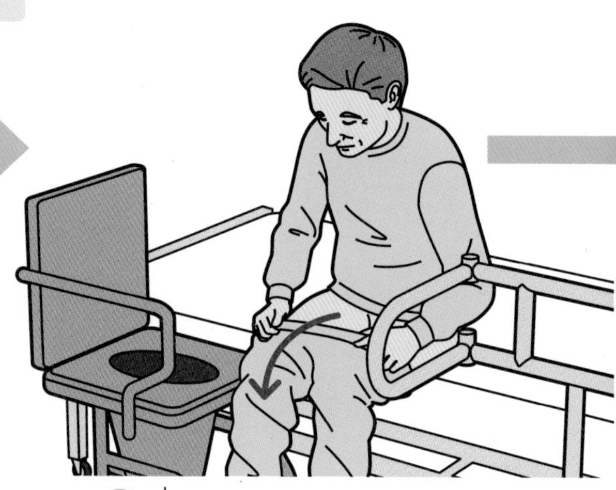

1 준비한다

이동 변기를 침대 옆에 빈틈이 없도록 대고 침대 쪽 팔걸이를 제거합니다.

2 바지를 내린다

침대에 앉은 채 속옷과 바지를 내립니다.

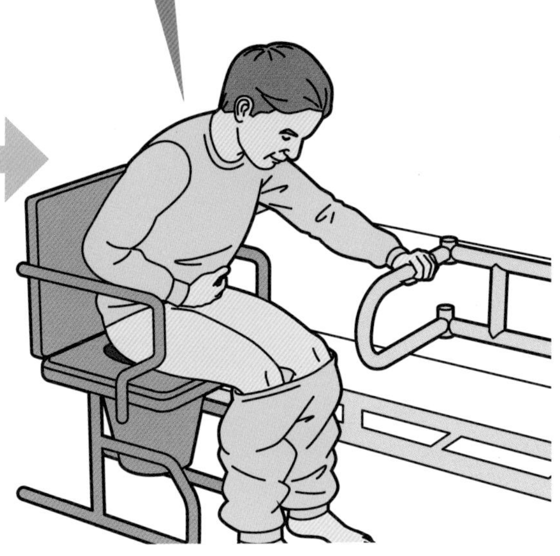
이곳을 체크
일어서서 바지를 내리는 동작이 어려운 경우는 침대에 걸터앉을 때 바지를 내려둔다. 또는 변기에 앉아서 내려도 된다.

이동 변기 설치

케어
침대에 분리해둔다. 옮겨 앉을 시에는 손잡이 대용으로 사용한다.

침대 높이 조절
침대는 본인이 일어나기 쉬운 높이로 조절한다.

이동 변기
- 높이를 조절할 수 있는 타입. 침대의 높이와 일치시킨다.
- 일어날 때에 발을 뒤로 끌어당길 수 있는 타입
- 팔걸이가 붙어 있고, 분리가 가능한 타입

3 변기에 앉는다

변기에 깊숙이 앉으면 용변을 마치고 엉덩이를 앞에서 뒤쪽 방향으로 밀어서 화장지로 닦습니다. 케어 바를 잡고 일어나서 속옷과 바지를 올립니다.

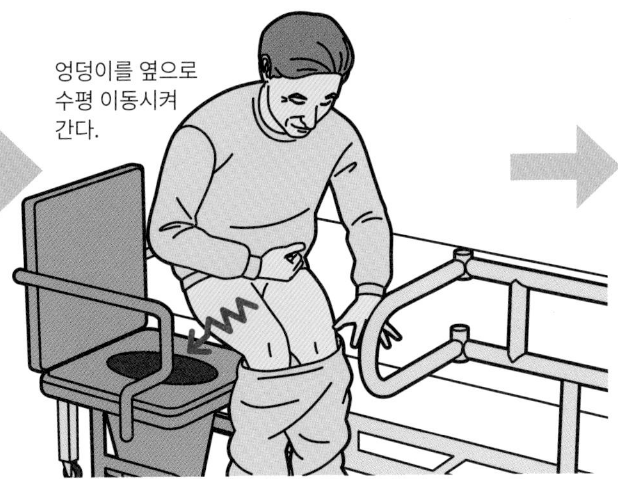

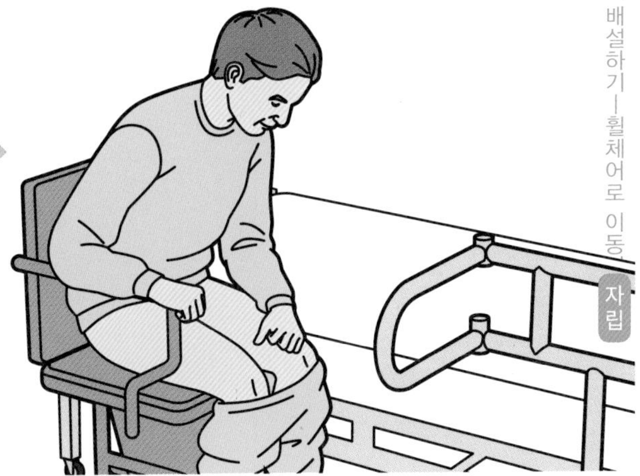

3 엉덩이를 민다

그대로 손으로 몸을 지탱하면서 엉덩이를 옆으로 해서 이동 변기에 옮겨 앉습니다.

4 변기에 앉는다

변기에 깊숙이 앉아 용변을 끝내고 엉덩이를 닦은 후 엉덩이를 옆쪽으로 밀어 침대로 되돌아가 속옷과 바지를 올립니다.

6 이동 변기에서 배설하기

케어

침대에서 이동 변기까지 이동을 케어합니다.
먼저 말을 건네어 안심시키고 변기에 앉을 수 있도록 배려합니다.

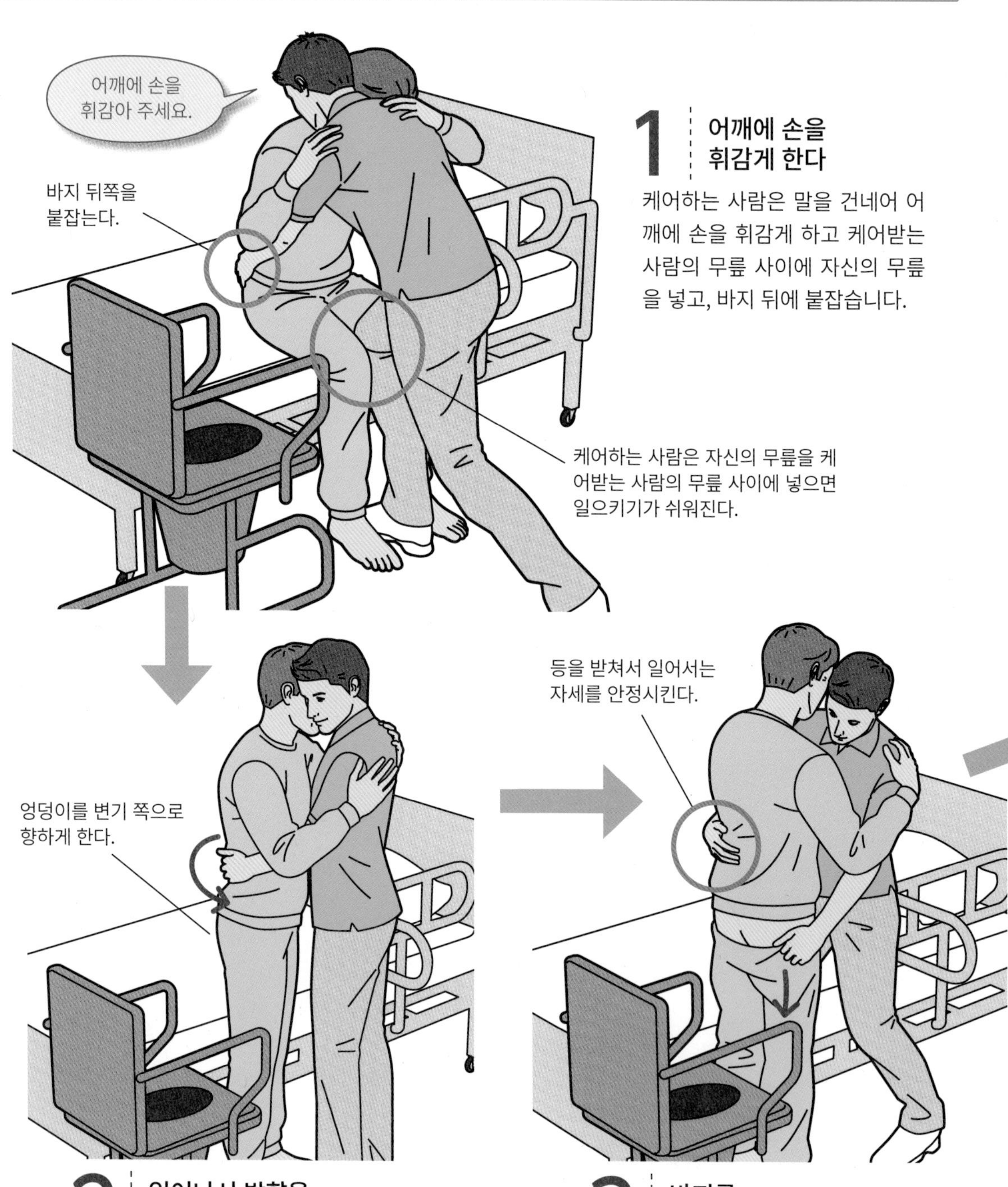
어깨에 손을
휘감아 주세요.
바지 뒤쪽을
붙잡는다.
케어하는 사람은 자신의 무릎을 케
어받는 사람의 무릎 사이에 넣으면
일으키기가 쉬워진다.
엉덩이를 변기 쪽으로
향하게 한다.
등을 받쳐서 일어서는
자세를 안정시킨다.

1 어깨에 손을 휘감게 한다

케어하는 사람은 말을 건네어 어깨에 손을 휘감게 하고 케어받는 사람의 무릎 사이에 자신의 무릎을 넣고, 바지 뒤에 붙잡습니다.

2 일어나서 방향을 바꾼다

그대로 천천히 일어나서 조금씩 체중을 이동하면서 몸의 방향을 바꾸도록 유도하고 엉덩이를 변기로 향합니다.

3 바지를 내린다

케어하는 사람은 상대의 등을 받치고 일어서는 동작을 안정시키고 다른 손으로 바지와 속옷을 내립니다.

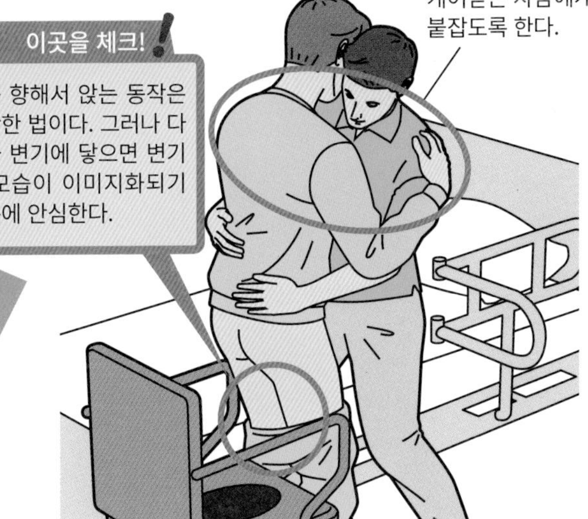

이곳을 체크!
뒤를 향해서 앉는 동작은 불안한 법이다. 그러나 다리가 변기에 닿으면 변기의 모습이 이미지화되기 때문에 안심한다.
케어받는 사람에게 붙잡도록 한다.

4 변기에 무릎 뒤쪽을 낸다

허벅지까지 바지를 내린 후 케어하는 사람을 붙잡도록 하고 본인의 무릎 뒷부분을 변기의 가장자리에 닿도록 합니다.

5 앉는다

몸을 밀착시켜 천천히 변기에 앉습니다.

몸에 부담이 가지 않도록 몸을 밀착시키고 천천히 내린다.

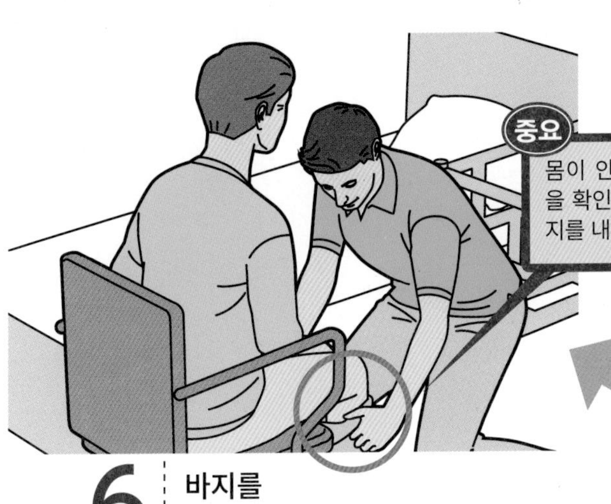

6 바지를 내린다

변기에 앉아 몸이 안정되면, 바지와 속옷을 내립니다. 용변을 끝내면 본인이 가능하면 스스로 엉덩이를 닦도록 합니다.

이동 변기 사용 시 고려사항

❶ 개인의 프라이버시를 보호한다

배설할 때에는 누구나 소리나 냄새가 신경이 쓰입니다. 침착하게 용변을 마칠 수 있도록 안전을 확인한 후, 케어하는 사람은 밖에서 기다립니다. 환기에 주의하고 탈취제 및 소음기 등을 갖추는 것이 좋습니다.

❷ 청소의 번거로움을 줄인다

화장실 사용 후 뒷정리 및 청소는 응고제를 사용하여 처리하는 타입과, 수세식 등 처리하기 편한 타입을 선택하여 청소하는 번거로움을 줄이도록 합니다.

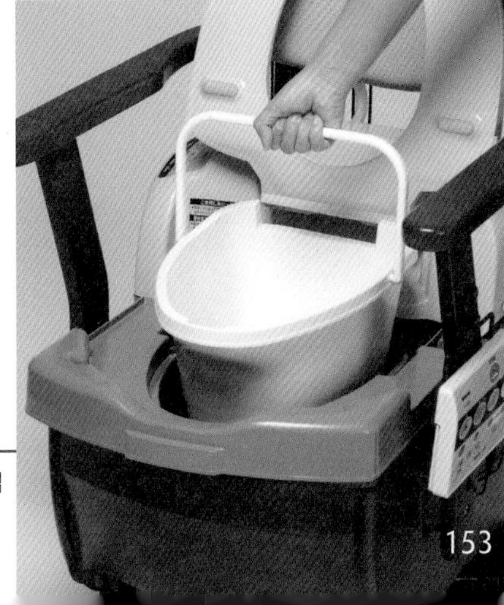

위에서 분리 가능하고 착탈이 간단하며, 통째로 세척할 수도 있는 타입

7 소변기 · 변기 사용하기

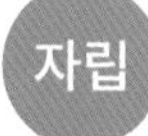
자립

케어

노약한 상태에서도 소변이나 대변의 변의(便意)의 기능을 상실하지 않도록 하기 위하여 기저귀를 사용하지 않고, 소변기 · 대변기를 사용하여 배설의 자립 의식을 유지합니다.

소변기 사용을 위한 준비

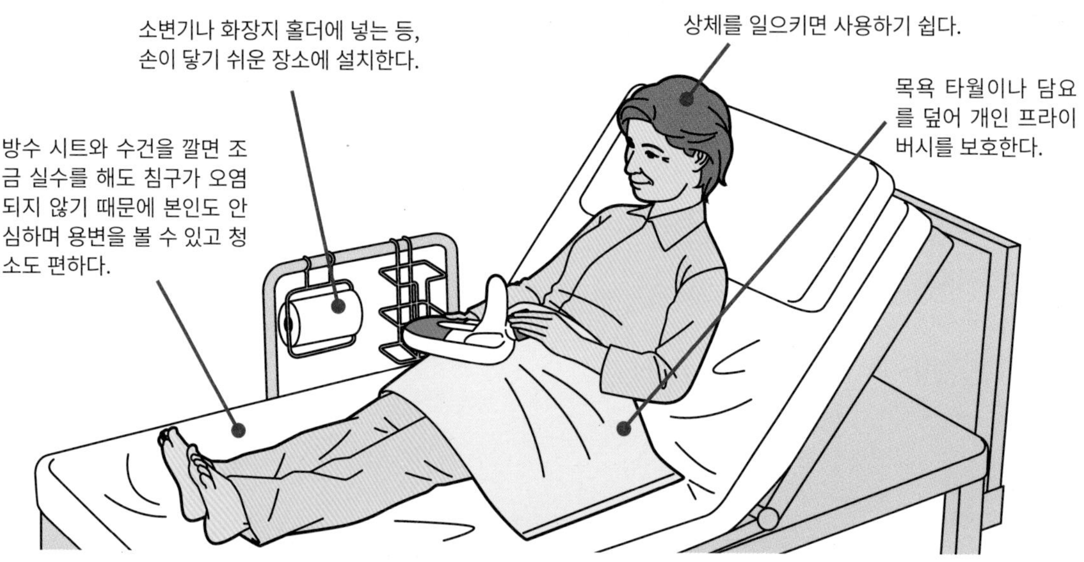
소변기나 화장지 홀더에 넣는 등,
손이 닿기 쉬운 장소에 설치한다.
상체를 일으키면 사용하기 쉽다.
목욕 타월이나 담요를 덮어 개인 프라이버시를 보호한다.
방수 시트와 수건을 깔면 조금 실수를 해도 침구가 오염되지 않기 때문에 본인도 안심하며 용변을 볼 수 있고 청소도 편하다.

소변기 사용하기 남성

자립

속옷을 내리고 옆으로 누워서 무릎을 살짝 굽히고 소변기를 가까이 하고 페니스를 입구에 넣습니다. 페니스와 입구 사이에 화장지를 넣으면 안정됩니다. 용변이 끝나면 소변을 흘리지 않도록 주의하며 소변기를 제거하고 소변을 닦아 냅니다.

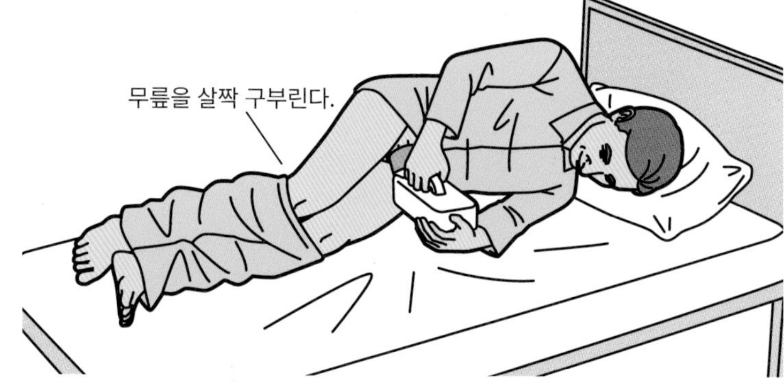
무릎을 살짝 구부린다.

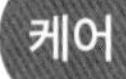
케어

속옷을 내리고 무릎을 가볍게 세웁니다. 자동 조절 침대라면 상체를 일으켜 소변기에 페니스를 삽입합니다. 끝나면 소변기를 제거하고 소변을 닦아 냅니다. 배설 케어는 케어받는 사람의 심리적 부담을 경감하기 위해 깔끔하고 단시간에 끝마칩니다.

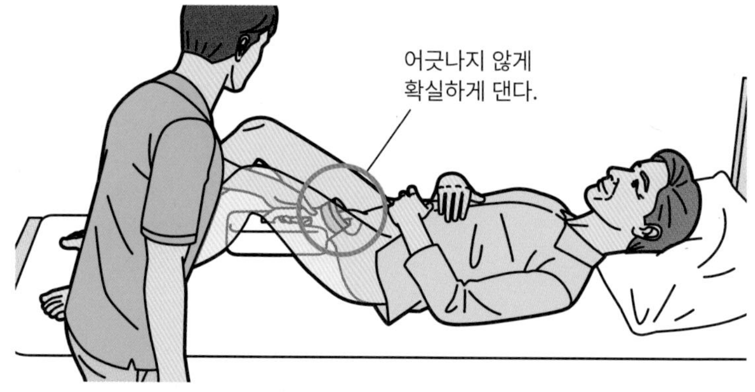
어긋나지 않게
확실하게 댄다.

소변기 사용하기 여성

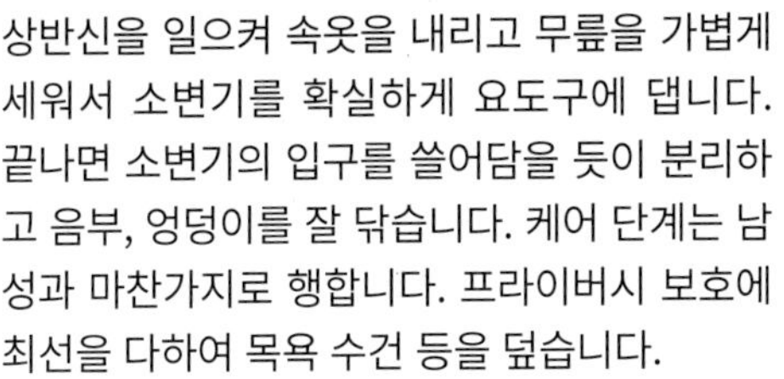

상반신을 일으켜 속옷을 내리고 무릎을 가볍게 세워서 소변기를 확실하게 요도구에 댑니다. 끝나면 소변기의 입구를 쓸어담을 듯이 분리하고 음부, 엉덩이를 잘 닦습니다. 케어 단계는 남성과 마찬가지로 행합니다. 프라이버시 보호에 최선을 다하여 목욕 수건 등을 덮습니다.

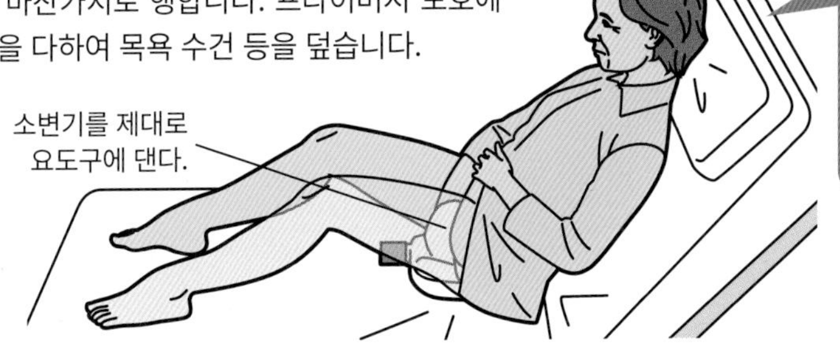
소변기를 제대로
요도구에 댄다.

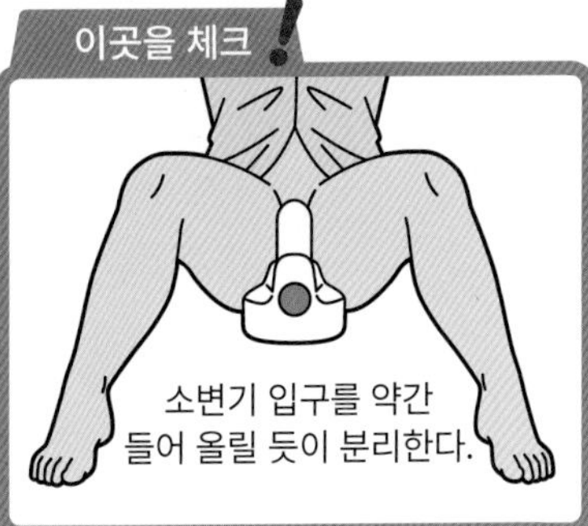

소변기 사용하기 케어

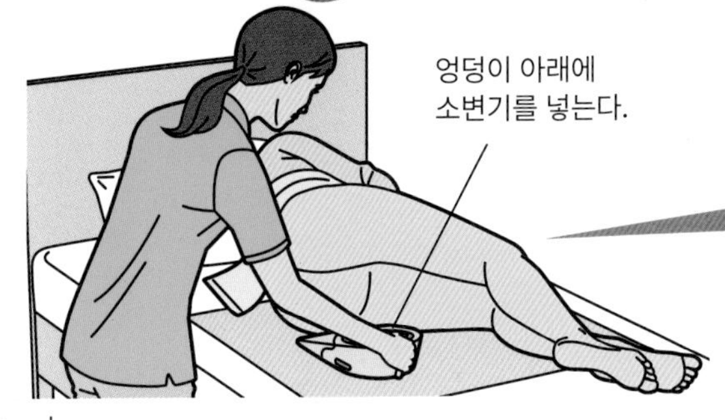

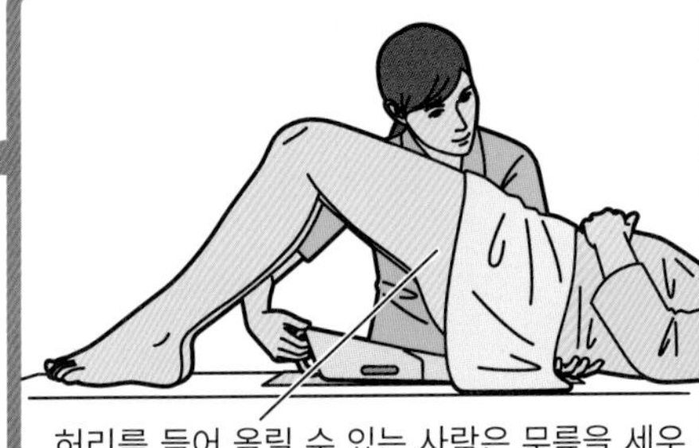
이곳을 체크
소변기 입구를 약간
들어 올릴 듯이 분리한다.
허리를 들어 올릴 수 있는 사람은 무릎을 세우고 허리를 올리도록 하고 엉덩이 아래에 변기를 넣는다.

1 옆으로 눕는다

속옷을 벗고 몸을 옆으로 누워서 엉덩이 아래에 변기를 넣습니다.

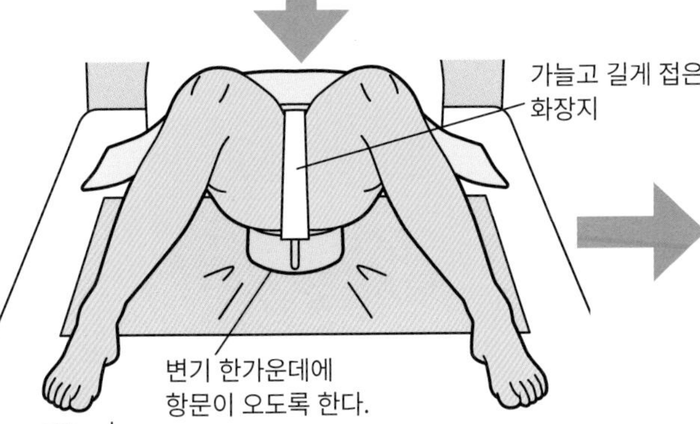

2 위를 향하게 한다

변기 한가운데에 항문이 오도록 위치를 확인하면서 몸을 위로 향하도록 돌립니다. 허리에 수건 등을 덮어서 개인 프라이버시를 보호합니다. 여성 생식기에 가늘고 길게 접은 화장지를 치골에서 음부에 댑니다.

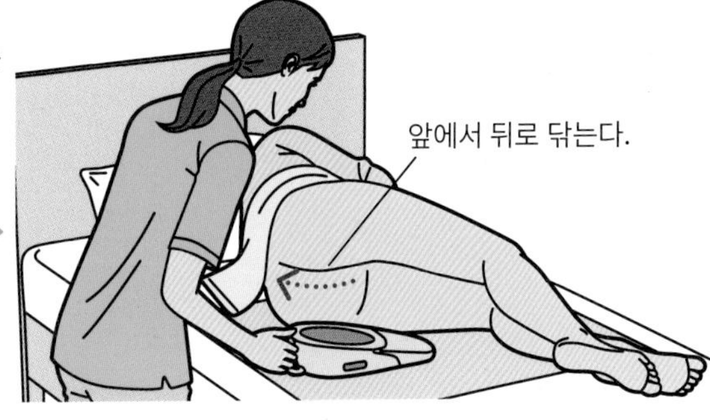

앞에서 뒤로 닦는다.

3 변기를 꺼낸다

용변이 끝나면 몸을 옆으로 하고 변기를 분리한 후 음부를 앞에서 뒤쪽으로 닦습니다.

8 팬티 · 기저귀 선택법

케어용 기저귀는 제품 개발이 활성화되어 다양한 상품이 유통되고 있으므로 목적에 맞게 선택합니다. 하지만 기저귀는 어디까지나 마지막 수단으로 사용해야 하며, 가능하면 자력 배설을 목표로 해야 합니다.

신체 상태와 용도에 맞게 선택한다

기침이나 재채기로 실금하는 사람, 소변이나 대변의 변의를 느끼지 못하는 사람, 혹은 의사 표현을 하지 않은 채 소변을 지리는 사람 등 요실금의 상황이나 정도는 각양각색입니다.

각각의 상태를 헤아려서 다양한 품목을 지원하고 매일 안심하고 쾌적하게 보낼 수 있도록 해주는 것이 요실금 팬티와 방수 팬티, 소변 흡수 패드 등의 배설 케어 용품입니다.

가벼운 소변 흡수 타입, 속옷처럼 방수 팬티 타입, 용량이 많은 안전 타입 등 다양한 종류가 있으므로 요실금의 양과 사용 목적 등에 따라 구분하여 사용하면 됩니다.

케어하는 사람은 누출을 걱정해서 대용량의 타입을 선택하기 쉽지만, 너무 큰 팬티나 기저귀는 보행이나 운동에 방해가 됩니다. 기저귀는 자립을 촉진하기 위한 것으로 생각하고 케어의 유형에 따라 적절한 것을 선택하도록 합니다.

요실금 팬티, 방수 팬티

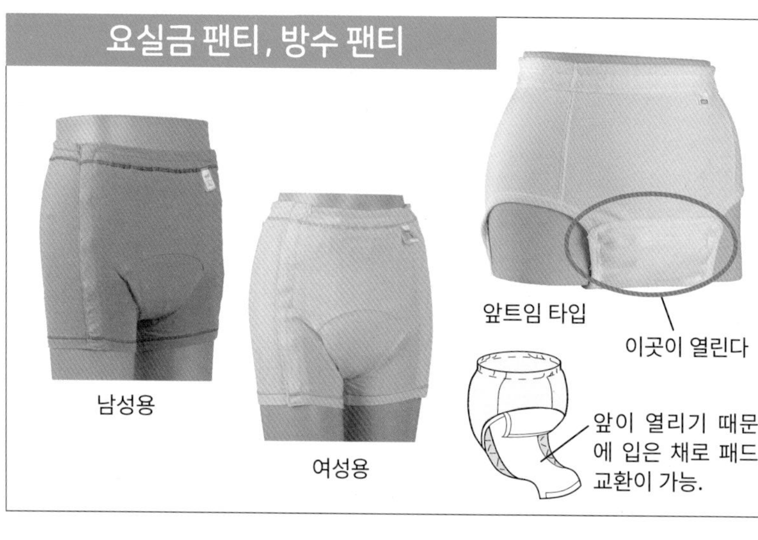

사타구니 부위의 흡수성이 강력한 요실금 팬티는 새는 양이 적은 경우에 사용한다. 소량의 소변은 흡수해 주기 때문에 그대로 착용하고 있어도 된다.

방수 팬티는 가랑이 부분의 방수 기능을 강화하고 있다. 약간씩 지리는 소변량이 많은 사람을 위한 타입까지 다양한 종류가 있으며, 앞트임 타입도 있다.

소변 흡수 패드

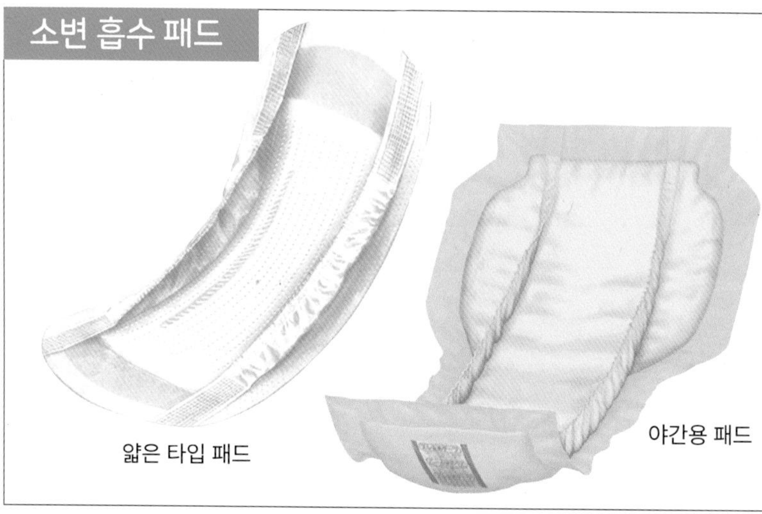

케어용 기저귀는 제품 개발이 활성화되어 다양한 상품이 유통되고 있으므로 목적에 맞게 선택한다. 그러나 기저귀는 어디까지나 마지막 수단으로 사용해야 하며 가능한 한 자립 배설을 목표로 해야 한다.

■ 소변량에 맞게 조합한다

외출하는 시간이나 개인에 따라 소변량이 다릅니다. 본인이 가장 편안하다고 판단되는 조합을 고려해서 케어합니다.

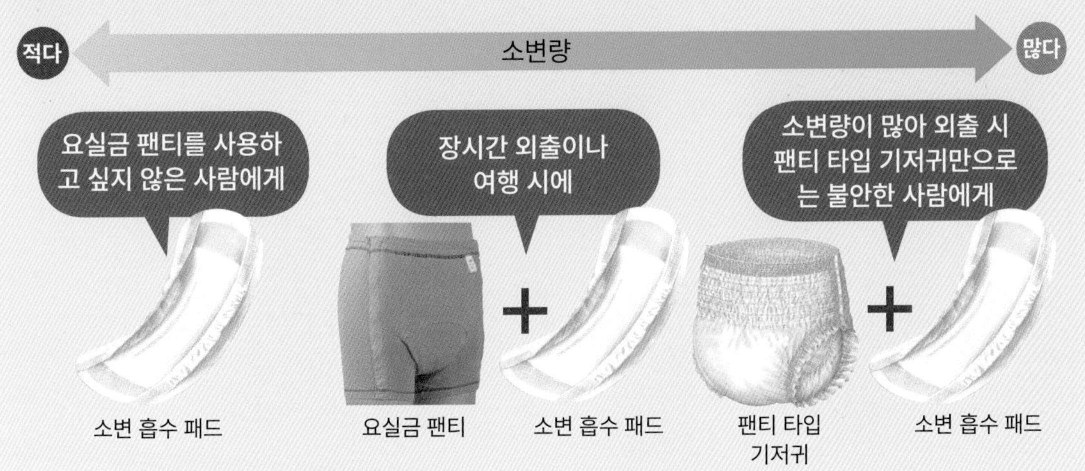
적다
소변량
많다
요실금 팬티를 사용하고 싶지 않은 사람에게
장시간 외출이나 여행 시에
소변량이 많아 외출 시 팬티 타입 기저귀만으로는 불안한 사람에게
소변 흡수 패드
요실금 팬티
소변 흡수 패드
팬티 타입 기저귀
소변 흡수 패드

팬티 타입 기저귀

제대로 맞게 주름이 들어가 있으며, 일반 팬티처럼 입을 수 있다. 한 손으로 쉽게 올릴 수 있으며, 화장실이나 이동 변기에서도 교환할 수 있다. 기저귀를 제거하는 연습용으로도 사용된다. 사용하는 사람의 기능과 크기에 맞게 선택한다.

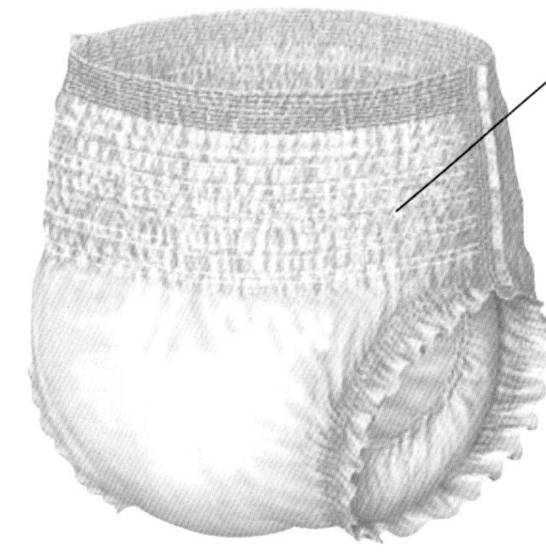

보통 바지처럼 입을 수 있으며, 손으로 올리고 내릴 수가 있다.

테이프 고정식 기저귀

기저귀 커버와 기저귀가 일체가 된 타입으로 몸에 맞게 양쪽을 테이프로 고정한다. 자고 있는 시간이 길어 소변량이 많은 경우에 사용하지만, 어디 까지나 의식이 없거나, 노약한 중증의 케어가 필요한 사람에게 사용한다. 케어는 그 사람의 상태를 잘 파악하고 그 사람에 맞는 적절한 배설 방법을 선택하는 것이 중요하다.

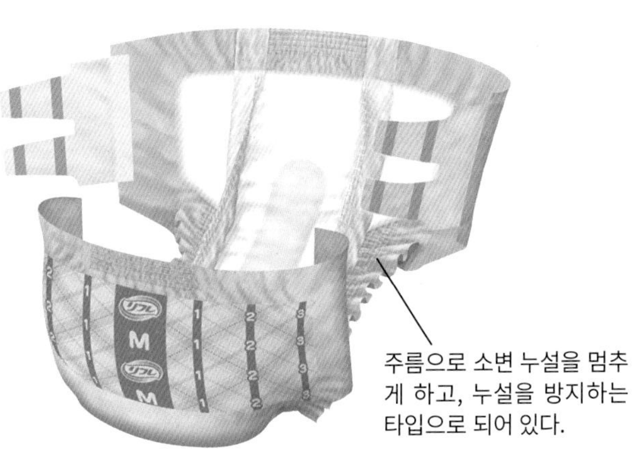

주름으로 소변 누설을 멈추게 하고, 누설을 방지하는 타입으로 되어 있다.

9 소변 흡수 패드 교환

케어

기저귀에 소변 흡수 패드를 깔고 소변 볼 때마다 패드를 교환하면 경제적으로 저렴합니다. 기저귀는 더러워지면 교체하면 됩니다.

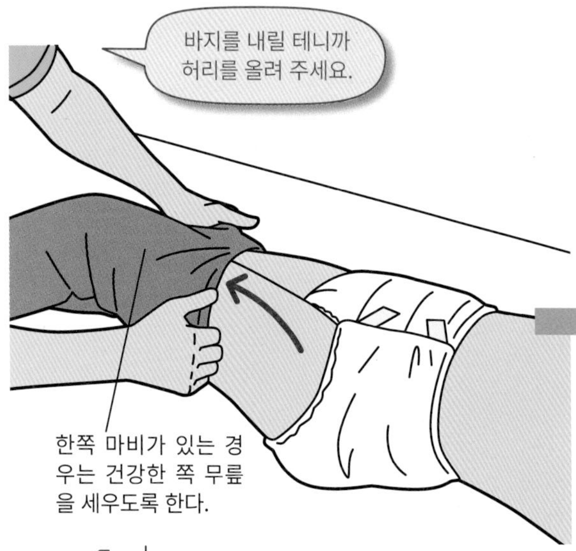
바지를 내릴 테니까
허리를 올려 주세요.
한쪽 마비가 있는 경
우는 건강한 쪽 무릎
을 세우도록 한다.

1 말을 건네고 난 후 바지를 내린다

말을 건넨 후 허리를 올려 달라고 하고 바지를 무릎까지 내립니다.

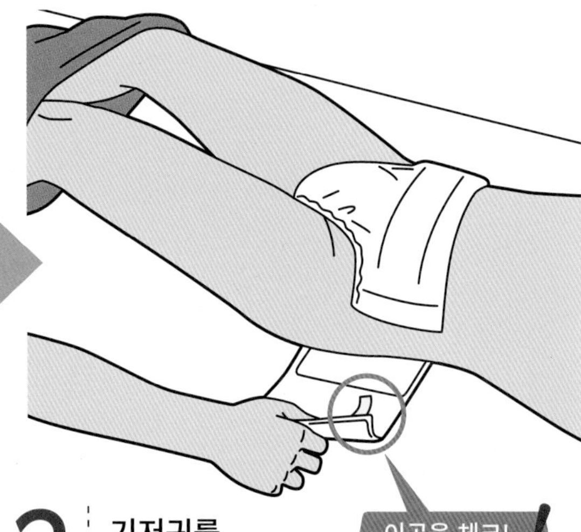

2 기저귀를 벌린다

다리를 벌리고 바깥쪽 테이프를 제거하고 기저귀를 벌립니다.

이곳을 체크!

테이프가 피부나 침구 등에 닿지 않도록 안쪽으로 넣어 둔다.

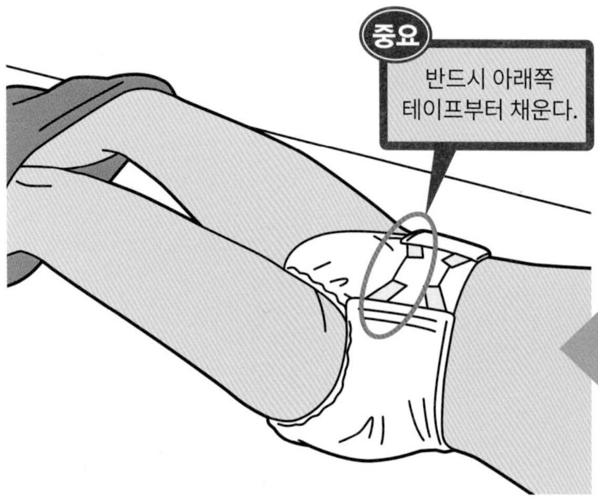
중요
반드시 아래쪽
테이프부터 채운다.

7 기저귀의 테이프를 고정시킨다

기저귀 앞부분을 맞추어서 좌우로 기저귀를 닫고 테이프로 고정시킵니다. 테이프는 아래쪽 테이프부터 고정시킵니다. 위쪽 테이프부터 고정시키면 사타구니에 빈틈이 생기기 쉬워서 소변 누설의 원인이 됩니다.

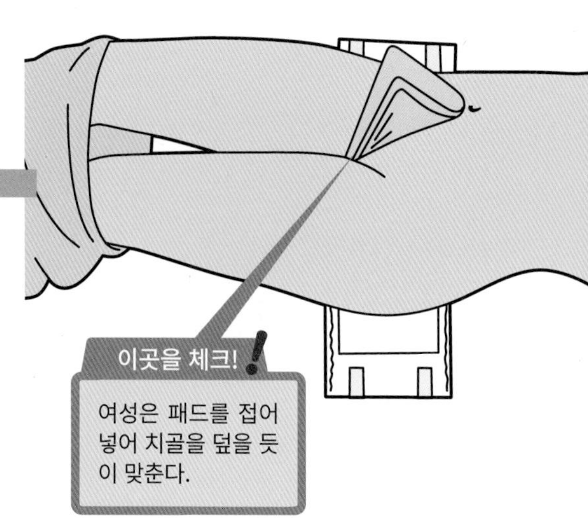

이곳을 체크!

여성은 패드를 접어 넣어 치골을 덮을 듯이 맞춘다.

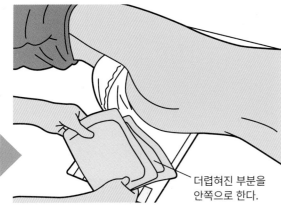

준비물

- [ ] 소변 흡수 패드
- [ ] 신문지
- [ ] 목욕 타월
- [ ] 비닐 봉투
- [ ] 화장지

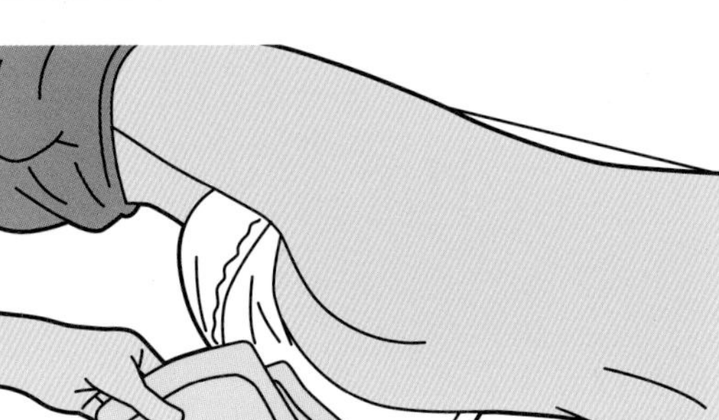

안쪽으로 한다.

3 소변 흡수 패드를 제거한다

소변 흡수 패드는 더렵혀진 부분을 안쪽으로 접어 꺼냅니다.

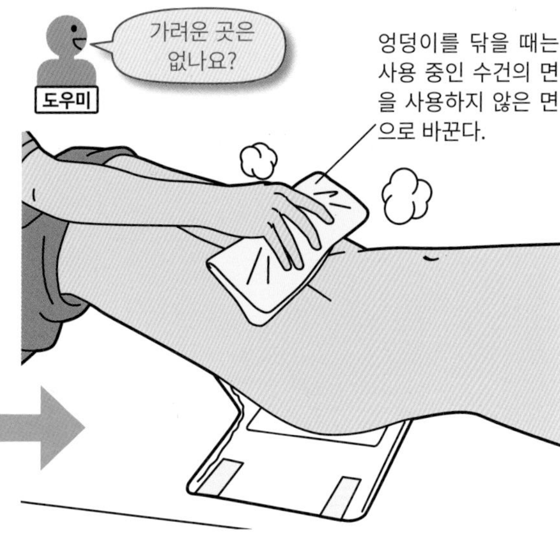

가려운 곳은
없나요?
도우미
엉덩이를 닦을 때는
사용 중인 수건의 면
을 사용하지 않은 면
으로 바꾼다.

4 음부, 엉덩이를 깨끗이 한다

따듯한 물수건으로 음부에서 항문까지 몸 씻기 방식으로 닦습니다. 이어서 옆으로 누이고 수건의 면을 바꾸어 엉덩이도 닦습니다(➡P133).

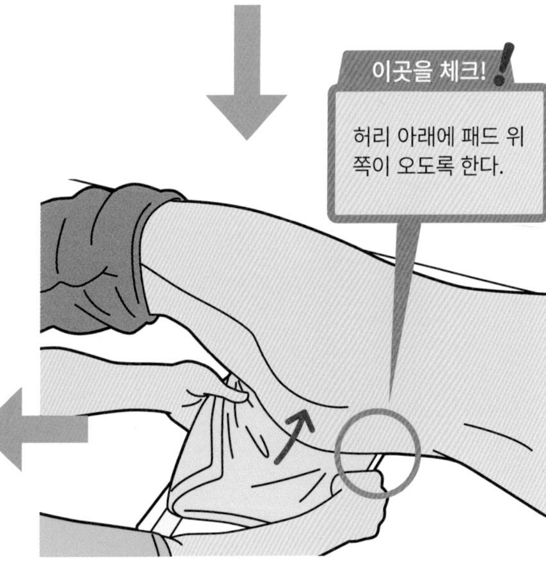

5 교체할 소변 흡수 패드를 깐다

음부, 엉덩이가 깨끗하게 닦였다면, 새로운 패드를 기저귀에 깝니다. 허리 아래에 패드의 위쪽이 오도록 위치를 조절합니다.

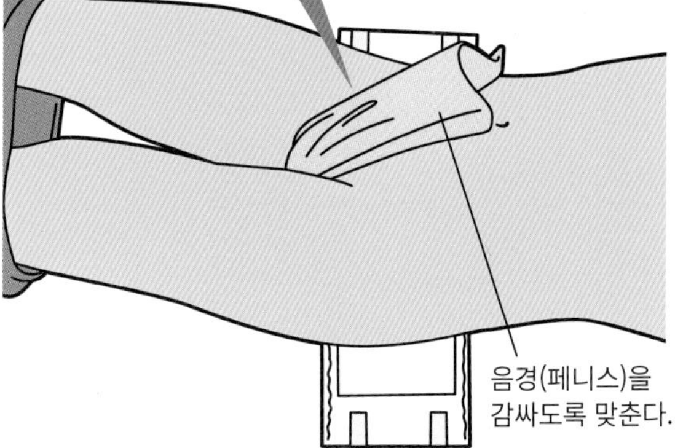

남성은 소변 흡수 패드의 면적이 넓은 쪽이
배 쪽에 오도록 포갠다. 패드를 접어서 컵 모
양으로 음경(페니스)을 감싸도록 한다.
음경(페니스)을
감싸도록 맞춘다.

6 소변 흡수 패드를 음부에 맞춘다

패드 양쪽에 붙어 있는 주름을 확실하게 세워서 음부에 대고 좌우로 당겨서 펼칩니다.

원 포인트 테이프 고정식 기저귀는 몸에 맞게 테이프로 고정하기 때문에 누설될 우려가 없고, 누워 있는 시간이 긴 사람에게 적합합니다. 소변 흡수 패드를 안쪽에 깔면 방수 효과가 더욱 좋아집니다.

10 기저귀 교환

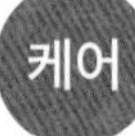

테이프 고정식 기저귀를 사용할 때는 서혜부(오금)에 사타구니 곡선을 따라서 몸 사이에 빈틈이 생기지 않게 하는 것이 포인트입니다.

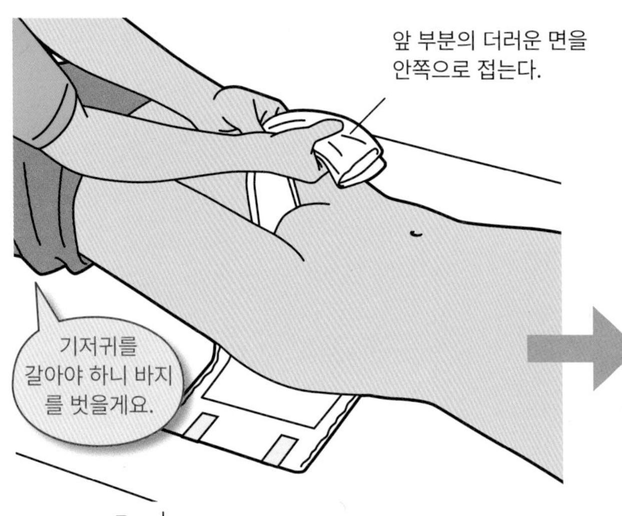

1 먼저 말을 건네고 기저귀를 제거한다

바지를 무릎까지 내리고 붙어 있던 기저귀 테이프를 제거하고 기저귀를 펼칩니다. 기저귀 앞부분의 더러운 면을 안쪽으로 접어서 사타구니에 넣습니다.

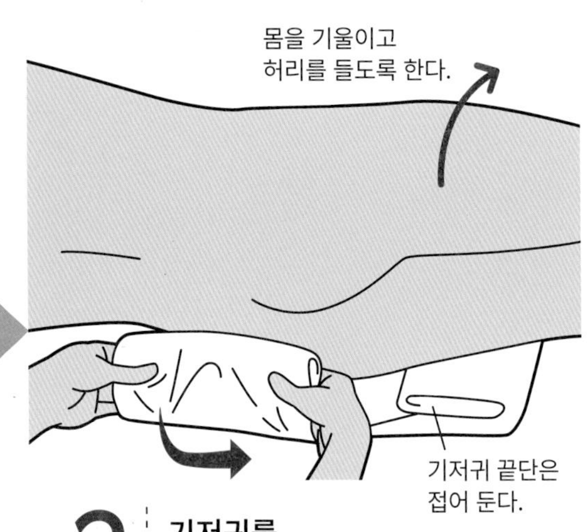

몸을 기울이고 허리를 들도록 한다.
기저귀 끝단은 접어 둔다.

2 기저귀를 허리 아래에 접어 넣는다

몸을 가볍게 기울이고 기저귀 끝단을 접어 허리 아래에 접어 넣습니다.

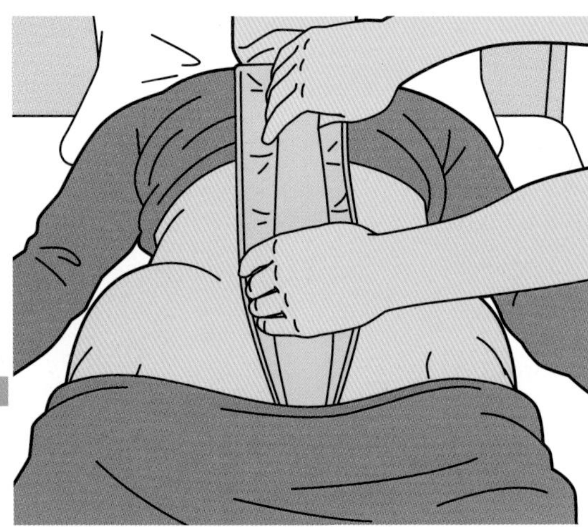

6 소변 흡수 패드 부착 (➡ P158)

몸을 위쪽으로 되돌리고, 소변 흡수 패드를 음부에 대고 주름을 세우고 사타구니에 맞추면서 좌우로 당겨서 펼칩니다.

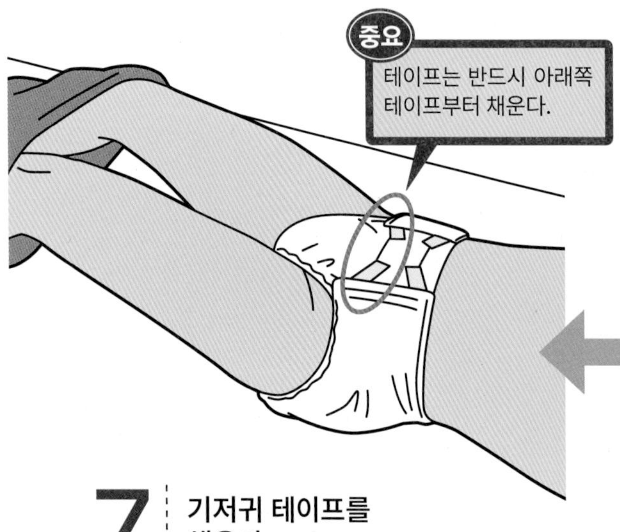

7 기저귀 테이프를 채운다

기저귀 앞부분을 맞추고 좌우로 기저귀를 닫고 테이프로 고정시킵니다. 테이프는 아래쪽 테이프부터 채워갑니다. 위쪽 테이프부터 채우면 사타구니에 빈틈이 생기기 쉬워서 소변 누설의 원인이 됩니다.

준비물

- ☐ 기저귀
- ☐ 소변 흡수 패드
- ☐ 목욕 타월
- ☐ 화장지
- ☐ 신문지
- ☐ 비닐 봉투

일회용 기저귀 처리법

사용한 기저귀 처리는 팬티 유형, 테이프 고정식 타입 등 형태는 달라도 기본적으로 함께 처리합니다.

❶ 배변 후 기저귀에 묻은 대변을 떼어내고 대변만 화장실에 흘려내린다.

❷ 더러운 면을 안쪽으로 하여 작고 둥글게 꾸린다.

❸ 냄새가 새지 않도록, 매번 신문지에 싸서 비닐 봉투 등에 넣고 입구를 단단히 묶어서 버린다.

가려운 곳은 없습니까?

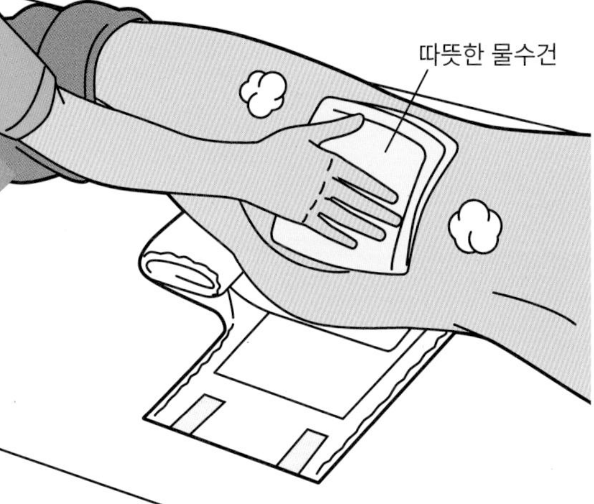

3 음부, 엉덩이를 깨끗이 한다

몸의 방향을 바꾸고 따뜻한 물수건으로 ① 음부, ② 항문, ③ 엉덩이 전체의 순서로 닦습니다.

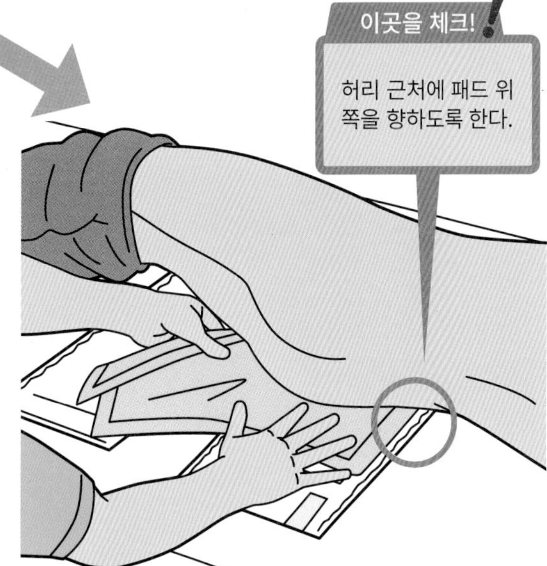

이곳을 체크!
허리 근처에 패드 위쪽을 향하도록 한다.

4 교체용 새 기저귀, 소변 흡수 패드를 댄다

오래된 기저귀를 당겨서 빼내고 새 기저귀, 소변 흡수 패드를 허리 아래에 넣습니다.

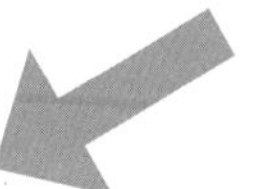

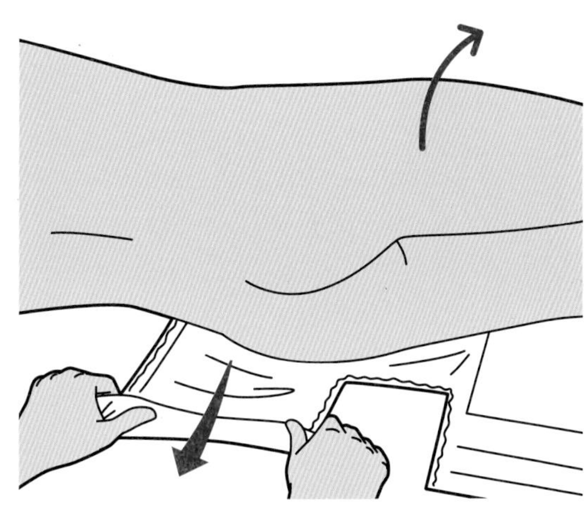

5 새 기저귀를 펼친다

몸을 반대편의 옆으로 하게 하고 새 기저귀 끝을 허리 아래부터 당깁니다. 균등하게 펼쳐서 좌우의 테이프가 대칭으로 되어 있는지를 확인합니다.

케어의 고민 상담실 3

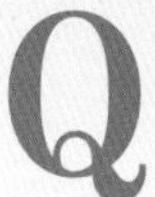

어머니가 시설이나 데이 케어 서비스를 전혀 이용하려고 하지 않습니다. 본인의 의사를 존중하여 재택 케어를 해야 할까요?

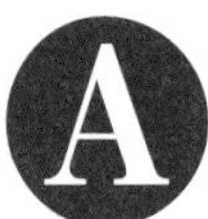

재택 케어도 공공 서비스는 적극적으로 이용하는 것이 좋습니다. 평소에 공공 서비스를 받아 두는 것은 가족의 부담을 줄일 뿐만 아니라 비상시에 적절한 대응 처치를 받을 수 있기 때문이기도 합니다. 우선 본인에게 관심을 갖도록 하기 위해서도 케어 매니저와 상담을 해서 함께 시설 견학을 해 보면 좋을 것입니다.

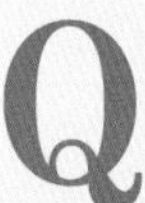

한밤중에 화장실에 가게 되어 잠을 잘 수가 없습니다. 자기 전에 수분 섭취를 피하도록 해야 할까요?

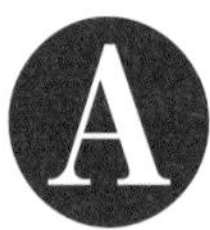

사람은 자고 있는 동안에도 땀을 흘립니다. 수분 섭취를 피하면 탈수가 될 수도 있습니다. 마시는 타이밍을 조금 빨리해 보는 것이 좋습니다.

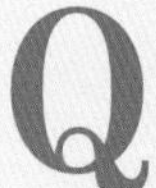

어머니가 목욕을 하거나 옷을 좀처럼 바꾸어 입지 않습니다. 설득하는 좋은 방법이 있나요?

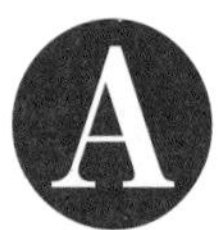

목욕을 거부하고 옷 갈아입기를 싫어하는 이유를 확인합시다. 가족이 원하는 행동을 거부하는 경우는 외부 서비스를 이용하는 것도 하나의 방법입니다.

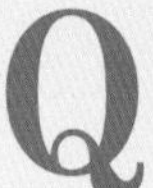

할아버지가 화장실 바닥에 소변을 보아 버렸습니다. 뭔가 좋은 예방 방법이 있나요?

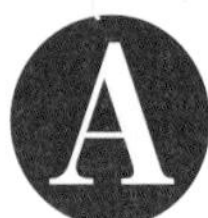

곧바로 기저귀에 의존하지 않고 화장실에서 배설할 수 있는 능력이 있는지 진지하게 판단해 봅니다. 더렵혀져도 곧바로 교체할 수 있는 간이 시트를 깔아 보는 것이 좋습니다.

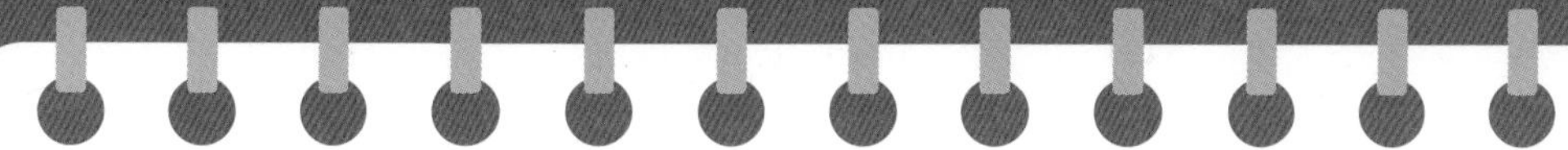

PART

5

긴급할 때의 대응 방법과 건강관리

119

1 응급 처치의 기본

고령자가 사고나 응급으로 넘어지면 먼저 어떤 상황인지 파악하고 상황에 따라 구급차를 부릅니다. 만일의 경우에 당황하지 않도록 대응 방법을 알아 둡니다.

긴급할 때 우선 확인할 사항

평소에 신체상의 증세(신호) 등을 확인하고 케어를 받는 사람의 급변 상황을 놓치지 않는 것이 중요합니다. 신체상의 신호는 '사람이 살아있는 상태를 나타내는 징후'를 말하며 맥박, 호흡, 혈압, 체온, 의식 상태 등을 말합니다.

이 중 하나라도 이상이 있으면 구급차를 부를 필요가 있습니다. 또한, 주치의와 항상 연락을 취할 수 있도록 대비하는 것이 중요합니다. 외출 시에는 병원의 전화번호와 집의 연락처 등을 메모해 두는 것이 좋습니다.

신체상의 신호를 확인하는 방법

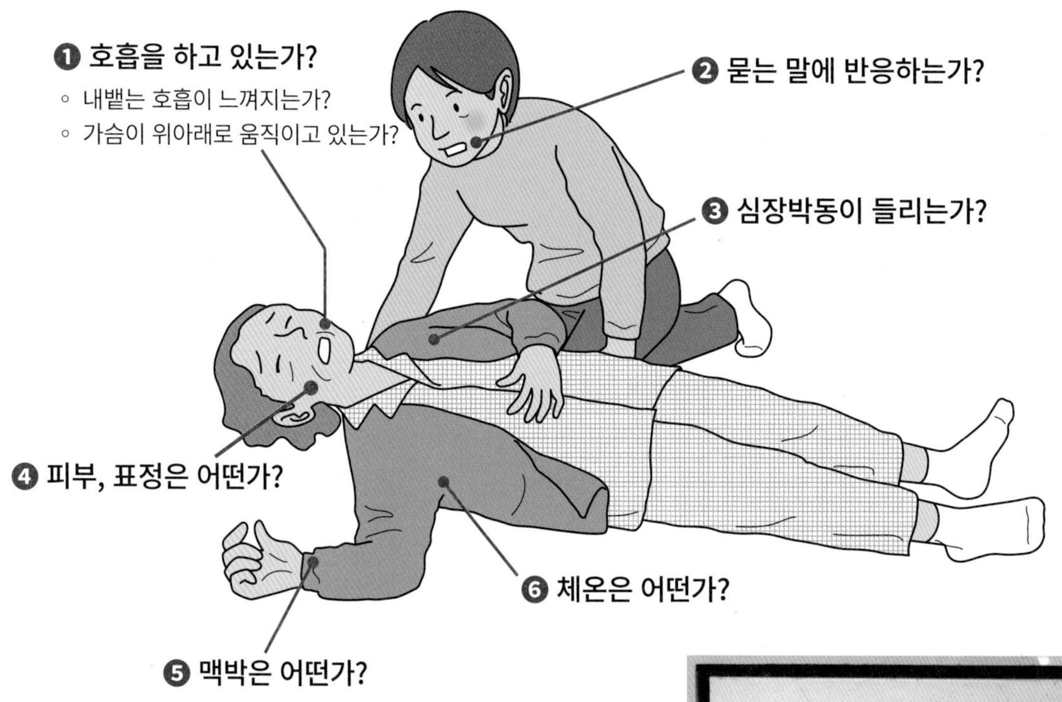

❶ 호흡을 하고 있는가?
◦ 내뱉는 호흡이 느껴지는가?
◦ 가슴이 위아래로 움직이고 있는가?
❷ 묻는 말에 반응하는가?
❸ 심장박동이 들리는가?
❹ 피부, 표정은 어떤가?
❻ 체온은 어떤가?
❺ 맥박은 어떤가?

AED의 작동법

AED(자동 체외식 제세동기)는 심장에 전기 충격을 주어서 심실세동 등에 의한 심장 정지 상태에 있는 심장 기능을 회복시키고 심장박동을 회복시키는 장치이다. 음성 안내에 따라 지시가 표시되므로 누구나 사용할 수 있으며, 또한 각 지역의 소방서나 적십자사 등에서 실시하는 강습을 배워 두면 만일의 경우에 도움이 된다.

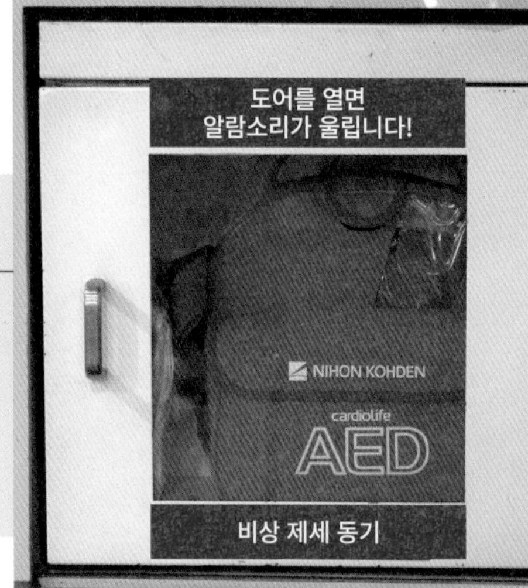

● 구급차가 도착할 때까지 응급 처치

말을 걸어도 몸에 손을 대도 반응이 없으면 즉시 구급차를 부르고, AED를 사용하기 위한 준비를 합니다. 그리고 호흡 유무를 확인하고 호흡이 없으면 즉시 기도를 확보합니다. 기도를 확보하고 호흡이 없으면 인공호흡을 실시합니다.

인공호흡을 해도 호흡이 회복되지 않으면 즉시 인공호흡과 흉부 압박을 번갈아서 행하며 심폐소생법을 실시합니다.

기도 확보

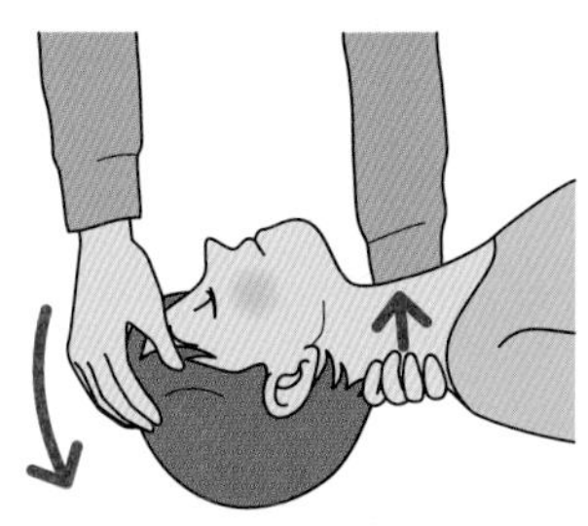

❶ 한 손을 목 뒤에 넣고, 다른 한 손을 이마에 대고 머리를 아래로 내린다.

중요 머리를 너무 젖히면 반대로 기도를 막게 되므로 주의한다!

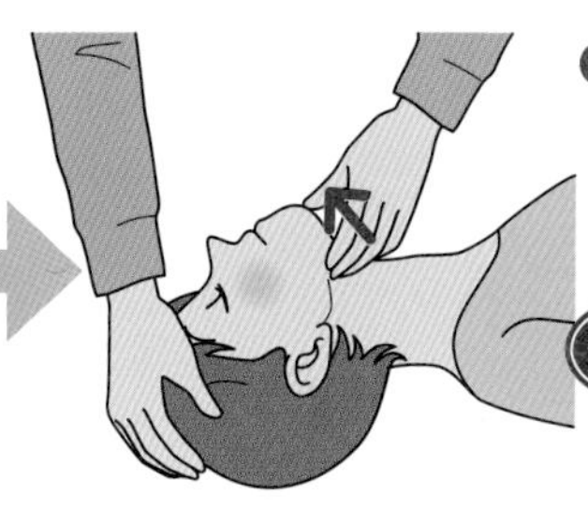

❷ 머리를 움직이지 않도록 하고, 아래턱을 들어 올려 기도를 확보한다.

중요 목에 상처가 있을 경우에는 목을 강하게 젖히지 않아야 한다.

심폐소생법

흉부 압박

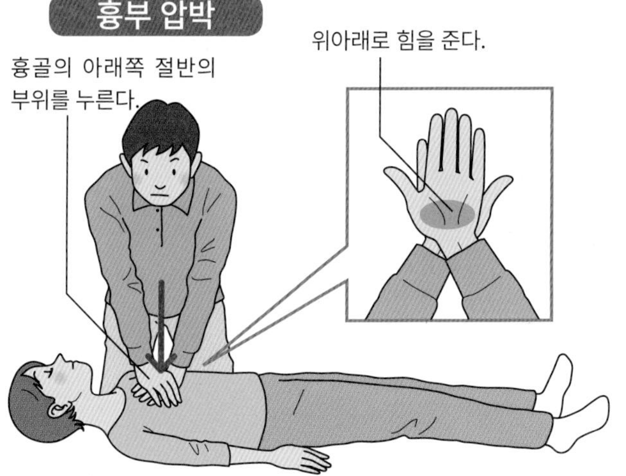

흉골의 아래쪽 절반의 부위를 누른다.
위아래로 힘을 준다.

❶ 양손을 포개어 상대의 가슴이 5cm 정도 가라앉을 정도의 힘으로 누른다.

❷ 1분에 100회 정도의 속도로 리듬감 있게 압박한다.

인공호흡

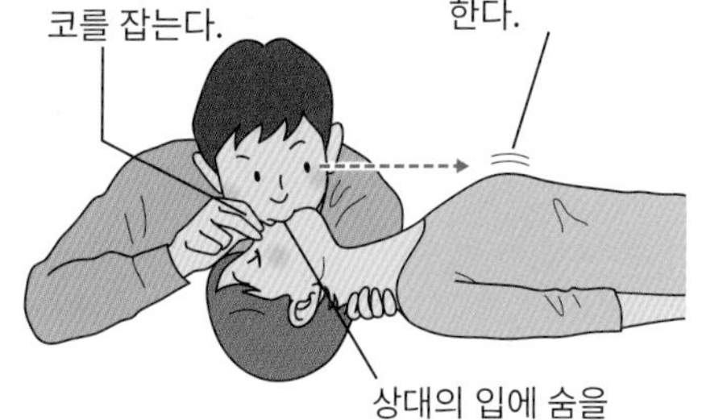

코를 잡는다.
숨을 불어 넣어 가슴이 올라오는지 확인한다.
상대의 입에 숨을 불어 넣는다.

❶ 흉부 압박을 30회 이상한 후에 인공호흡을 2회 실시한다.

❷ 기도를 확보하고 숨을 불어 넣는다.

❸ 입을 떼고 불어 넣었다가 상대방이 자연스럽게 숨을 내뱉는 것을 기다린 후 다시 숨을 불어 넣는다. 이것을 2회 반복한다.

AED에 의한 응급 처치 방법

❶ AED를 상대방의 머리 근처에 두고 전원을 켠다.

❷ 전극 패드를 가슴의 오른쪽 위(쇄골 아래)와 왼쪽 아래(젖꼭지의 바깥쪽 아래)에 단단히 붙인다.

❸ 충격 버튼을 누른다. 음성 안내와 깜박이는 램프에 따라 심장 기능의 회복을 시도한다.

AED 취급 주의사항!

전극 패드를 부착하고, 충격 버튼을 누를 때에는 절대로 상대방의 몸을 만지지 않도록 한다. 주변 사람이 접근하지 않도록 주의한다.

2 상처 및 화상의 응급 처치

**부상이나 화상을 당해도 본인이 의식하지 못할 수 있습니다.
케어하는 사람은 상대방의 몸을 닦을 때에 이상한 증상이 있는지 없는지를 주의해서 관찰합니다.**

부상당했을 때 응급 처치

● 머리를 부딪쳤을 때의 응급 처치

부상자를 조용한 장소로 옮기고 목을 구부리지 않도록 주의하며 눕힙니다. 그리고 즉시 의식 유무를 확인하고 출혈이나 통증이 있는지를 확인합니다.

- 의식이 없는 경우
  호흡 · 맥박을 확인하고 호흡을 하지 않는 경우에는 기도를 확보하고 인공호흡을 실시하고(➡ P165) 즉시 구급차를 부른다.
- 의식이 있는 경우
  출혈이나 통증에 대한 응급 처치를 한다.

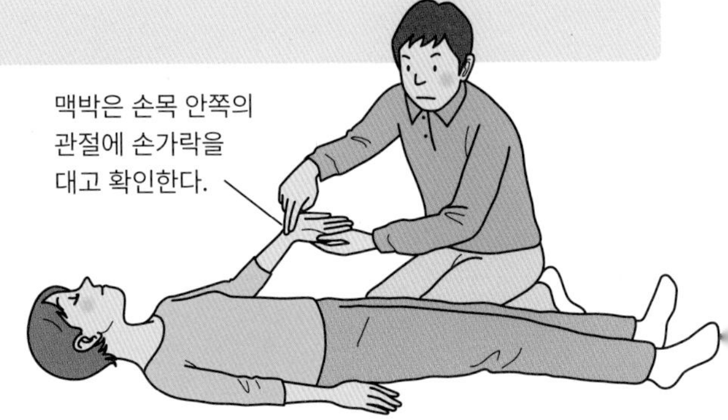

맥박은 손목 안쪽의
관절에 손가락을
대고 확인한다.

의식이 없을 때는 호흡과 맥박을 확인한다.

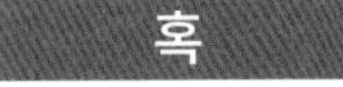

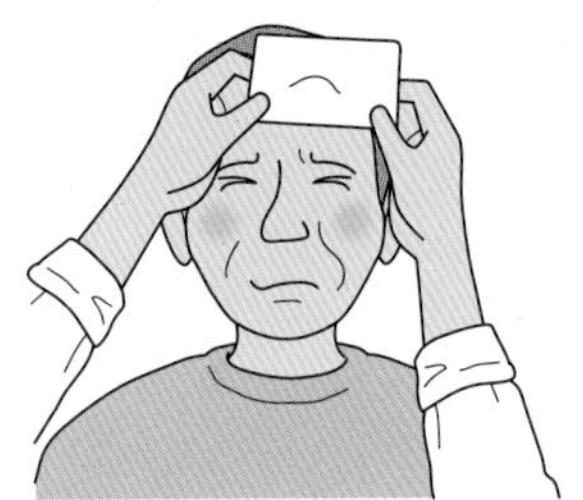

환부를 얼음주머니나 차가운 수건 등으로 열을 내려주면 통증이 가라앉습니다.

출혈

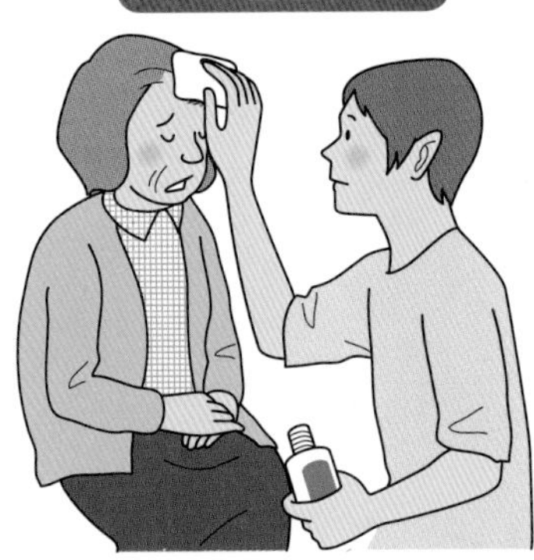

- 머리는 가벼운 상처에도 출혈이 많은 경우가 있으며, 단순히 피부의 상처라면 압박 지혈(➡ P167)을 활용하여 상처를 소독한다.
- 그래도 지혈할 수 없는 경우나 심한 두통, 메스꺼움, 경련, 귀나 코에 출혈이 있을 때는 즉시 병원으로 옮긴다.

● 골절 시 응급 처치

넘어져서 골절이 의심되면 전신 상태를 관찰하고 통증이 있는 부위를 스스로 움직일 수 있거나 붓거나 변형, 변색은 없는지 등을 확인합니다. 출혈이 있으면 깨끗한 거즈를 두껍게 대고, 어깨와 팔인 경우에는 삼각수건 등으로 고정 부위를 움직이지 않도록 해서 병원으로 옮깁니다.

이곳을 체크!

고령자는 넘어진 것만으로 골절하는 경우가 있다. 전복 사고를 방지하기 위해 손잡이를 설치하거나 턱을 없애는 조치를 한다.

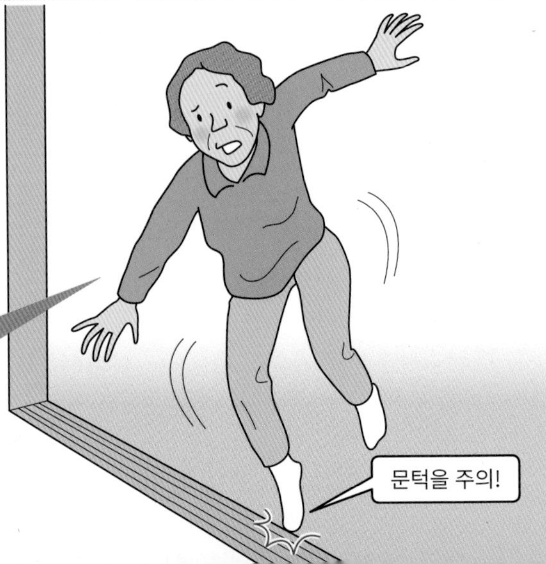

출혈 시 응급 처치

가벼운 출혈이면 인체가 본래 지니고 있는 지혈작용으로 멈추기 때문에 별로 걱정하지 않아도 됩니다. 출혈량이 많고 지혈 가능성이 낮으면 즉시 구급차를 부르고 구급차가 올 때까지 지혈을 해야 합니다. 만일의 경우에 대비해서 당황하지 않도록 응급 처치 방법을 알아 둡시다.

직접 압박 지혈법

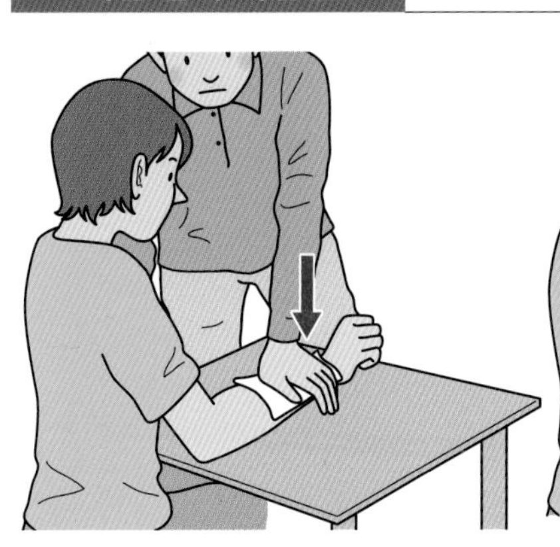

❶ 상처에 깨끗한 거즈나 손수건을 대고 그 위에 손바닥이나 손가락으로 강하게 눌러 압박한다.

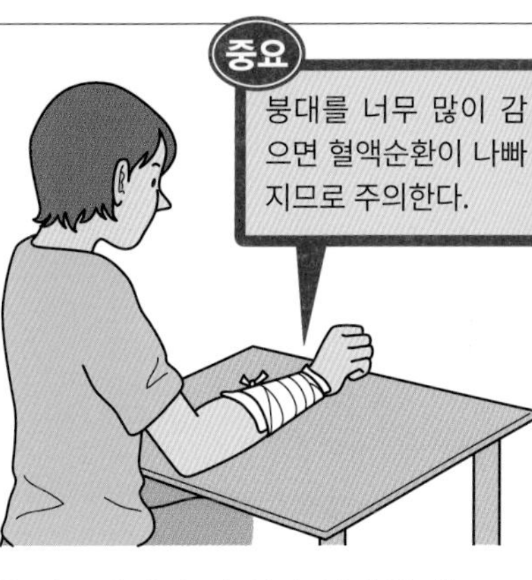

중요
붕대를 너무 많이 감으면 혈액순환이 나빠지므로 주의한다.

❷ 거즈나 손수건 위에 붕대를 단단히 감아서 지혈해도 된다. 너무 조이지 않도록 주의.

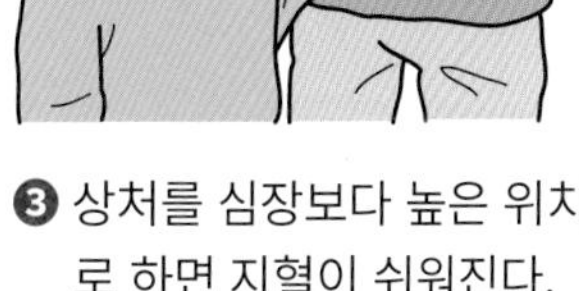

❸ 상처를 심장보다 높은 위치로 하면 지혈이 쉬워진다.

화상 시 응급 처치

노인은 뜨겁고 차가운 것에 대한 감수성이 둔하고 전기장판 등으로 인한 저온 화상을 일으키기 쉽습니다. 화상 부위를 즉시 냉각시켜야 합니다. 화상을 입은 부위가 그밖에 다른 부위에도 없는지 주의 깊게 관찰합니다.

이곳에 주의!

- 10~15분 정도 식힌 후에 깨끗한 거즈를 대고 느슨하게 붕대를 감는다. 물집이 있으면 터지지 않도록 조심한다.
- 광범위한 화상을 입는 경우, 차갑게 식히면 오히려 악화될 수 있으므로 즉시 병원으로 옮긴다.
- 의료기관에서 진찰하기 전에는 소독약이나 연고를 바르지 않도록 한다.

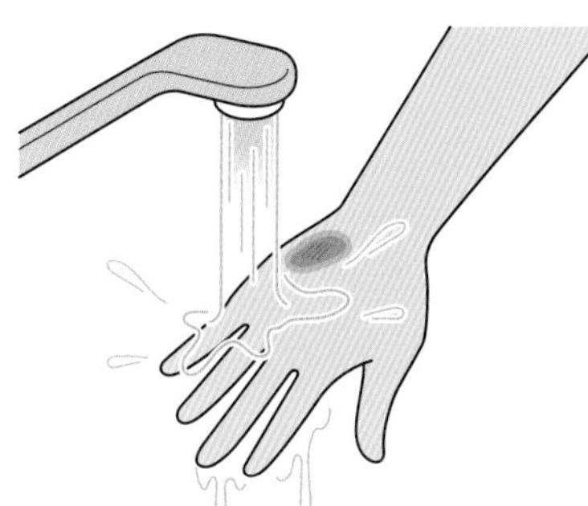

❶ 화상 부위를 냉수 또는 수돗물로 식힌다. 직접 환부에 수압이 가해지지 않도록 살짝 물을 끼얹는다.

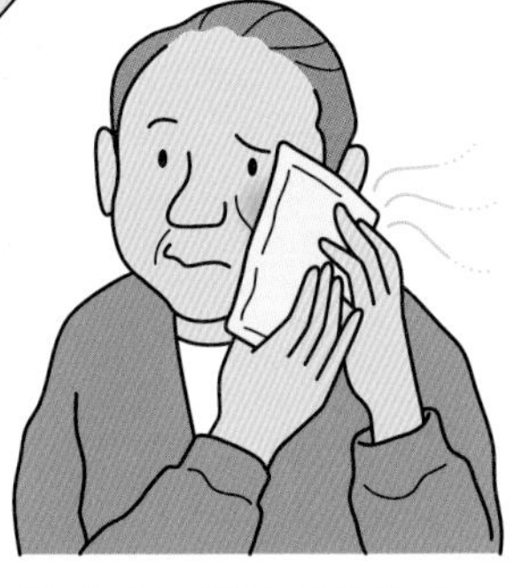

❷ 흐르는 물을 끼얹을 수 없는 부위인 경우에는 차가운 수건이나 얼음주머니로 식힌다.

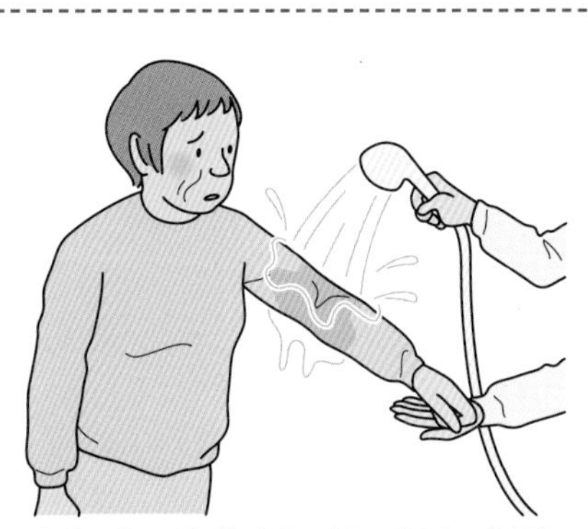

옷을 입은 채 화상을 입은 경우는 옷 위에다 샤워로 물을 끼얹는다.
무리하게 옷을 벗으면 화상을 입은 부위가 다칠 수 있으므로 주의한다.

3 탈수・열사병・욕조에 빠졌을 때 응급 처치

고령자는 갈증과 더위를 쉽게 감지하기가 어렵고, 탈수나 열사병을 일으키기 쉽습니다. 신체의 모습과 안색 등을 살펴서 즉시 수분 섭취 등에 유의합니다.

고령자와 탈수 증상

사람 몸의 60% 이상이 수분이며, 주로 근육에 저장되어 있습니다. 나이가 들면 근육량이 줄어들고 축적되는 수분이 줄어들기 때문에 물 보충량보다 배설량이 많아지면 곧 탈수되기 쉽습니다. 또한, 감각 기능의 저하로 인해 갈증을 느끼기 어려워 물을 마시고 싶은 욕구가 일어나지 않는 점이 탈수를 초래하는 요인이 되고 있습니다. 평소에 자주 수분을 섭취하도록 유의합니다.

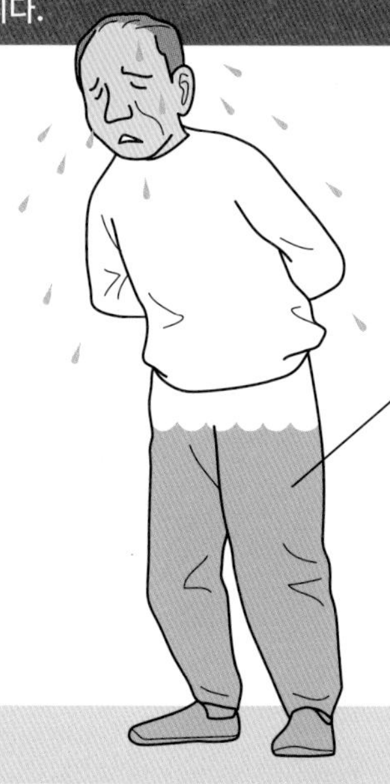
고령자는 탈수 증상이 나타나기 쉬우므로 주의가 필요하다.

탈수 증상 확인 방법

모습이 조금 이상하다고 생각되면 겨드랑이를 만져 본다. 말라 있으면 탈수가 진행되고 있는 것이므로 즉시 수분을 섭취하도록 한다. 이를 방치하면 정신착란 상태※1가 되며, 환각 등의 의식장애를 일으킨다. 탈수 등에 대해서는 Part 6의 내용을 함께 알아둔다.
(➡ P190).

- ☐ 평소보다 기운과 식욕이 없다.
- ☐ 평소보다 소변량이 적다.
- ☐ 변비 증상이 있다.
- ☐ 구토증이 있다.
- ☐ 37 ℃ 전후의 열이 있다.
- ☐ 피부가 건조하다.

탈수 증상 대처법

◦ 자력으로 수분을 섭취할 수 없는 경우

마실 기력이 없거나 마실 수 없는 경우에는 병원에서 링거를 해야 하므로 즉시 구급차를 부른다.

◦ 자력으로 수분 섭취가 가능한 경우

단숨에 마시면 목이 목에 막히거나 기도로 잘못 들어갈 우려가 있으므로 조금씩 마시도록 한다.

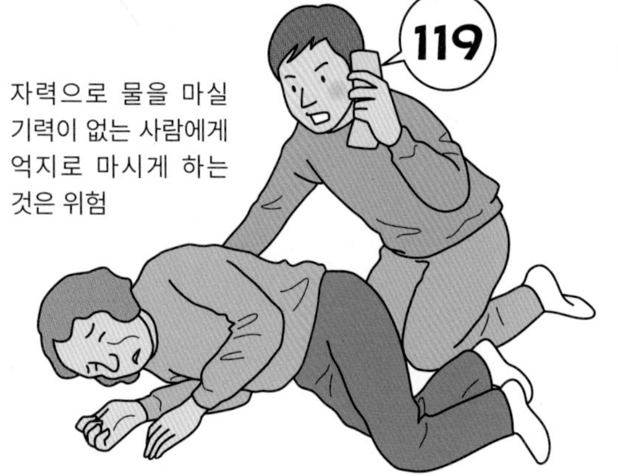

자력으로 물을 마실 기력이 없는 사람에게 억지로 마시게 하는 것은 위험

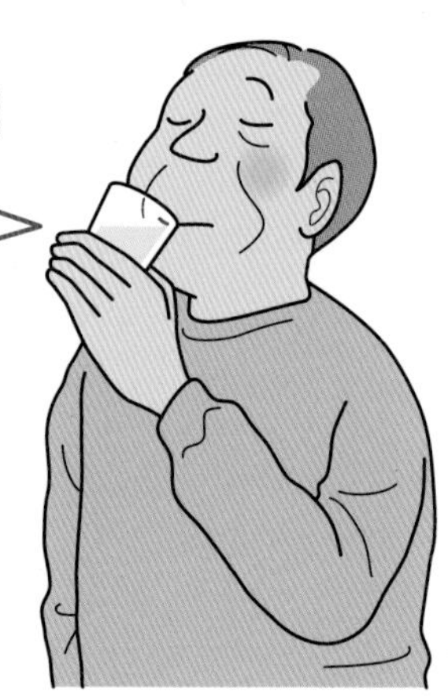
몸에 부담을 주지 않는 음료
● 물, 차
● 스포츠 음료
● 경구 보충 수액※2
● 주스
● 우유
● 젤리 음료, 과일 등

※1 정신착란 … 의식이 뚜렷하지 않은 상태에서 환각이나 착각 등을 동반한다.
※2 경구 보충 수액(ORS) … 체내에서 손실된 수분과 염분 등을 신속하게 보급할 수 있도록 성분을 조정한 음료.

고령자와 열사병

최근 고령자가 실내에서 열사병 증상을 앓는 현상이 급증하고 있습니다. 기온의 변화에 대한 감각이 둔해지고, 에어컨 사용에 거부감을 가진 고령자가 많은 것도 하나의 요인입니다. 무더위 일에는 선풍기와 조합하여 에어컨을 활용하여 실내온도를 28°C 전후로 조절하여 열사병을 예방합니다.

열사병의 대처법

◦ 의식이 없는 경우

의식장애와 호흡곤란, 경련 등의 증상이 보이는 경우에는 즉시 구급차를 불러 병원으로 옮긴다.

◦ 의식이 있는 경우

가능한 한 빨리 체온을 낮추도록 한다.

① 야외라면 나무 그늘 등으로, 실내라면 에어컨이 있는 방으로 옮겨 휴식을 취한다.

② 옷을 풀어헤치고 아이스팩 등으로 이마와 겨드랑이, 목, 다리 관절 등을 식힌다. 또한, 집안에서 부채 등으로 바람을 일으켜 체온을 낮춘다.

③ 자력으로 수분을 취할 수 있으면 스포츠 음료 등을 조금씩 마시게 한다.

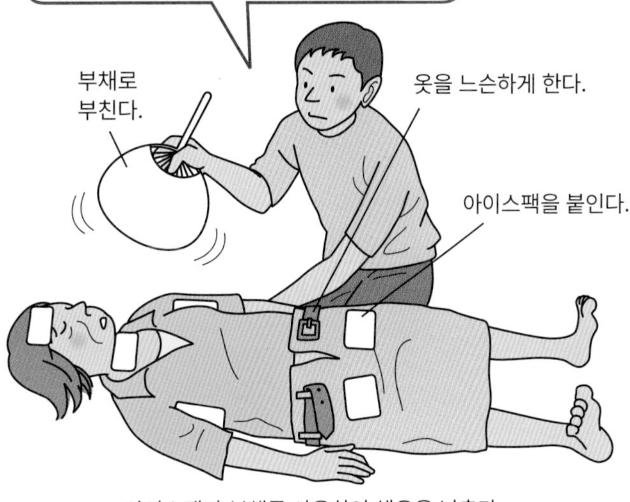
◦ 체온 상승이나 구토가 있는 경우에는 의식이 있어도 구급차를 부른다.
◦ 수분을 공급하고 증상이 진정되면 만약을 위해 병원에서 진찰을 받도록 한다.
부채로 부친다.
옷을 느슨하게 한다.
아이스팩을 붙인다.

아이스팩과 부채를 사용하여 체온을 낮춘다.

욕조에 빠졌을 경우

고령자가 목욕할 때 사고로 욕실 바닥에서 넘어지는 것보다도 욕조에 빠지는 사고로 사망하는 경우가 많습니다. 혈압 상승이나 부정맥, 기분 상승 등에 의한 컨디션이 급변하는 경우 외에도 욕조에서 다리가 미끄러지거나 몸이 생각한 대로 움직여지지 않는 등 원인은 다양합니다. 탈의실, 욕실, 물의 온도에 주의하고 목욕 중 가끔 대화를 나누면서 모습을 확인할 수 있어야 합니다. 컨디션이 나쁠 때에는 무리하게 목욕을 하지 않는 것이 좋습니다.

욕조에서 빠졌을 때 대처하는 법

❶ 얼굴을 위로 향하게 하여 물에서 얼굴을 들어 올린다.

❷ 욕조에서 몸을 꺼낸다. 욕조의 물을 먼저 빼내면 꺼내기가 어려워지므로 주의한다.

❸ 의식이나 호흡 상태를 확인한다. 만약 의식이 없으면 즉시 구급차를 부른다. 필요하다면 기도를 확보 심폐소생술(➡P165) 등의 응급 처치를 한다.

❹ 의식이 있는 경우에는 몸을 따뜻하게 안정시키고 잠을 재운다.

❺ 안정되면 만약을 위해 병원에서 진찰을 받도록 한다.

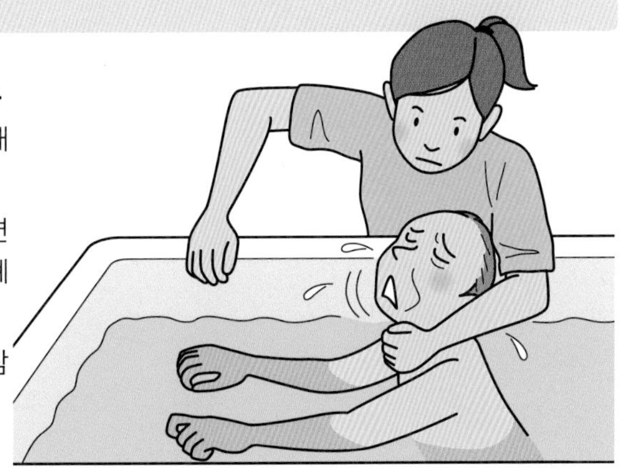

얼굴을 물 밖으로 꺼내고 욕조에서 일으킨다

4 오연 · 질식 시 응급 처치

오연(음식을 잘못 삼킴)은 음식물이 기도로 들어가는 것을 의미합니다. 나이가 들면 씹는 힘이나 삼키는 능력이 저하되어 오연을 일으키기 쉽습니다.

오연 · 질식 대처법

식사 중에 갑자기 입을 다물어 버리거나 숨이 막혀 기침을 하는 경우에는 오연이 의심됩니다. 오연이 무서운 것은 기도가 막혀 질식되는 경우와 오연을 반복함으로써 생기는 오연성 폐렴입니다.
기도를 확보할 수가 있어서 본인이 스스로 기침을 할 수 있는 동안에는 격려해 주며 기침을 계속하도록 합시다. 기침을 할 수 없는 경우나 이물질이 기도를 막고 있으면 하임리히법이나 등 두드리기 방법 등을 실시해서 걸린 음식물을 토해내도록 합니다.

말을 걸어도 반응이 없으면 즉시 구급차를 부릅니다.

- 의식이 없는 경우
  구급차를 부른다. 구급차가 올 때까지 기도를 확보하고(➡ P165) 심폐가 정지해 있는 경우는 AED(➡ P164)를 이용한다.
- 의식이 있는 경우
  이물질을 꺼내기 위해서 하임리히법이나 등 두드리기를 실시한다.

하임리히법

상대방의 등뒤에서 손을 모아서 껴안고 상대방의 중앙부에 깍지 낀 손을 얹고 빠르게 앞 위쪽으로 올려놓는다.

세운 자세로

의자에 앉은 자세로

등 두드리는 법

상대방의 머리를 앞으로 수그리게 하고 구부림 자세로 해서 한 손으로 상대방의 몸을 지탱하고 다른 쪽 손바닥 관절로 좌우의 견갑골 사이를 두드린다.

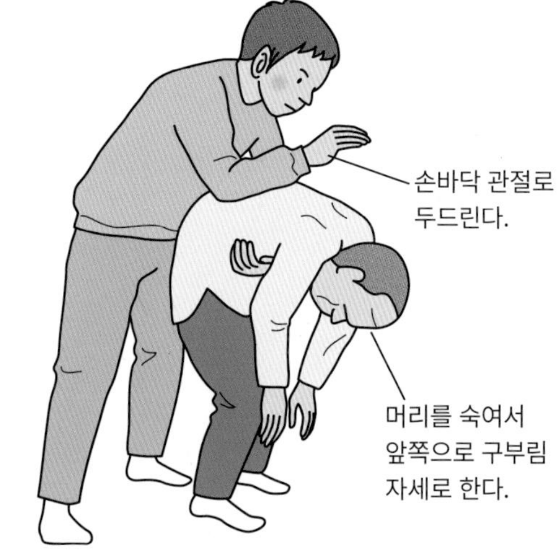
손바닥 관절로
두드린다.
머리를 숙여서
앞쪽으로 구부림
자세로 한다.

이물질을 꺼낸다

- 손으로 상대방의 입을 벌린다. 다른 손의 집게손가락을 입안에 넣고 뺨의 안쪽을 따라 목구멍 안쪽으로 손가락을 넣어 이물질을 꺼낸다.
- 이물질을 꺼낸 경우에도 반드시 의사의 진찰을 받도록 한다.

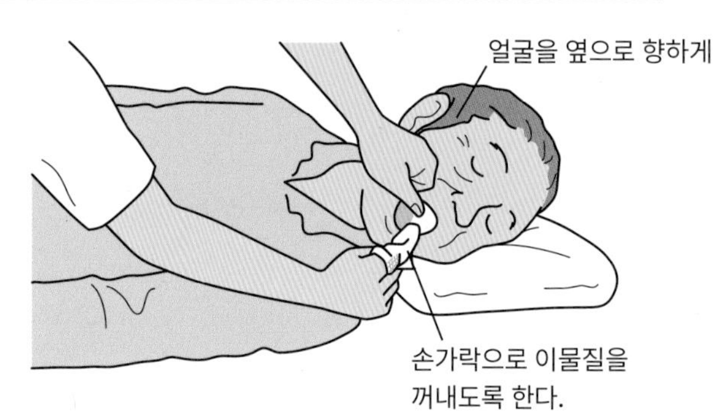
얼굴을 옆으로 향하게
손가락으로 이물질을
꺼내도록 한다.

이물질을 삼킨 경우 응급 처치

이물질을 삼킨 것으로 의심되면 먼저 의식과 호흡이 있는지 확인하고, 필요하면 기도 확보, 심폐소생술(➡ P165)을 실시합니다. 그리고 본인의 모습이나 주위의 상황에서 무엇을 마셨는지 확인합니다. 의식이 없거나 경련 등의 증상이 나타나는 경우, 무엇을 삼켰는지 모르는 경우, 독성이 강한 물질을 마신 경우에는 즉시 의사의 진찰을 받습니다.

또한, 삼킨 물건이 무엇인지 모르는 경우나 매니큐어 같은 휘발성 물질, 버튼형 전지 등의 경우에는 구토를 유도하면 안 됩니다. 섭취한 것이 무엇인지 확인되면 긴급전화 119번이나 응급실에 연락하여 지시를 받도록 합니다.

이물질의 종류에 따른 대처법

섭취한 것		대처법	의사의 진료가 필요한 경우
석유		아무것도 마시지 않게 하고, 구토를 유도하지 않는다.	1mL 이상 진료
신나			0.5mL 이상 진료
벤젠			1mL 이상 진료
세제	곰팡이 제거제	우유 또는 물을 마시게 하지만, 구토를 유도하지 않는다.	소량으로도 진료
	가정용 세제 (알칼리성)		소량으로도 진료
	가정용 세제 (중성)		5mL 이상 진료
	주방용 세제		5g 이상 진료
	주방용 세제 (표백제 배합 또는 농축)		소량으로도 진료
화장품	립스틱	입안을 닦고 양치질을 한다.	양과 관계없이 걱정 없음.
	화장수	우유 또는 물을 먹여 토하게 한다.	10mL 이상 진료
	샴푸	우유 또는 물을 마시게 하지만, 구토를 유도하지 않는다.	5mL 이상 진료
	아세톤	아무것도 마시지 않고 구토를 유도하지 않는다.	2mL 이상 진료
담배		아무것도 마시지 않게 하고 구토시킨다.	2cm 이상이면 진료
방충제	장뇌(캄퍼)	물을 마시게 하지만 구토를 유도하지 않는다.	소량으로도 진료
	나프탈렌	물을 먹여 토하게 한다.	소량으로도 진료
버튼형 건전지		아무것도 하지 않는다.	아무것도 하지 않고 즉시 진료

구토를 유도해서는 안 되는 경우

- 의식이 없을 때
- 경련을 일으키고 있거나 또는 일으켰을 때
- 무엇을 마셨는지 명확하지 않을 때
- 이물질(동전이나 바늘 등)이 식도에 걸려 있을 때
- 석유, 가솔린, 매니큐어, 신나, 벤젠 등 휘발성 물질을 마셨을 때
- 버튼형 전지를 삼켰을 때
- 화장실용 세제, 표백제 등, 강산성 · 강알칼리성 세정제나 살충제를 마셨을 때

1 감염 · 식중독 시 응급 처치

**MRSA나 간염 등의 감염 저항 능력이 약해지면 감염 위험이 높아집니다.
평소에 면역력을 강화하고 감염 방지에 노력합니다.**

감염증

● MRSA 예방과 대처법

MRSA는 '메티실린 내성 황색 포도상 구균'의 약어입니다. 페니실린계 약물을 비롯한 많은 약제에 내성을 나타내기 때문에 면역력이 저하된 사람이 감염되면 폐렴이나 장염, 패혈증※ 등을 유발하기 쉽습니다.
케어하는 사람이 MRSA 보균자(MRSA가 코와 목 등으로 번식하고 있지만, 특별히 감염 증상이 나오지 않음)일 경우에는, MRSA의 감염 원인이 될 위험성이 있으므로, 케어 전후에 손 씻기, 양치질 소독을 확실히 합니다. 또한, 케어받는 사람이 보균자의 경우에도 가능한 한 살균을 할 수 있도록 합니다.

MRSA의 감염 경로

기침 등 비말 감염

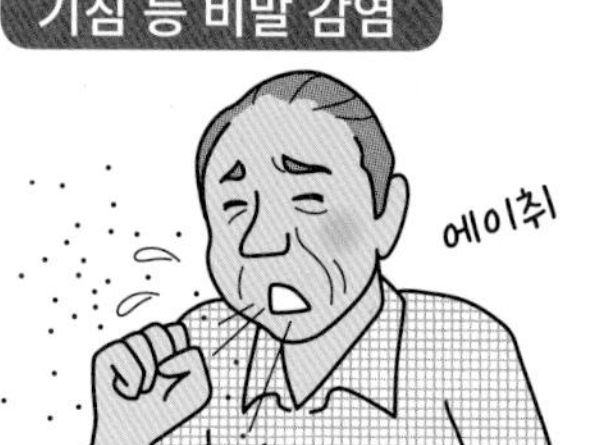

감염자의 기침이나 재채기에서 균이 공기 중에 날아 그 공기를 흡입하는 경우

공기 감염

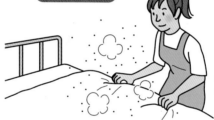

청소 및 침대 시트 교환 등을 통해 균이 바닥과 이불 위에서 날아다니는 경우

접촉 감염

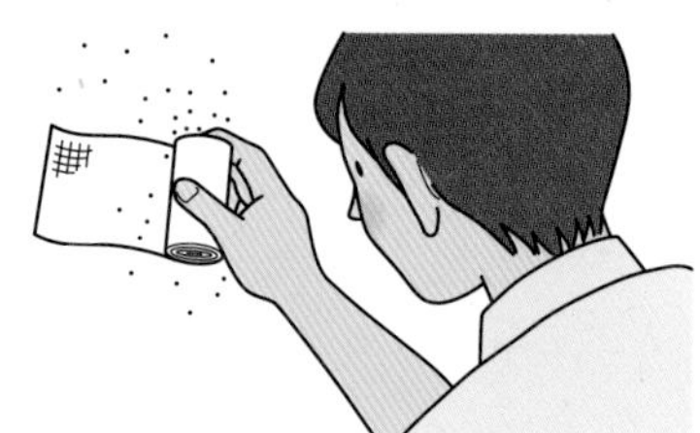

균이 묻은 손이나 물건 등을 만지는 경우

MRSA의 제균(除菌) 대책

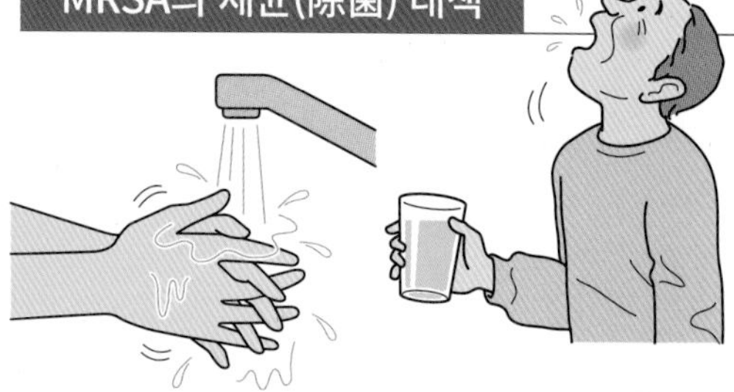

손 씻기 · 양치질
케어 전후에 반드시 손을 씻고 양치질을 확실히 한다.

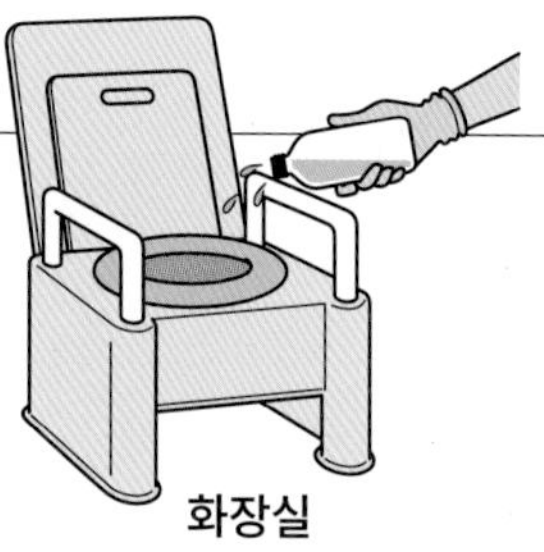

화장실
변기, 휴대용 화장실은 소독제를 뿌린 다음 청소한다.

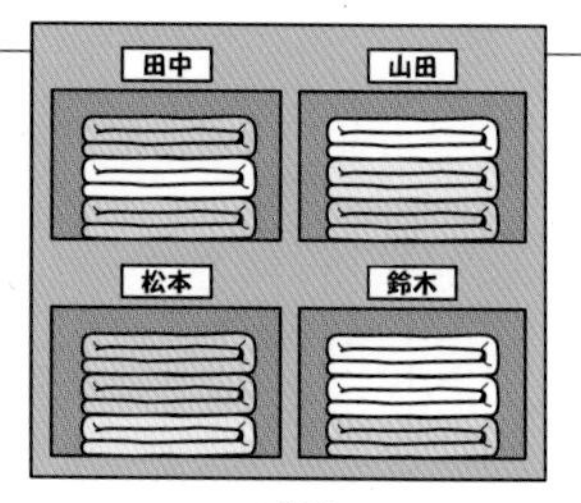

타올
본인 전용으로 사용한다.

마스크
균을 흡입할 가능성도 있으므로 마스크를 착용하는 것이 좋다.

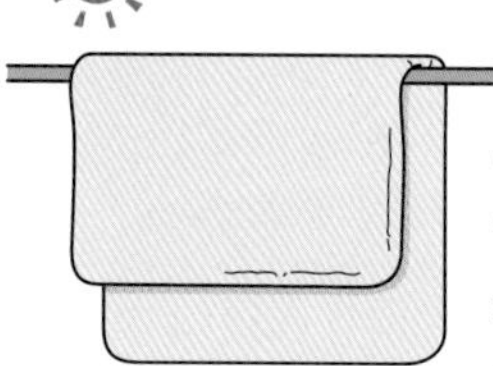

이불 소독
이불이나 매트 등은 충분히 일광 소독을 실시한다. 일광 소독을 할 수 없는 경우 알코올을 분무하여 살균한다.

＊ 패혈증 … 세균이 혈액에서 증식해서 중독 증상을 일으키는 질병.

간염의 예방과 대처법

간염 바이러스 중 고령자는 특히 B형과 C형에 주의가 필요합니다. 모두 혈액을 통해 감염되며 피부에 상처가 있으면 거기에서 바이러스가 침입할 우려가 있으므로, 보균자를 케어할 때 고무장갑을 착용하는 것이 좋습니다.

식기 등은 사용 후 가열 소독을 합니다. 쓰레기와 분비물은 오염이 퍼지지 않도록 가연용 비닐봉지에 넣고 입구를 묶어서 버립니다.

주의해야 할 감염과 식중독

겨울철 식중독으로 최근 자주 발생하고 있는 노로 바이러스 등의 감염은 고령자가 걸리면 중증화되기 쉽고 위험합니다. 케어하는 사람도 감염되지 않도록 구토물질의 취급에 주의가 필요합니다.

인플루엔자 대처법으로서 예방 접종을 빨리하는 것이 중요하지만 예방 접종을 해도 안전한 것은 아닙니다. 독감이나 폐렴은 실내 습도가 낮으면 발생하기 쉬우므로 난방이나 에어컨을 사용할 때는 가습에 신경을 쓰도록 합니다.

		원인	증상	대처법
감염증	폐렴	세균이나 바이러스 등이 폐에 침입하여 염증을 일으킨다. 감염성 폐렴에는 독감 바이러스와 레지오넬라 등이 원인으로 일어나는 폐렴 및 폐렴 구균 등의 세균이 원인으로 일어나는 폐렴이 있다. 최근 원내 감염에 의한 폐렴도 문제가 되고 있다.	기침, 가래, 발열, 전신 권태, 흉통, 호흡 곤란 등. 세균성 폐렴으로는 드물게 늑막염이나 화농성 수막염, 패혈증 등의 합병증도 있다.	◦ 식욕부진과 미열, 호흡수의 증가 현상 등이 일어나면 주의한다. ◦ 감기에 걸리면 조기에 치료를 받고 완치한다. ◦ 폐렴 구균 백신의 접종이 권장되고 있다.
감염증	인플루엔자	인플루엔자 바이러스에 감염된 사람의 기침이나 재채기 등에 의해 감염된다.	기침, 재채기, 인후통, 콧물, 38 °C 이상의 고열, 두통, 전신의 관절통 · 근육통, 구토, 설사 등. 보통 1주일 정도 치료되지만, 노인은 기관지염이나 폐렴 등을 일으켜 중증화, 사망에 이르기도 한다.	◦ 자주 손을 씻고 양치질을 한다. ◦ 사람이 붐비는 장소에 나올 때는 마스크를 착용한다. ◦ 휴식을 취하고 영양 섭취를 해서 면역력을 높인다. ◦ 예방 접종을 빨리 받는다.
식중독	노로 바이러스	굴이나 조개 등에 서식하는 소형 구균성 바이러스. 12월부터 3월에 걸쳐 대량으로 발생한다.	설사, 구토, 복통, 발열 등이 1~3일이 지나면 회복한다. 체력이 약한 노인은 탈수에 특히 주의한다.	◦ 식사와 조리 전후, 화장실에 다녀온 후에는 비누로 충분히 손을 씻는다. ◦ 식재료의 중심부까지 충분히 가열한다. ◦ 구토 물질을 처리할 때에는 마스크를 하고, 고무장갑을 낀 후 종이 타올 등으로 부드럽게 닦아서 즉시 비닐봉지에 넣는다. 구토가 있던 바닥 등은 염소계 표백제 등으로 소독한다.
식중독	O-157	대장균 O-157의 보균자의 대변 등의 식품이 오염된 균이 증식한 식품을 먹는 것으로 감염된다. ◦ 오염된 식품으로부터 감염 ◦ 감염자가 조리한 음식으로 감염 ◦ 감염자의 구토물이나 대변에서 2차 감염.	심한 복통, 설사를 반복 한 후, 설사변이나 혈변. 독소가 신장에 들어가면 소변이 나오지 않으며, 부종이 나타난다. 중증화하면 요독증을 일으켜 경련 및 의식장애도 발생할 수 있다.	◦ 화장실 소독에 신경을 쓴다. ◦ 조리기구, 식기, 행주는 항상 청결하게 한다. ◦ 날것은 가능한 빨리 가열한다. ◦ 식품의 보관은 냉장은 10°C 이하, 냉동은 -15°C 이하를 기준으로 한다.

2 감염을 예방하는 화장실 소독

케어 및 조리를 하기 전에 비누를 사용하여 제대로 '비벼씻기'를 하고, 조리 도구는 알코올이나 끓는 물에 소독합니다.

올바른 손 씻기 방법

손 씻기는 손과 손을 마주 잡고 문질러 씻는 '비벼 씻기'가 기본입니다. 비누를 사용하여 손바닥, 손등, 손가락과 손가락 사이, 손목까지 헹굼 물을 부으면서 꼼꼼히 문질러 씻습니다.

케어받는 사람이 외출에서 귀가했을 때에는 당연히 '비벼 씻기'를 해야 하며, 케어하는 사람도 케어 전후에는 반드시 '비벼 씻기'를 해야 합니다. 이것만으로도 상당히 높은 살균 효과를 기대할 수 있습니다.

비벼씻기 방법

화장실 가기 전에

- □ 손톱은 짧게 자른다.
- □ 시계나 반지는 뺀다.

더러운 물질이 끼기 쉬운 곳

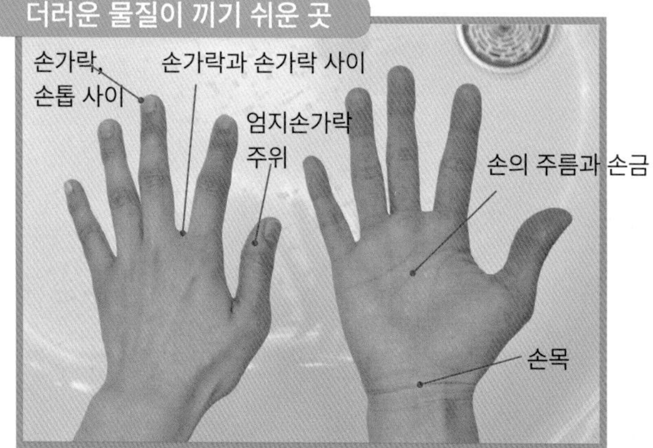

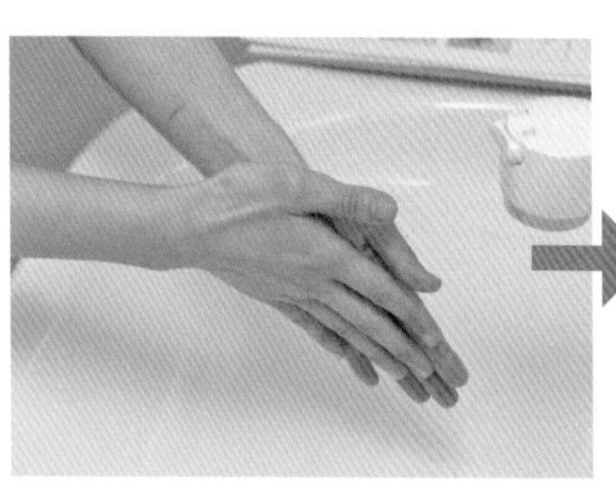
❶ 손바닥을 잘 문지른다.

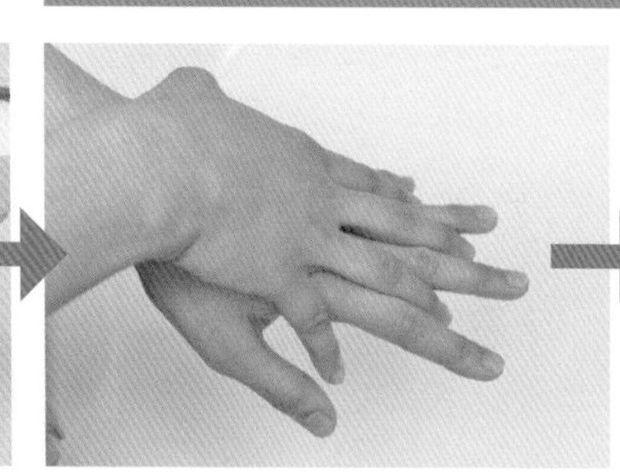
❷ 손등을 펴서 문지른다.

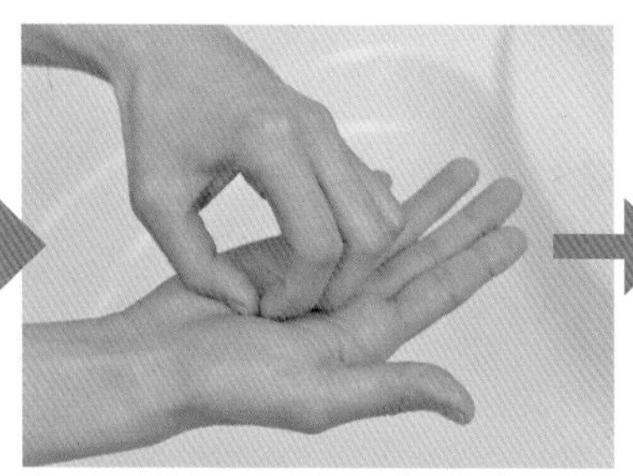
❸ 손가락, 손톱 사이를 충분히 문지른다.

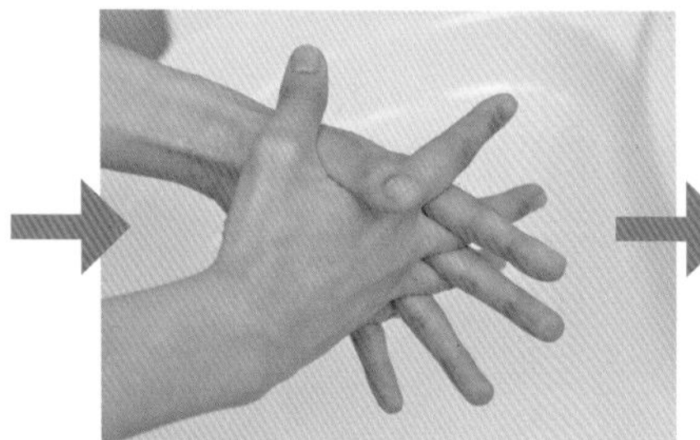
❹ 손가락을 서로 맞대어 손가락 사이를 문지른다.

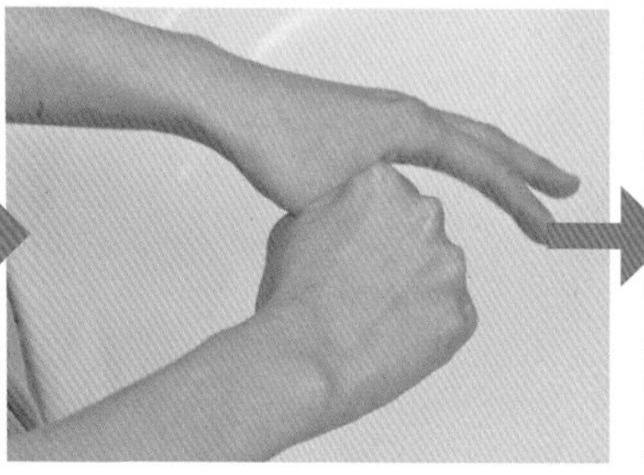
❺ 엄지를 손바닥으로 마주 감싸 쥐고 '비벼 씻기'를 한다.

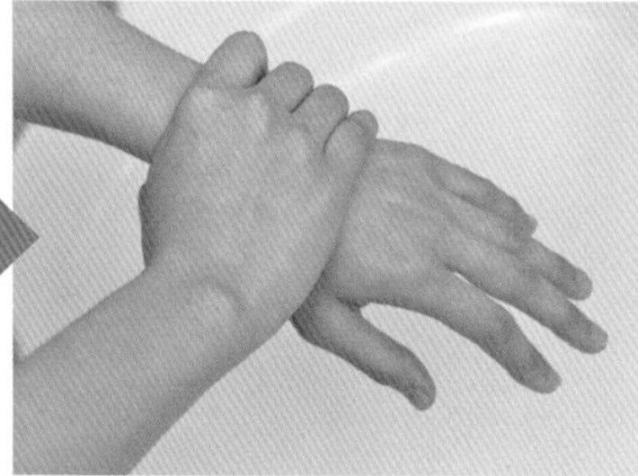
❻ 손목도 함께 씻는다.

다양한 소독법

비누나 소독제를 사용하여 손 씻기와 양치질을 자주 합니다. 특히 식사와 조리 전후, 귀가 시, 화장실 다녀온 후 정성스럽게 합시다.
식기와 조리기구의 소독, 식품의 취급에 주의하고 케어 시에는 마스크와 장갑을 착용하는 등 주의를 신경 쓰는 것도 중요합니다.
그러나 소독을 필요 이상으로 여러 번에 걸쳐서 하게 되면 손이 거칠어져서 오히려 균이 붙기 쉽게 되는 경우가 있습니다. 피부가 거칠어지기 쉬운 사람은 핸드크림 등을 사용하여 피부를 보호합니다.

손가락 소독

소독은 흐르는 물로 하는 것이 기본이지만, 흐르는 물을 사용할 수 없는 침대 옆 등에서는 세면대에 모아둔 물을 사용하여 소독합니다. 손가락에 발라서 건조시키는 소독제를 사용하거나 알코올 솜이나 거즈로 손을 닦도록 하는 것도 좋을 것입니다. 또한, 현관 등 여러 사람이 출입하는 장소에는 알코올 스프레이를 두면 편리합니다. 손가락 사이까지 제대로 소독해야 합니다.

흐르는 물에 씻는다

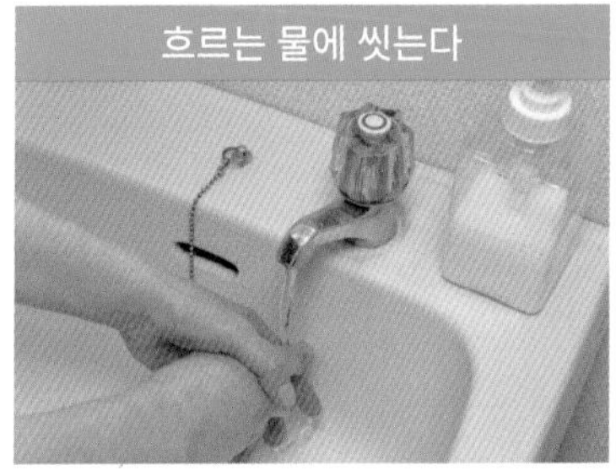

비누나 소독제를 손가락에 묻혀서 흐르는 물에 잘 씻는다.

손에 바르고 말린다

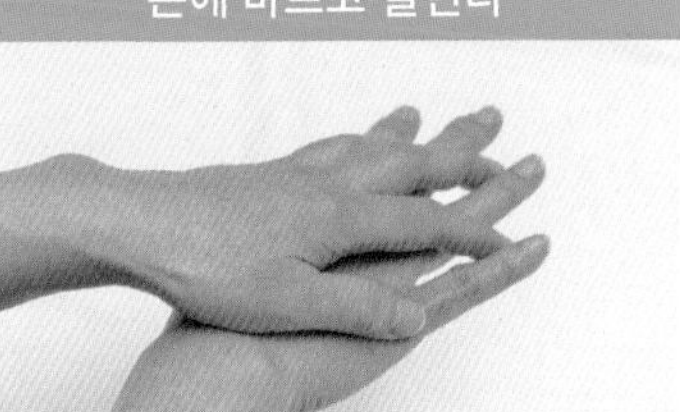

건조 속도가 빠른 소독제를 손가락에 발라서 건조시킨다.

세면기 물에 손을 담가서 씻는다

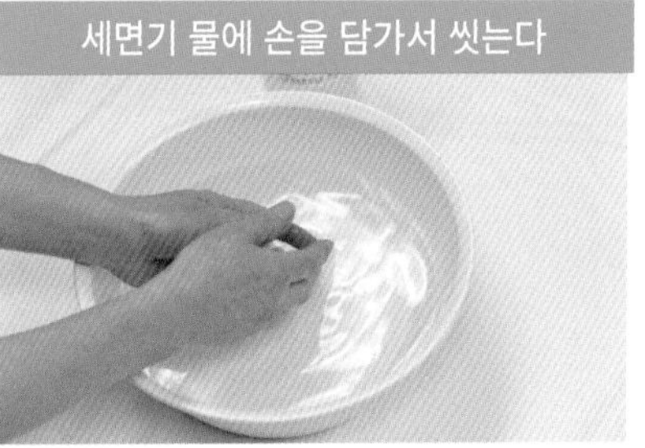

소독제를 섞은 세면대 물에 손을 담가서 씻는다.

알코올 스프레이를 분사한다

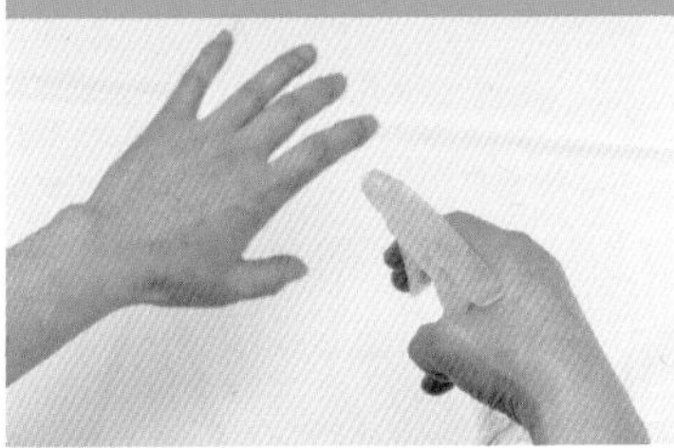

알코올 소독제를 넣은 분무기를 사용하여 손에 살포한다.

알코올 솜, 거즈로 손을 닦는다

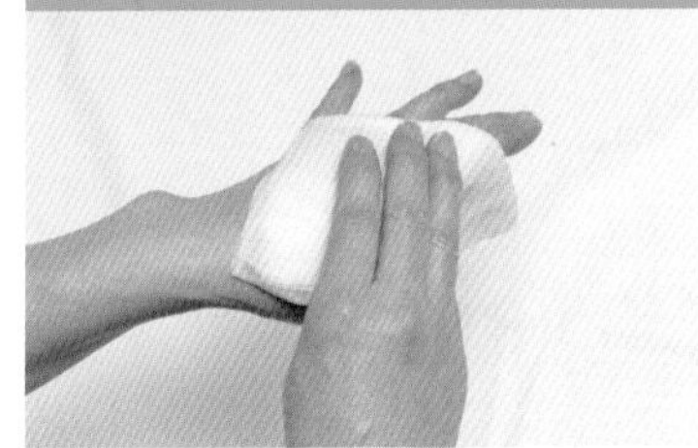

알코올 솜이나 거즈에 소독제를 풀어서 손을 닦는다.

조리에 관한 소독

노로 바이러스와 O-157 등의 식중독 (➡ P173)을 방지하기 위해 조리할 때는 확실히 소독을 합니다. 도마나 칼 등의 조리기구는 끓는 물에 소독하고 용도에 따라 구분합니다. 채소는 흐르는 물에 미생물이나 세균을 씻어냅니다.
또한, 조리를 마친 후에도 조리기구는 즉시 씻어서 건조시키는 것이 중요합니다. 항상 깨끗한 환경을 유지합니다.

도마·칼·행주	◦ 도마는 '고기 및 생선용'과 '채소용'을 구분하여 사용하면 위생적이다. ◦ 조리기구의 소독은 차아염소산 나트륨과 에탄올(알코올)을 사용하거나 85°C 이상의 온수에서 1분 이상 가열한다.
채소·과일	양상추나 양배추 등의 잎의 껍질 쪽의 잎은 버리고 흐르는 물에 깨끗이 씻는다.

3 약물 복용법 · 관리

고령자의 대부분은 다양한 만성질환을 앓고 있으며, 많은 약을 복용하고 있습니다. 오연이나 부작용을 방지하기 위해 올바른 복용법과 관리가 필요합니다.

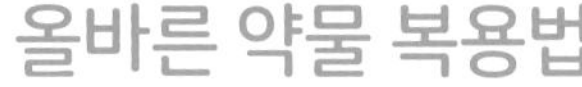

올바른 약물 복용법

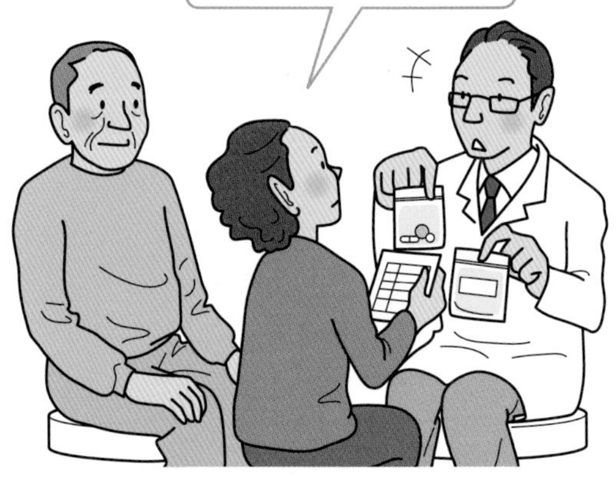
확인해야 할 사항
❶ 목적 ❷ 날짜와 마시는 방법 ❸ 함께 먹는 약 ❹ 부작용

의사로부터 처방받은 약에 대한 ❶ 어떤 치료 목적의 약인지, ❷ 언제 어떻게 복용하는지, ❸ 다른 약물과 병용하는지 여부, ❹ 어떤 부작용이 있는지 등 처방 내용을 제대로 이해하는 것이 중요합니다.
여러 의료기관에서 처방받은 의약품과 일반 의약품을 병용하는 경우는 의사와 상담 후에 복용합니다.

● 약을 복용하는 방법

케어받는 사람이 여러 질병을 가지고 있는 경우, 여러 종류의 약을 복용해야 합니다. 특히 나이가 들면 부작용이 나타나기 쉬워지므로 주의가 필요합니다. 케어받는 사람에게 약을 관리할 수 있는 이해력과 시력, 약을 삼키는 능력이 있는지, 또한 약을 꺼내는 동작이 가능한지 등을 확인하고, 할 수 없는 경우는 케어하는 사람이 관리하고 약 먹는 것을 도와줍니다.

약물 복용 포인트

- 케어하는 사람은 케어를 하기 전에 약의 종류, 분량을 확인한다.
- 몸을 제대로 일으킨다.
- 입을 물로 적신 후 약을 복용한다.
- 막힘 현상이나 오연에 주의하고, 몸을 일으킨 상태에서 약 먹는 모습을 지켜본다.
- 입안에 약이 남아 있는지, 약을 완전히 삼켰는지 확인한다

약을 편안하게 복용하는 방법

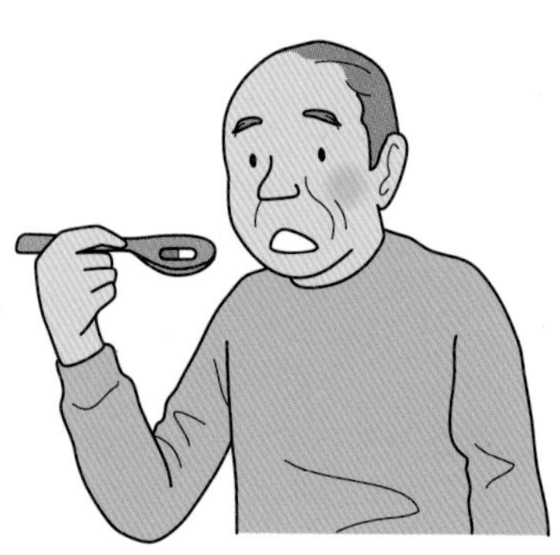

약을 오블라트(젤라틴 종이)로 감싸거나 숟가락에 얹어서 입에 옮기면 된다.

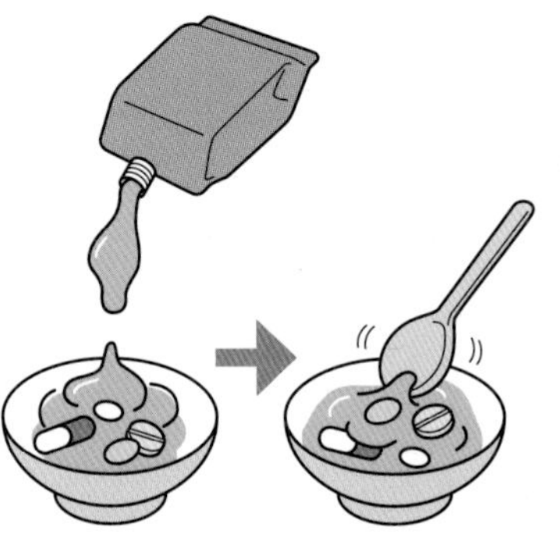

연하장애 등으로 약을 먹기 어려운 사람은 젤리와 증점제(걸쭉한 약제)를 사용하여 걸쭉하게 마시기 쉽게 한다(➡P87).

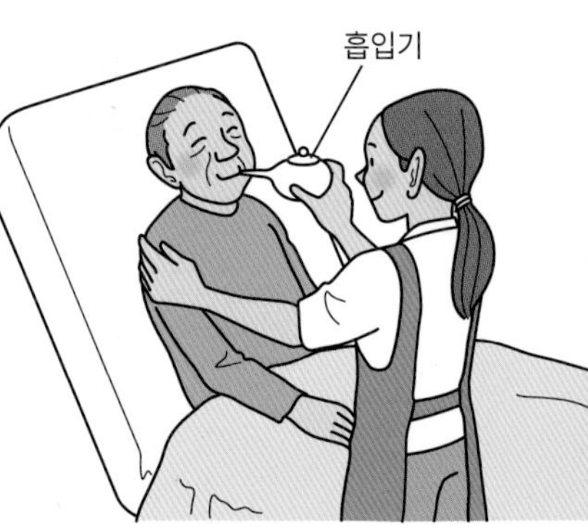

물을 마시 어려운 사람에게는 약 흡입기를 이용한다.

약물의 관리 · 보관

약물 관리 방법

한 번에 여러 종류의 약을 먹으면 요일별로 마시는 시간마다 1회분씩 소량으로 나누어 두면 약 먹는 것을 잊거나 실수로 약을 먹는 것을 방지할 수 있습니다.

약을 소량으로 나누기 위해서는 구분이 있는 상자나 비닐 팩, 시판되고 있는 약상자 등을 이용하면 편리합니다.

또한, 약국에서 처방약에 첨부된 설명서는 소중히 보관해 둡니다. 복약에 대한 올바른 지식을 습득뿐만 아니라, 주치의 이외의 의료기관에서 진찰을 받을 때 지참하면 처방의 중복을 피할 수 있으며 부작용 발생을 방지할 수 있습니다.

약물 보관 방법

약물은 산제(가루약), 정제, 캡슐제, 설하정, 트로치 용액제, 좌약, 연고, 부착제, 점안제 등의 종류가 있습니다. 직사광선을 피하고 따뜻한 곳이나 습도가 높은 곳에 두지 않도록 항상 정해진 곳에 누가 봐도 알 수 있듯이 보관해 둡니다.

물약이나 좌약 등은 냉장고에 넣어 보관하는 편이 좋은 것도 있으므로 확인하여 보관합니다.

약 먹는 시간대(아침, 점심, 저녁)마다 다른 색깔의 스티커를 부착하여 구분해 두면 알기 쉽다.

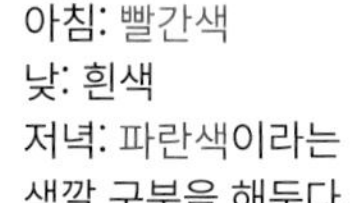

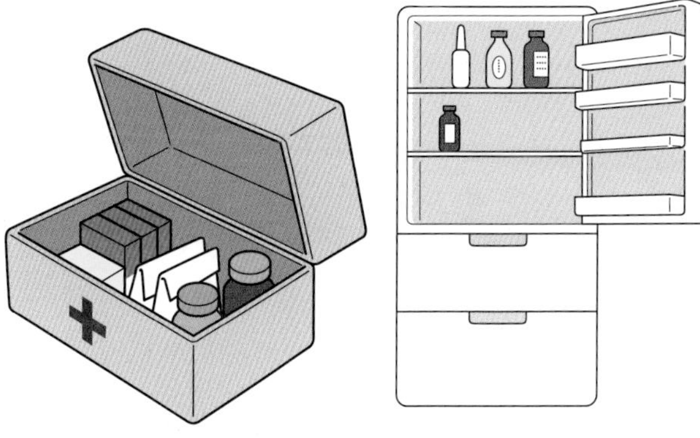

물약이나 좌약 등은 냉장고에, 알약이나 가루약 등은 보관 케이스나 캔 등에 넣어서 고온다습한 장소를 피해서 보관한다.

약 보관법

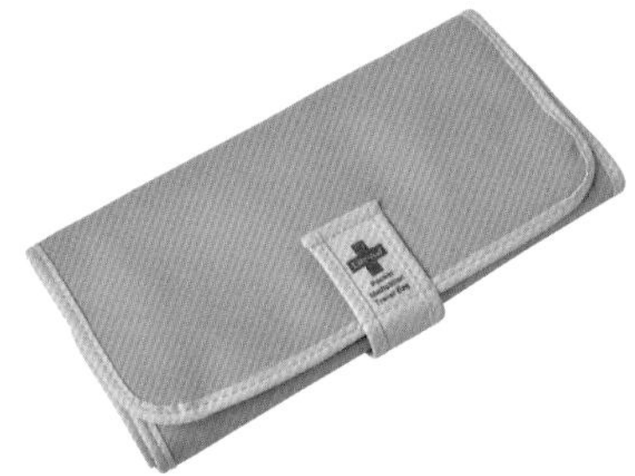

편리한 약 지갑

약을 복용하는 요일 및 시간 등을 구분할 수 있는 약 지갑. 여행 중에도 약을 넣고 접어서 가지고 다닐 수 있다.

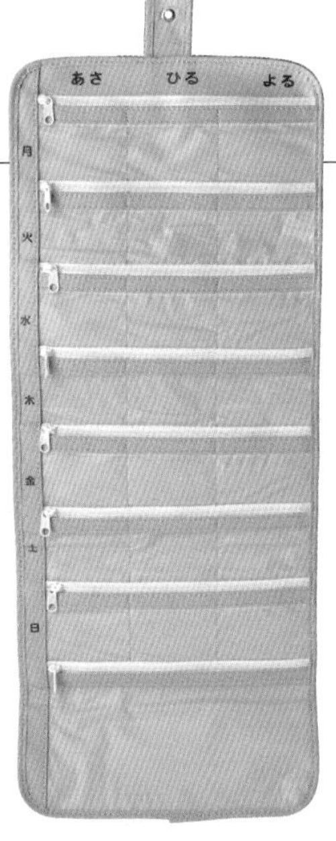

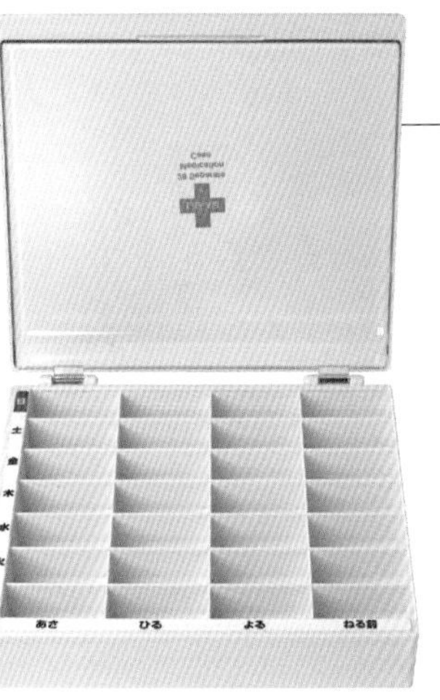

약을 복용하는 요일 및 시간을 구분한 약 상자. 케어하는 사람이 관리한다.

원포인트 케어받는 사람이 약장에서 약을 잘못 꺼낸 경우에는 그대로 되돌려 넣지 말고 케어하는 사람이 함께 확인합니다.

폐용증후군을 예방하는 방법

폐용증후군이란

누워 있는 상태가 오래 지속되어 체력이 약해지는 증상으로 나타나는 다양한 신체 · 정신 증상을 폐용증후군이라고 합니다(➡아래). 이 발병을 계기로 와병 생활이 계속 이어지는 고령자가 적지 않습니다. 폐용증후군은 '생활 게으름 병'이라고도 합니다. 환자의 안전 · 안심 · 안정을 필요 이상으로 중시한 결과 발병하는 경우도 있으므로 주의합니다.

계속 누워 있기만 하면 안 된다.

폐용증후군을 예방하기 위해서는 누워 있기만 하는 상태가 되지 않도록 하는 것이 중요합니다. 요양 중에도 가능하면 낮에는 가능한 한 다리를 바닥에 붙인 자세로 침대 옆에 앉도록 해야 합니다.

● **폐용증후군의 증상**: 누워 있는 상태가 오래 지속되면 몸도 정신도 다양한 증상이 나타난다.

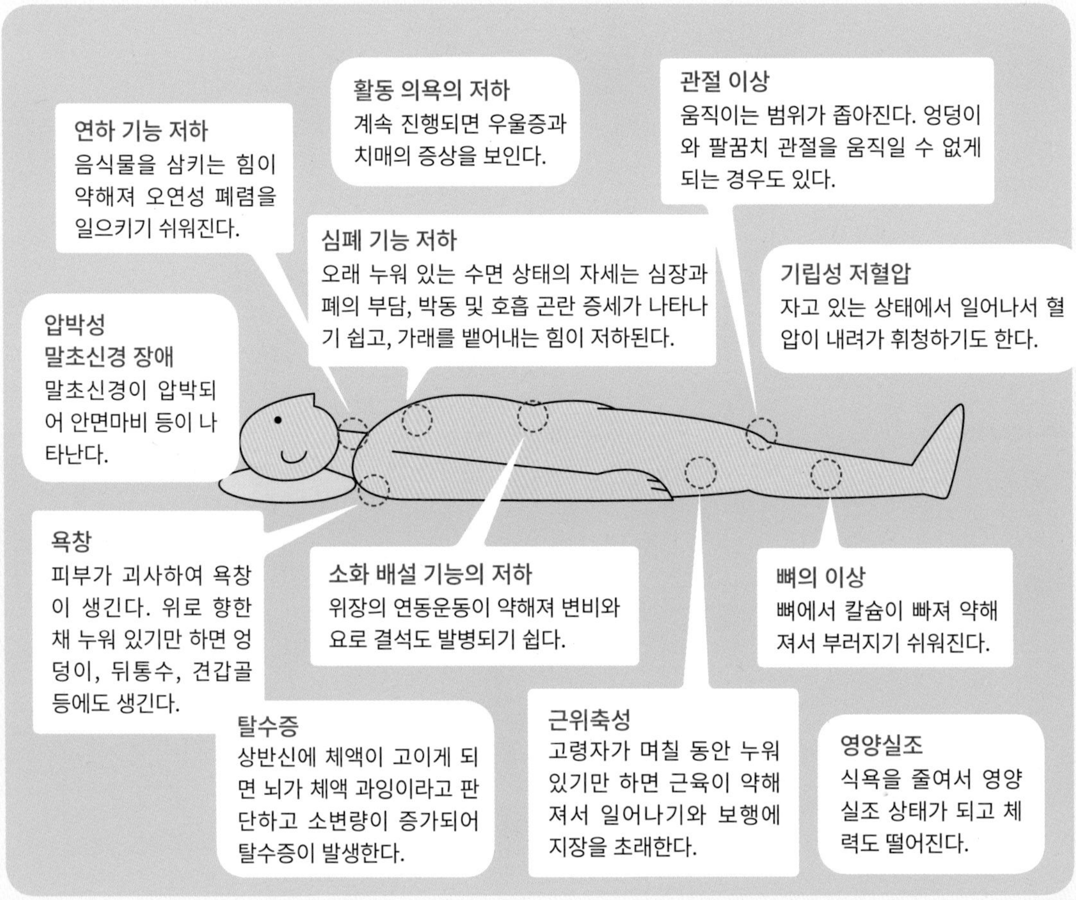

연하 기능 저하
음식물을 삼키는 힘이 약해져 오연성 폐렴을 일으키기 쉬워진다.
활동 의욕의 저하
계속 진행되면 우울증과 치매의 증상을 보인다.
관절 이상
움직이는 범위가 좁아진다. 엉덩이와 팔꿈치 관절을 움직일 수 없게 되는 경우도 있다.
심폐 기능 저하
오래 누워 있는 수면 상태의 자세는 심장과 폐의 부담, 박동 및 호흡 곤란 증세가 나타나기 쉽고, 가래를 뱉어내는 힘이 저하된다.
기립성 저혈압
자고 있는 상태에서 일어나서 혈압이 내려가 휘청하기도 한다.
압박성 말초신경 장애
말초신경이 압박되어 안면마비 등이 나타난다.
욕창
피부가 괴사하여 욕창이 생긴다. 위로 향한 채 누워 있기만 하면 엉덩이, 뒤통수, 견갑골 등에도 생긴다.
소화 배설 기능의 저하
위장의 연동운동이 약해져 변비와 요로 결석도 발병되기 쉽다.
뼈의 이상
뼈에서 칼슘이 빠져 약해져서 부러지기 쉬워진다.
탈수증
상반신에 체액이 고이게 되면 뇌가 체액 과잉이라고 판단하고 소변량이 증가되어 탈수증이 발생한다.
근위축성
고령자가 며칠 동안 누워 있기만 하면 근육이 약해져서 일어나기와 보행에 지장을 초래한다.
영양실조
식욕을 줄여서 영양실조 상태가 되고 체력도 떨어진다.

PART

6

노화에 따른 질병

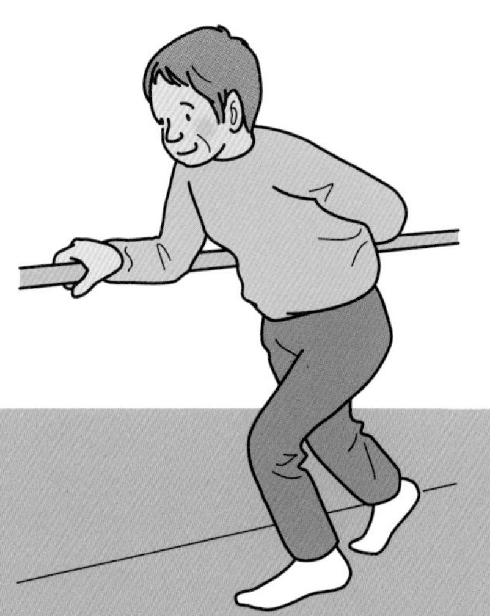

1 노화로 인한 신체의 쇠약

노화는 나이가 들수록 몸의 기능이 저하되어 가는 현상입니다.
고령자의 몸에 대한 올바른 지식을 갖는 것이 치료의 첫걸음입니다.

1 뼈가 약해진다

뼈는 나이가 들수록 약해집니다. 특히 폐경 후 여성은 골다공증에 걸리기 쉬워집니다. 뼈와 뼈를 연결하는 관절도 나이가 들수록 굳어집니다. (➡ P187).

☞ 넘어져서 골절되는 것을 방지하기 위해 실내의 턱 제거 및 손잡이 등의 장치를 설치합니다.

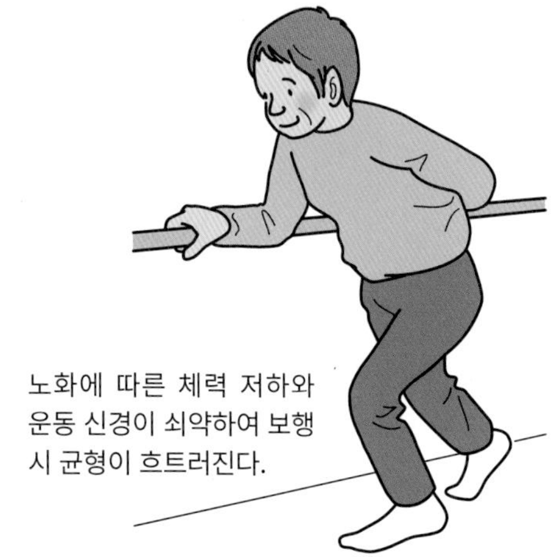

노화에 따른 체력 저하와 운동 신경이 쇠약하여 보행 시 균형이 흐트러진다.

2 장기가 수축되고 딱딱해진다

간, 비장, 신장 등의 장기는 나이가 들수록 감소하고 수축되며, 탄력이 없어지고 단단해집니다. 심장만은 예외로 높은 혈압에 대항하여 확대됩니다.

☞ 폭식을 절제하고, 생활습관을 바르게 합니다.

3 생체 항상성이 저하된다

체온과 혈압, 심장박동수, 체액량 등을 일정하게 유지하는 기능을 생체 항상성이라고 하며, 나이가 들수록 감소합니다.

☞ 노인은 질병의 회복이 지연되는 경향이 있으며, 면역력이 저하되고 있다는 점을 명심합니다.

4 자극에 대한 반응이 둔해진다

우리 몸은 외부의 자극이나 신체 변화에 반응하여 몸의 기능을 조절 유지하고 있습니다. 이러한 자극에 대한 반응도 나이가 들어감에 따라 둔해집니다.

☞ 고령자의 컨디션의 변화를 주의 깊게 관찰하는 것이 매우 중요합니다.

5 예비력이 저하된다

사람은 긴급한 상황이 발생하면 보통 이상의 힘을 발휘하는 예비력이 비축되어 있습니다. 예비력도 나이가 들수록 감소합니다. 순간적인 동작을 취하지 않게 되는 것은 그 일례입니다.

☞ 케어를 할 때는 상대의 페이스에 맞추는 것이 기본입니다.

케어에 활용하는 POINT

노화에 의해 몸의 기능이 어떻게 줄어들지, 어떤 상태가 되는지를 제대로 이해하고 상대방의 페이스에 맞게 케어를 하는 것이 중요합니다.

■ 노화에 따른 신체 변화

외관은 젊어도 보이지 않는 부분의 노화에도 주의가 필요합니다.
본인이 인지하기 쉬운 노화와 인지하기 어려운 노화가 있습니다.

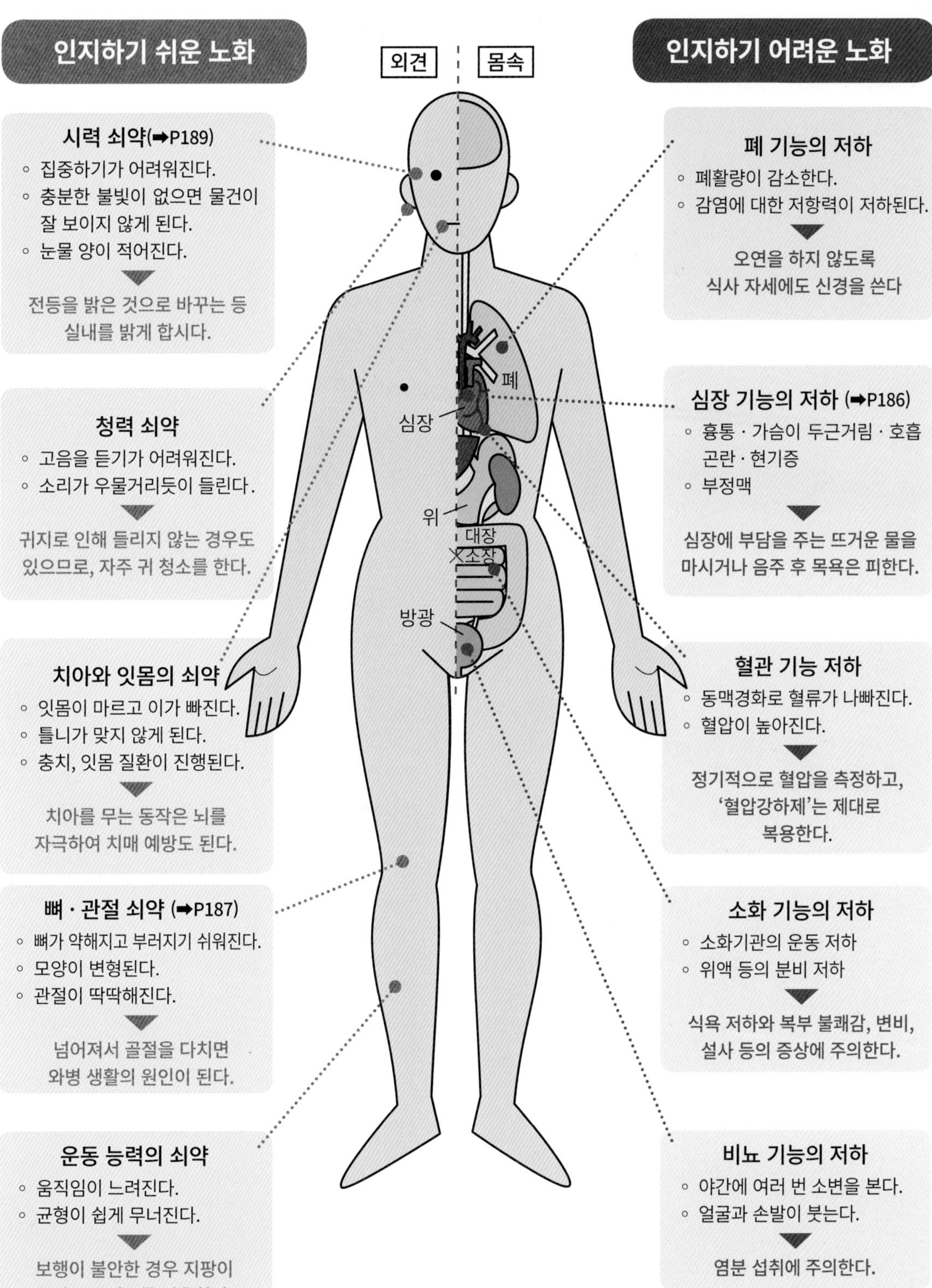

인지하기 쉬운 노화
외견
몸속
인지하기 어려운 노화
시력 쇠약(➡P189)
◦ 집중하기가 어려워진다.
◦ 충분한 불빛이 없으면 물건이 잘 보이지 않게 된다.
◦ 눈물 양이 적어진다.
전등을 밝은 것으로 바꾸는 등 실내를 밝게 합시다.
청력 쇠약
◦ 고음을 듣기가 어려워진다.
◦ 소리가 우물거리듯이 들린다.
귀지로 인해 들리지 않는 경우도 있으므로, 자주 귀 청소를 한다.
치아와 잇몸의 쇠약
◦ 잇몸이 마르고 이가 빠진다.
◦ 틀니가 맞지 않게 된다.
◦ 충치, 잇몸 질환이 진행된다.
치아를 무는 동작은 뇌를 자극하여 치매 예방도 된다.
뼈 · 관절 쇠약 (➡P187)
◦ 뼈가 약해지고 부러지기 쉬워진다.
◦ 모양이 변형된다.
◦ 관절이 딱딱해진다.
넘어져서 골절을 다치면 와병 생활의 원인이 된다.
운동 능력의 쇠약
◦ 움직임이 느려진다.
◦ 균형이 쉽게 무너진다.
보행이 불안한 경우 지팡이 등의 보조기구를 사용한다.
폐
심장
위
대장
소장
방광
폐 기능의 저하
◦ 폐활량이 감소한다.
◦ 감염에 대한 저항력이 저하된다.
오연을 하지 않도록 식사 자세에도 신경을 쓴다
심장 기능의 저하 (➡P186)
◦ 흉통 · 가슴이 두근거림 · 호흡 곤란 · 현기증
◦ 부정맥
심장에 부담을 주는 뜨거운 물을 마시거나 음주 후 목욕은 피한다.
혈관 기능 저하
◦ 동맥경화로 혈류가 나빠진다.
◦ 혈압이 높아진다.
정기적으로 혈압을 측정하고, '혈압강하제'는 제대로 복용한다.
소화 기능의 저하
◦ 소화기관의 운동 저하
◦ 위액 등의 분비 저하
식욕 저하와 복부 불쾌감, 변비, 설사 등의 증상에 주의한다.
비뇨 기능의 저하
◦ 야간에 여러 번 소변을 본다.
◦ 얼굴과 손발이 붓는다.
염분 섭취에 주의한다.

2 고령자의 심리 현상

고령자는 몸의 쇠약과 사회적 역할의 상실에 의한 부정적인 측면, 노화에 의해 발전하거나 노화와 더불어서 체득하는 긍정적인 측면, 그리고 세월을 거듭해도 변하지 않는 측면 등이 있습니다.

1 부정적 측면

노화에 따른 신체의 쇠약이나 정년퇴직 등으로 대표되는 사회적 역할 상실은 고령자의 심리에도 큰 영향을 미칩니다. 건강에 불안을 느끼고 두문불출하는 경향은 사람과의 교제도 엷어지며, 활동성이 손실되기 쉬운 경향은 쇠약과 상실이 가져오는 노인의 부정적 측면이라고 할 수 있습니다.

불행히도 노인의 자살자가 연간 1만 명을 넘고 있습니다 (➡ 아래).

자살은 우울증과 깊은 관계가 있는 것으로 알려져 우울증에 대한 대응도 중요합니다.

☞ 노인의 마음은 닫혀 있기 쉽습니다. 사소하게 보내는 신호도 놓치지 않도록 합니다.

2 긍정적인 측면

노화에 의해 발전하는 측면도 있습니다. 성격을 '신경증 경향', '외향성', '개방성', '조화성', '도덕성' 등 5가지 요소로 나누어 세대 간에 비교하면 '조화성'과 '성실성'은 노화에 의해 향상되는 점을 알 수 있었습니다.

또한, 기억력이나 지능도 발전하는 분야가 있습니다. 경험의 기억(에피소드 기억)은 저하되지만 향후 계획에 대한 기억(전망적 기억)은 젊은이보다 고령자가 더 우수합니다. 또한, 경험과 지식을 통해 다양한 상황에 대처하는 능력(결정성 지능)은 60대에 결정을 이룬다고 알려져 있습니다.

☞ 경험과 지식에 경의를 보이며 고령자의 말에 진지하게 귀를 기울여 봅시다.

3 변하지 않는 측면

'자신이 어떤 성격이며 어떤 인간인가'. 우리가 정체성을 파악하는 것은 보통 사춘기 무렵이라고 생각됩니다.

이러한 자의식은 일관성이 있고, 나이를 먹어도 어린 시절과 변함이 없습니다.

나이가 들어감에 따라 쇠약에 대항하여 '자기의 정체성'을 소중히 하고 싶다는 마음도 일관성을 유지하는 요인이 됩니다.

케어하는 사람은 치매에 걸린 사람에 대해서도 이러한 존엄성을 생각하며 대해야 하는 점에 유의해야 합니다.

☞ 노인의 성격에 따라 대하는 방법을 알아둡니다.

■ 고령자와 자살

60세 이상 고령자의 자살은 연간 1만 명을 넘고 있으며, 모든 연령대 중에서 80세 이상의 자살률이 가장 높아지고 있습니다. 또한, 케어받는 것이 부담되어 가족과 동거하고 있는 사람이 혼자 사는 사람보다도 자살률이 높습니다.

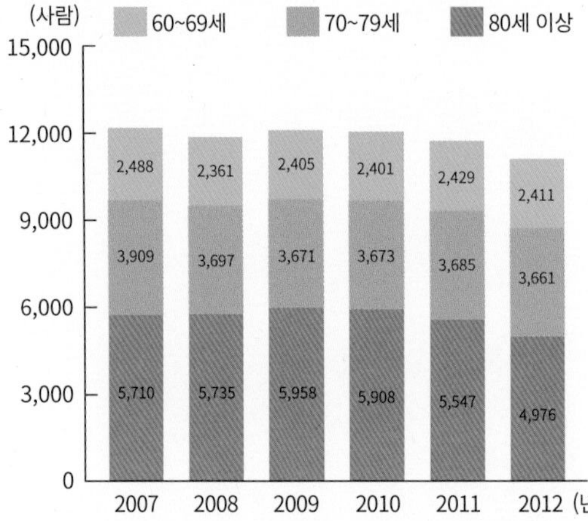

일본 자료

고령자 심리의 세 가지 측면

기존의 부정적인 측면만 강조되는 경향이 있었지만, 세 가지 측면을 함께 이해하는 것이 중요합니다.

부정적인 측면

- **건강 상태 저하**
  언제나 불안을 느끼고 기분이 가라앉아 있다.
- **시청각 · 후각 · 미각의 쇠약**
  사람과의 교류가 갈수록 고독해진다.
- **뇌의 쇠약**
  기억력이 저하되고, 생각해내기가 어려워진다.
- **사회적 역할의 상실**
  배우자와의 사별과 아이의 독립 등으로 고독해지고, 퇴직 등에 의한 사회적 지위의 상실에 자존심이 상한다.
- **우울증 등의 정신장애**
  질병과 사회적 역할의 상실을 계기로 우울증 등에 빠지는 경향이 있다.

긍정적인 측면

- **지식과 판단력**
  오랜 경험과 학습으로 축적된 풍부한 지식으로 여러 가지 일을 정확하게 판단할 수 있다.
- **전망적 기억 향상**
  약을 복용하는 시간과 사람과의 약속 등 향후 계획에 대한 기억이 젊은이보다 뛰어나다.
- **조화성과 성실성 향상**
  타인의 요구 등을 잘 받아들이며 양심적으로 행동한다.
- **완고 강권**
  매우 위급한 사건에도 당황하지 않고 침착하게 대처할 수 있다.

변하지 않는 측면

- **자의식**
  자신은 이런 인간이라는 자신에 대한 이미지
- **성격과 행동양식**
  각 사람에게 특유의 감정과 행동을 나타내는 현상

치매 환자에 대해서도 이러한 존엄성을 배려하며 케어를 해야 합니다.

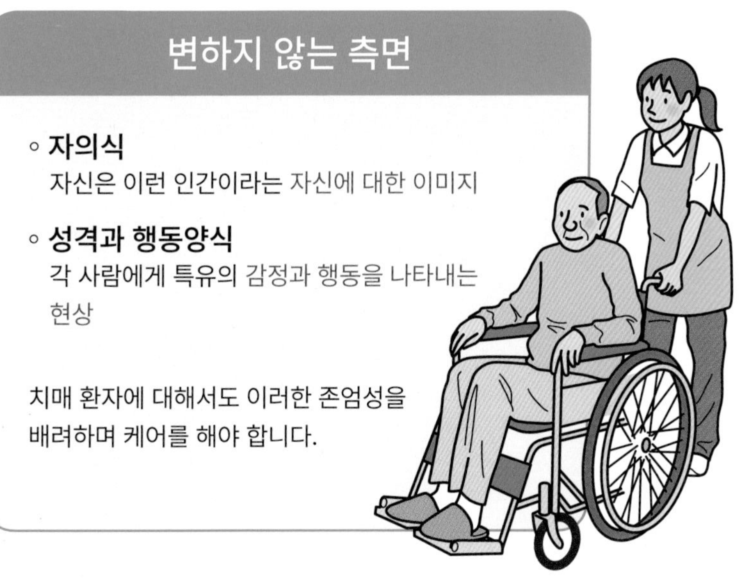

케어에 활용하는 POINT

- 노화로 인한 부정적인 측면뿐만 아니라 노화에 의해 향상 플러스 측면도 응시하여 마음이 서로 통하는 케어를 목표로 합니다.
- 성격과 그 사람 특유의 행동 양식을 존중한 케어를 목표로 합니다.

1 고령자에게 많이 발생하는 질병

고령자의 질병은 실로 다양합니다. 게다가 신체의 기능에 대해 어떤 병이 있는지를 알고 특히 주의를 요하는 고령자의 질병에 대해 자세히 살펴보겠습니다.

■ 노화에 의한 변화와 질병

노인이 되면 신체 기능 저하에 의해 각종 질병에 걸리기 쉽습니다. 신체의 기능별 노화에 의해 어떤 일이 일어나는지, 어떤 병이 있는지를 살펴봅니다.

뇌 · 신경 · 대사계

뇌와 신경계의 기능이 쇠약되고, 대뇌가 줄어들어 온다. 전신의 신진대사 기능이 약해지고 성장 호르몬과 성선 호르몬 등의 분비량도 줄어든다. 면역력 외에도 통증이나 온도 등의 감각도 저하되어 피부가 건조하기 쉬워진다.

주요 질병 뇌졸중 (뇌출혈, 뇌경색), 알츠하이머병, 파킨슨병, 당뇨병, 갑상선 질환, 화상, 노인성 피부소양증

치아 · 구강계

치주질환(치조농루)에 걸리기 쉽고 치아가 빠지기 쉽다. 맛을 느끼는 미뢰(味蕾)의 수가 감소하고 짠맛에 둔감하게 된다. 구강 관리를 방치하면 호흡기 감염의 원인이 된다.

주요 질병 잇몸 질환, 미각장애

순환계

심장 비대와 심장이 쇠약하여 혈액 펌프 기능이 약해진다. 혈관이 딱딱하고 약해진다. 혈관의 안쪽이 두꺼워지고 석회화하기도 한다.

주요 질병 부정맥, 허혈성 심질환(협심증, 심근경색), 판막증, 심부전, 고혈압, 동맥경화, 대동맥류, 정맥류, 말초 혈관 질환, 급성동맥색전증, 백혈병

운동계 (뼈 · 관절 · 근육)

【뼈】 뼈를 만드는 칼슘이 감소하고 뼈의 내부가 스펀지 상태가 된다. 따라서 넘어지면 골절되기 쉽다.

주요 질병 골다공증, 골절

【관절】 관절의 움직임을 부드럽게 하는 연골이 쇠약하고, 움직임이 둔해지거나 아프기도 한다.

주요 질병 관절염, 류머티즘 관절염 (특히 여성), 추간판 탈출증, 척추 협착증

【근육】 근육이 야위어간다.

주요 질병 견인 통증

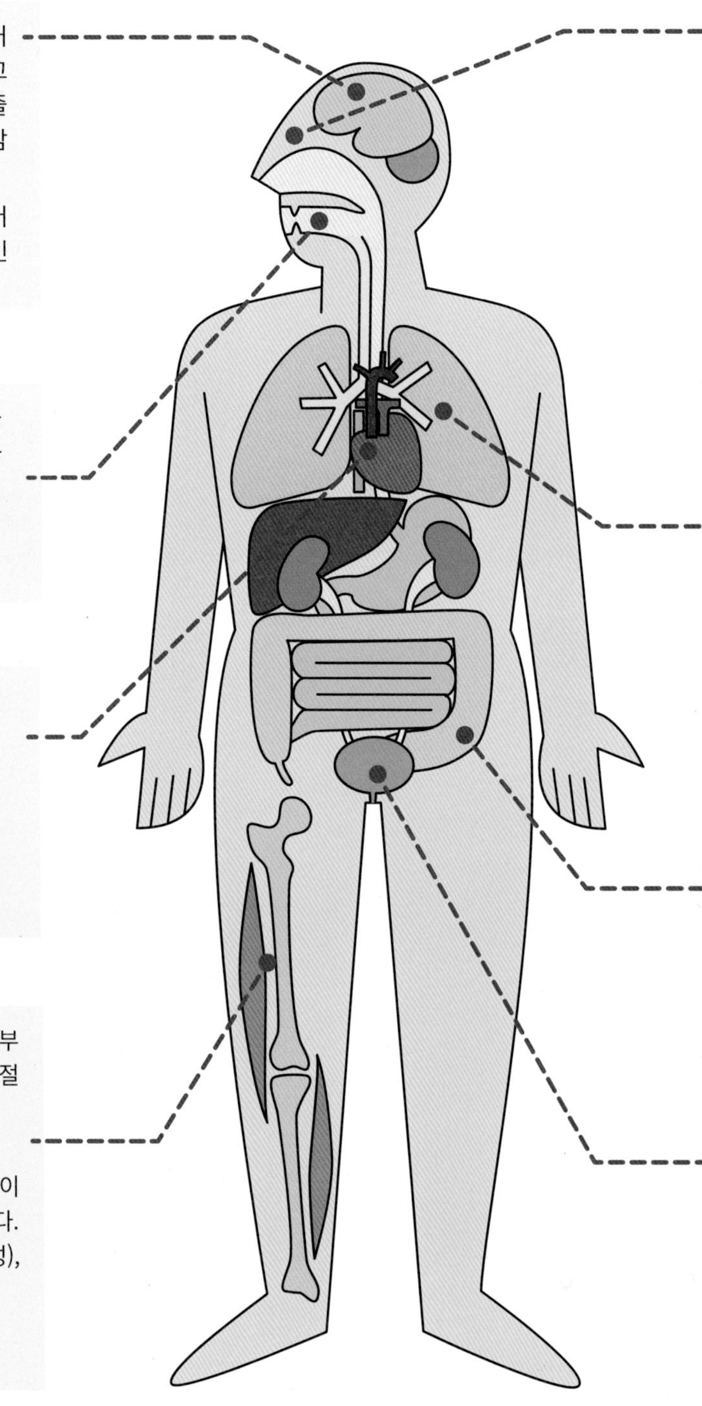

감각기계 (시각 · 청각 · 후각)

【시각】 눈물샘의 쇠약 등으로 눈앞의 각막이 탁해진다. 홍채의 쇠약로 빛의 양을 조절하는 능력이 저하되어 어두운 곳이 보이지 않게 된다.

주요 질병 노안, 백내장, 녹내장

【청각】 청신경의 쇠약 등으로 높은 소리를 듣기 어려워진다.

주요 질병 난청, 이명

【후각】 코 점막의 쇠약로 염증이 발생하게 된다. 시각이나 청각 정도는 아니지만, 냄새 맡는 능력도 점차 쇠약된다. 알츠하이머병은 초기부터 후각이 저하될 수 있다.

주요 질병 후각 장애

호흡기계

기침을 하는 신경이나 근육 기능이 약해져서 기침에 가래를 섞어서 내뱉기가 어려워진다. 편도선이 줄어들고 면역의 기능이 저하된다. 기침 · 가래 · 발열 등 폐렴에 전형적인 증상이 나타나지 않고, 중증화되기 쉽다. 이물질이 폐로 들어가는 오연성 폐렴이 많다.

주요 질병 폐렴(특히 흡인성 폐렴), 기관지염, 만성 폐쇄성 폐 질환 (COPD)

소화

타액, 위액 · 담즙 · 췌장액 등의 분비량이 감소하고 위장과 창자의 연동운동의 쇠약로 소화 능력이 약해진다. 간 기능이 쇠약해지고 영양소의 대사, 알코올이나 약물의 소화를 잘할 수 없게 된다.

주요 질병 위궤양, 위염, 소화암, 장폐색, 변비, 설사, 간경화, 담석

비뇨기계

신장 기능의 저하로 인해 빈뇨, 손발의 부종, 약물 부작용 등이 나타난다. 여성은 방광을 지지하는 골반 근육이 이완되어 소변 누출이 빈번해진다. 남성은 전립선이 비대해져 소변이 나오기 어려워진다.

주요 질병 야간 빈뇨, 요로결석증, 신장부전, 전립선비대증(남성), 성기가 몸밖으로 나오는 증상(여성)

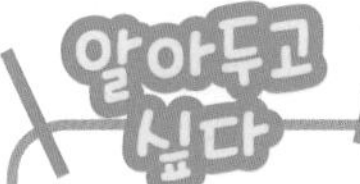

노인의 요실금

고령자는 ❶ 요도 괄약근 등의 근육 이완, ❷ 뇌혈관장애, ❸ 남성 특유의 전립선비대증, ❹ 치매 등의 영향으로 자신의 의사와는 관계없이 소변이 새는 요실금이 발생하게 됩니다. 또한, 보행 곤란 등으로 화장실에 늦었거나 이뇨제 · 강압 등의 약물 부작용으로 인해 요실금이 생길 수 있습니다.

요실금은 고령자를 필요 이상으로 초조하게 하는 원인 중의 하나입니다. 음부가 더러워지면 불편할 뿐만 아니라 욕창의 원인이 됩니다.

종류	상태
복압성 요실금	기침이나 재채기가 갑자기 나오는 경우와 같이 복압이 높아지고 소변이 샌다. **주요 질병** 요도 괄약근을 포함한 골반 근육군의 이완, 다산 경험의 여성
절박성 요실금	급격한 소변과 빈뇨 현상이 나타난다. **주요 질병** 뇌혈관 장애, 뇌종양, 요로감염
일류성(溢流性) 요실금	방광의 수축이 저하되고, 소변이 모여 너무 넘쳐 나온다. 배뇨장애를 동반한다. **주요 질병** 전립선비대증(남성), 당뇨병성 신경장애
기능성 요실금	화장실에 늦었거나 화장실에서 소변을 못 보고 일어나는 요실금으로 배뇨 기능은 정상이다. **주요 질병** 보행 곤란 · 사지 마비 등의 신체 기능의 저하, 치매
반사성 요실금	소변이 나오지 않고 소변이 샌다. **주요 질병** 척수 손상

케어에 활용하는 POINT

➡P142

- 본인의 마음을 다치게 하지 않기 위해 치밀한 배설 도움이 필요합니다.
- 고령자가 자력으로 배설할 수 있도록 기저귀를 무턱대고 사용하는 것은 피합니다.

고혈압

65세 이상 고령자의 약 60%는 고혈압이라고 알려져 있습니다. 고령자에서는 수축기 혈압(최고 혈압)이 높아지고, 이완기 혈압(최저 혈압)과의 차이(맥압)가 증가합니다. 이것은 심근경색 등을 일으키는 위험인자 중 하나입니다.

또한, 두통 · 어깨결림 · 심장 두근거림 · 현기증 등 고혈압 증상이 나타나지 않아 방치하게 되면 건강 상태를 악화시키거나 당뇨병이나 고지혈증 등을 합병하는 경우도 적지 않습니다.

혈압 정상 수치

- 수축기 혈압이 140mmHg 미만
- 확장기 혈압이 90mmHg 미만

75세 이상의 고령자 혈압 목표

- 150mmHg 미만 / 90mmHg 미만

■ 고령자 고혈압의 주의점

- 수축기 혈압의 상승과 맥압의 증가는 뇌졸중, 심근경색 등의 원인이 된다.
- 증상 그대로 방치하면 뇌 · 심장 · 신장 등의 질병을 진행시킨다.
- 당뇨병, 이상 지질 혈증(고지혈증), 만성 폐쇄성 폐질환(COPD) 등의 질병을 합병증을 동반하기 쉽다.
- 평소 혈압이 높은 사람은 급격하게 혈압을 낮추면 오히려 상태가 악화될 수 있다(서서히 낮추는 것이 기본).

케어에 활용하는 POINT

- 고혈압 대책으로서는,
  ❶ 염분 줄이는 식사 ❷ 적당한 운동
  ❸ 스트레스 완화
  등의 생활습관 개선이 중요합니다.
- 혈압은 매일 같은 시간에 측정하는 것이 기본. 측정 전 30분은 커피나 홍차를 피합니다.

심장병

노인의 심장질환은 심장 근육에 혈액을 보내는 관상동맥(➡아래 그림)이 딱딱 가늘어지며 그 결과 혈액이 충분히 공급되지 않게 되는 '허혈성 심장 질환'을 특히 주의할 필요가 있습니다.

허혈성 심질환은 가슴이 조이는 듯한 통증이 나타나는 '협심증'과 혈전 등으로 혈관이 완전히 막히며 협심증보다 심한 통증이 오랫동안 지속되는 '심근경색'이 있습니다.

협심증은 혈관을 확장 니트로글리세린 제제가 치료에 사용됩니다. 심근경색은 혈전을 녹이는 약물 요법 카테터에 의한 혈관 확장, 혈관 우회 수술 등의 치료법이 있습니다.

이밖에 맥박이 부정확한 '부정맥'이나 심장 판막에 이상이 생기는 '판막증'도 고령자에 많은 질환입니다.

■ 심장과 관상 동맥

심장 근육에 혈액을 보내는 관상동맥이 막히는 것과 '협심증'이나 '심근경색'을 유발합니다.

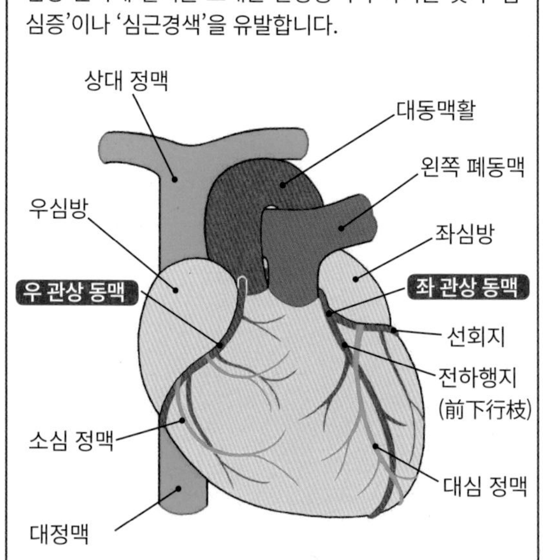

케어에 활용하는 POINT

심장에 부담이 가는 뜨거운 욕탕물에는 시간을 짧게 해야 합니다. 음주 후 목욕은 급성 심장마비를 일으킬 수 있으므로 절대로 피해야 합니다.

당뇨병

노화에 의한 인슐린 분비 · 작용 부족 등으로 고령자는 고혈당이 되기 쉽고 당뇨병이 증가합니다. 당뇨병은 '당뇨병성 망막증', '당뇨병성 신경장애', '당뇨병성 신증'의 3대 합병증뿐만 아니라 치매, 우울증, 골절, 일상생활 동작(ADL)의 저하 등을 초래할 위험 인자의 하나입니다.

노인 당뇨병 환자에서 당뇨병성 망막증의 합병 사례가 많아 시력을 잃는 경우도 적지 않습니다. 다음 중 하나라도 해당하면 당뇨병 형으로 판정됩니다.

❶ 공복 시 혈당이 126mg / dL 이상
❷ 75g 포도당 경구 부하시험(OGTT)의 혈당 200mg / dL 이상
❸ 혈중 글리코헤모글로빈(HbA1c)의 수치가 국제 표준치에서 6.5 % 이상

■ 당뇨병의 특징

분류	1형 당뇨병 인슐린 공급 이상에 의한 인슐린 의존형 2형 당뇨병 인슐린 소비 이상의 비(非) 인슐린 의존형 ※ 당뇨병 환자의 90%는 2형 당뇨병
발병 요인	생활습관의 문란, 유전
병의 상태	지속적인 고혈당, 당인용력(糖忍容力) 저하, 단백질과 지질 대사 이상 등
주된 증상	갈증, 과음, 다뇨, 체중 감소, 혼수(심한 경우)
합병증	당뇨병성 망막증, 당뇨병성 신증, 당뇨병성 신경장애
치료법	식사 제한, 적당한 운동, 인슐린 주사나 경구 혈당강하제 사용

케어에 활용하는 POINT

당뇨병 환자는 식이요법과 운동요법과 함께 병행하며 의사의 지시대로 제대로 된 약을 사용하여 혈당을 조절하는 것이 중요합니다.

골관절 병증상

뼈와 관절 통증의 배경에 있는 질병으로 먼저 주의할 사항은 골다공증입니다.

골다공증은 골량이 감소하고, 뼈가 스펀지처럼 되는 병입니다. 특히 여성은 폐경후 50대 이후 급증합니다(폐경후 골다공증).

골다공증은 골절뿐만 아니라 허리와 엉덩이 통증의 원인이 되는 질병입니다.

관절염 및 변형성 척추증(➡ 아래)도 고령자에게 많은 병입니다. 관절염은 관절 연골이 닳아 뼈에 충격이 커진 결과, 관절에 통증과 부종이 생기는 질병입니다. 노인이 호소하는 무릎 통증의 대부분은 관절염에 의한 것입니다.

■ 변형성 척추증

디스크가 얇아지고 척추가 마모되어 감소되고 결국 척추에 골극(骨棘)이 생겨서 신경이 압박되어 통증이나 마비 등이 나타나기 시작합니다.

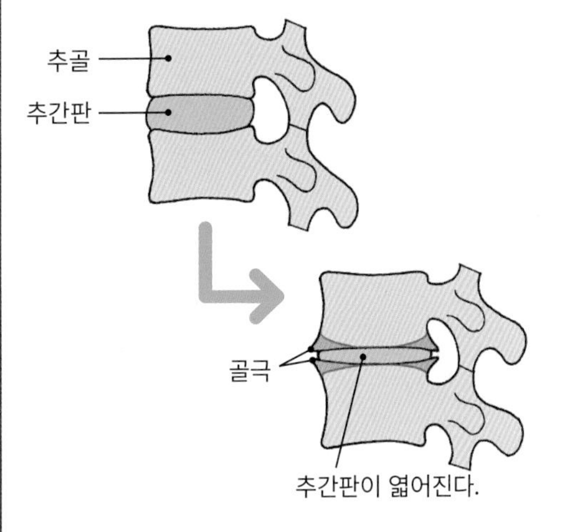

케어에 활용하는 POINT

- 골다공증은 칼슘과 단백질이 풍부한 음식을 취하고 적당한 운동과 약물요법에 의한 치료가 필요합니다.
- 일광욕을 하면 뼈가 칼슘을 흡수하는 것을 돕는 비타민 D가 증가하므로 좋은 날씨에 산책하는 것이 좋습니다.

뇌졸중

뇌졸중은 뇌혈관 장애의 총칭입니다. 뇌혈관에 이상이 발생하면 중추신경이 손상되기 때문에 목숨을 건졌다 해도 반신마비(한쪽 마비)나 언어장애 등의 후유증이 남는 경우가 적지 않습니다.

뇌졸중은 혈관이 찢어져 출혈하는 '뇌출혈'과 혈관이 막히는 '뇌경색'으로 크게 나뉩니다(➡ 아래).

또한, 다발성 뇌경색은 뇌가 위축되어 가는 알츠하이머병과 함께 치매의 원인 중의 하나입니다.

케어에 활용하는 POINT

뇌졸중의 증상이 나타나면 머리를 수평으로 한 상태로 눕도록 하고 구급차를 부릅니다.

폐렴(오연성 폐렴)

고령자의 사망 원인의 1위는 폐렴입니다.

특히 주의할 점은 세균을 포함한 타액이나 음식물이 기관에 들어가 폐에 염증이 일어나는 오연성 폐렴입니다.

노인은 이물질을 기도 밖으로 내뱉는 '질식 반사'가 둔해지는 경향이 있고 연하장애(삼키는 힘이 없어짐)로 인하여 오연성 폐렴이 생길 수 있습니다.

케어에 활용하는 POINT

- 식후 양치질, 가글, 치아 치료, 수분 보충을 확실히 합시다.
- 누워만 있지 말고 활동하는 것도 중요합니다.

뇌졸중의 4가지 유형 노인 ※고령자에게 발생하는 뇌졸중의 3분의 2는 뇌경색입니다.

	출혈			주된 증상
뇌출혈	**뇌출혈** 뇌의 가는 혈관이 파열되어 뇌의 내부 출혈. 고혈압이 가장 큰 위험 요인이다.	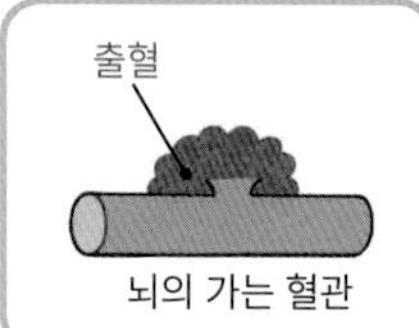	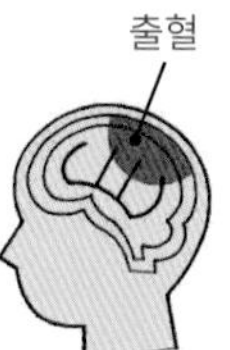	◦ 얼굴의 한쪽·반신 마비나 저림 증상 ◦ 혀가 제대로 돌아가지 않아 말이 나오지 않는다. ◦ 발밑이 휘청거린다. ◦ 사물이 이중으로 보이거나 한쪽 눈이 보이지 않는다.
뇌출혈	**지주막하 출혈** 뇌를 감싸는 지주막 내부에 있는 혈관이 파열되어 뇌표면에 출혈. 대부분 동맥류의 파열에 의한 것. 노인은 동맥경화에서 동맥류를 유발시키는 경우가 많다.	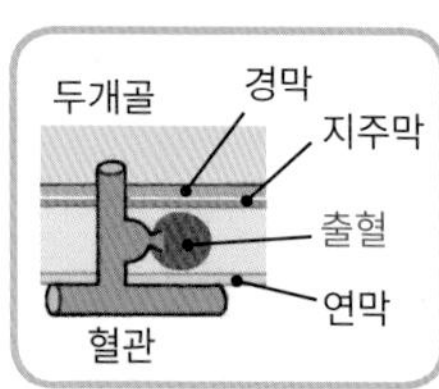	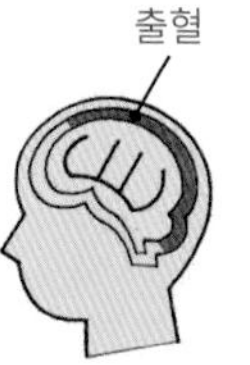	◦ 갑자기 심한 두통 ◦ 구토 ◦ 경련 ◦ 의식 장애
뇌경색	**대뇌 혈전증** 동맥경화에 의해 뇌의 동맥의 안쪽이 좁아지고 그곳에서 혈액이 굳어져서 혈액순환이 멈추고 뇌의 일부가 파괴되어 죽음에 이른다. 고혈압, 당뇨병, 이상 지질 혈증 위험 인자가 된다.	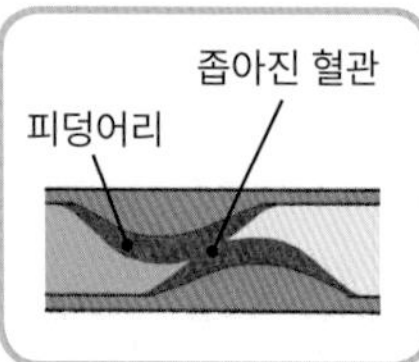	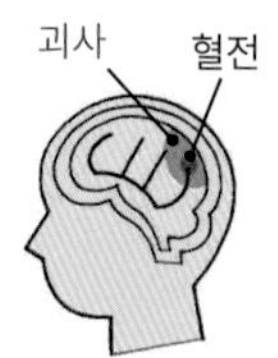	◦ 얼굴의 한쪽·반신 마비나 저림 ◦ 혀가 제대로 돌아가지 않아 말이 나오지 않는다. ◦ 발밑이 휘청거린다. ◦ 사물이 이중으로 보이거나 한쪽 눈이 보이지 않는다. ◦ 현기증
뇌경색	**뇌색전증** 심장이나 경부(頸部)에 생긴 혈전이 벗겨져 혈류를 타고 뇌의 동맥까지 보내 혈관이 막히고, 뇌의 일부가 괴사한다.	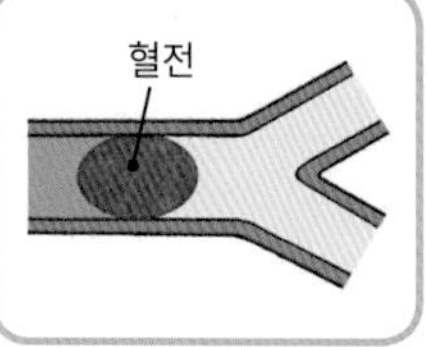	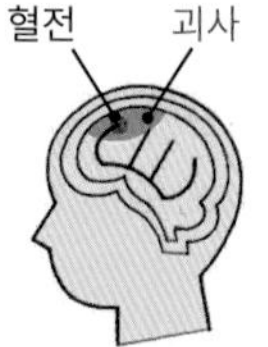	◦ 대뇌 혈전증과 같은 증상이 갑자기 나타난다. ◦ 경련 ◦ [특유의 후유증] 간질

눈병

노인들에게 특히 주의할 눈병은 시력 조정력 저하로 인해 가까이 있는 사물을 볼 수 없게 되는 '노안', 수정체가 하얗고 혼탁해져서 시력이 떨어지는 '백내장'과 시신경장애로 인하여 시야가 사라지는 '녹내장' 등 3가지입니다.(➡ 아래 그림).

노안에는 노안용(또는 원시와 근시 양용 다초점) 안경을 사용합니다. 백내장은 수술로 수정체를 인공 안구내 렌즈로 바꾸는 수술로 회복됩니다.

한편, 녹내장의 진행을 억제할 수 있지만, 상실된 시각을 되찾지 않고 방치하면 실명하게 됩니다.

■ 고령자에 많은 안과 질환의 구조

노인은 눈의 다양한 기능이 쇠약되고 시력이 저하되며, 안순응(暗順応)*도 무뎌진 상태가 됩니다.

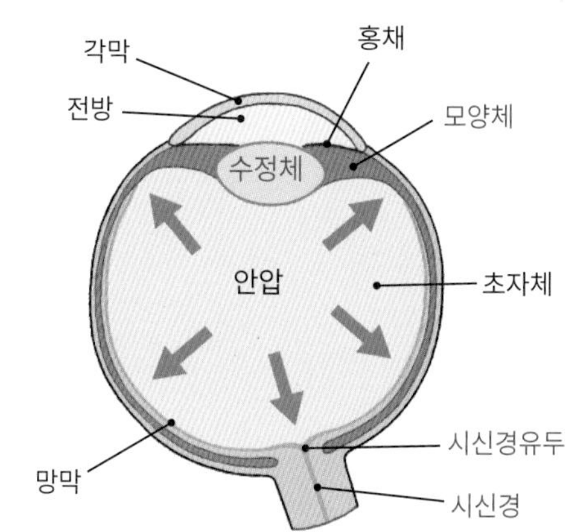

노안 : 수정체가 딱딱해지고, 모양체에 의한 조절 능력이 잘 듣지 않게 되어 가까운 사물이 잘 보이지 않게 된다.

백내장 : 수정체를 구성하는 단백질의 변화로 수정체가 희게 탁해진다.

녹내장 : 안압 상승 등으로 시신경이 압박된 시신경유두의 홈이 넓어져 시야가 사라지고 부분적으로 보이지 않게 된다.

파킨슨병

파킨슨병은 뇌신경 전달 물질인 도파민의 부족으로 일어나는 신경 퇴행성 질환입니다. 원인은 불분명하지만, 50대 이후의 사람의 발병이 많다고 보고되고 있습니다.

❶ 손이나 발의 떨림, ❷ 근육 경직, ❸ 동작의 둔화, ❹ 자세 유지 · 보행 장애 등의 증상이 나타납니다 (➡ 아래).

파킨슨병은 노쇠와 치매를 초래하는 큰 원인 중의 하나이며, 방치하면 병세는 더욱더 진행됩니다. 평생 상담할 의사를 찾아가서 꾸준히 치료하는 것이 중요합니다.

■ 파킨슨병의 4 대 증상

손이나 발 등의 떨림 증상

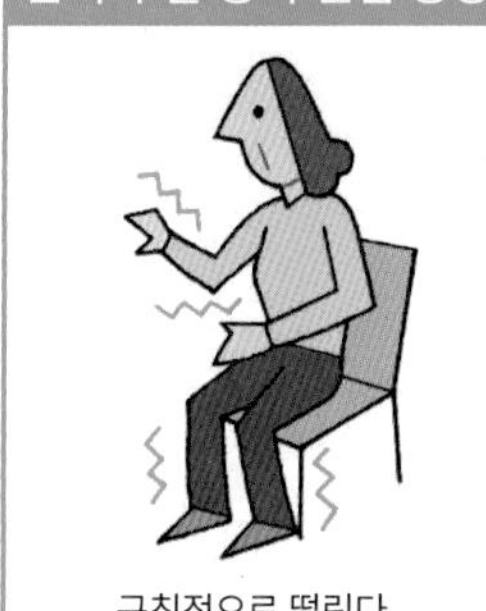

규칙적으로 떨린다.

근육 경직

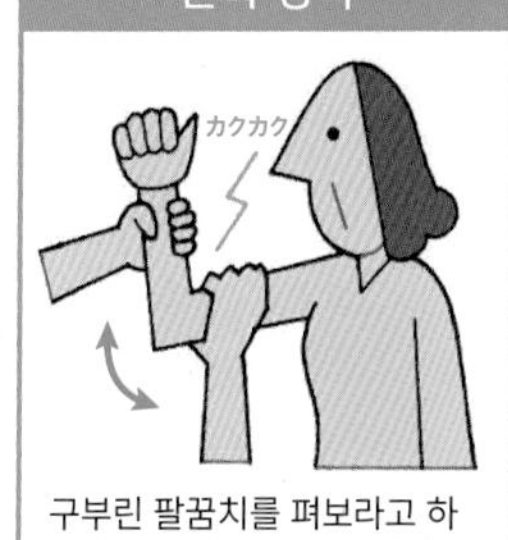

구부린 팔꿈치를 펴보라고 하면 힘들어 하며 굳어진 상태로 움직이게 된다.

동작의 둔화

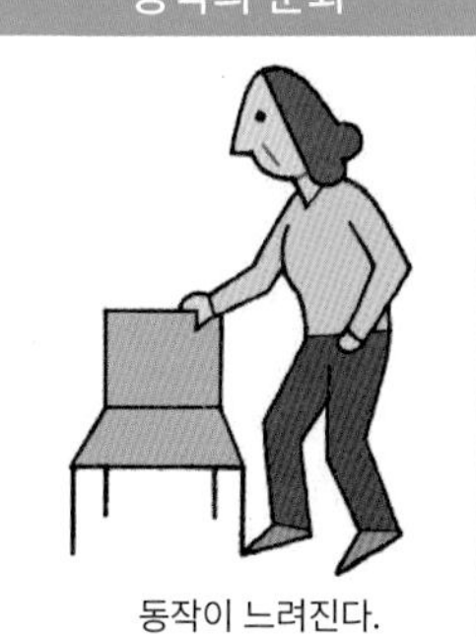

동작이 느려진다.

자세 유지 · 보행 장애

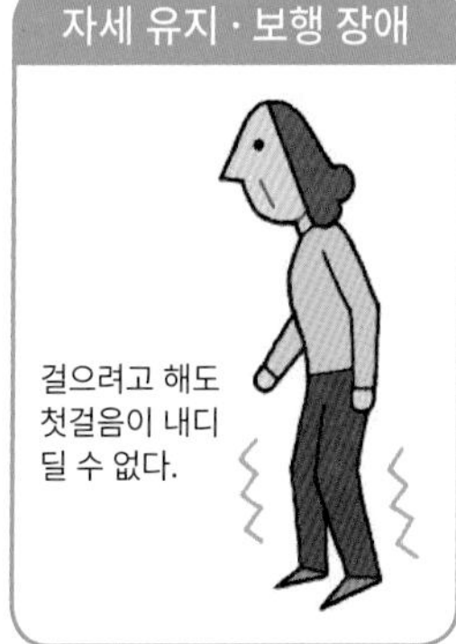

걸으려고 해도 첫걸음이 내디딜 수 없다.

케어에 활용하는 POINT

- 노인은 어둠에 익숙해지기 어렵기 때문에 가능하면 일찌감치 실내등을 켜도록 합니다
- 자외선이 강한 시간에 외출할 때에는 선글라스로 눈을 보호합니다.

케어에 활용하는 POINT

- 손과 발 등의 떨림 증상이 없는지 일상생활에서 관찰합니다.
- 적절한 치료 및 재활을 받으며 질병의 진행을 억제하도록 합니다.

*암순응(暗順応)…어두운 곳에서도 눈이 익숙해져서 잠시 시간이 지나면 사물이 보이게 되는 현상.

2 탈수증에 대한 상식

**노인은 체내의 수분량 감소로 인해 항상 탈수되기 쉬운 상태에 놓여 있습니다.
탈수는 '만병의 근원'이며 방치하면 생명에도 지장이 있을 수 있습니다.**

1 탈수증이란?

수분은 몸의 절반 이상을 차지하고 있으며, 체온 조절, 영양분과 산소의 운반, 노폐물의 배설 등, 생명 유지에 필수적인 요소입니다. 체내의 수분은 소변이나 땀 등으로 배출됩니다. 건강한 성인의 경우 하루 약 2.5리터(고령자는 약 2리터)의 수분이 손실되지만, 음료수나 음식 등으로 같은 양의 수분을 보충하여 체내의 수분량을 일정하게 유지하고 있습니다 (➡ P191 위 그림).
노인은 수분 저장고인 근육이 야위어서 신장 기능도 저하되어 소변의 양이 증가합니다.
이 때문에 체내의 수분량이 부족하여 '탈수증'이 발생합니다.(➡ 아래 그림).

☞ 노인이 하루에 얼마나 수분을 취하고 있는지 알아봅니다.

2 탈수증 증상

탈수증은 자각 증상이 적고, 초기에 발견하는 것이 어렵습니다. 초기 증상은 활동의 저하입니다. 기운이 없고 움직임이 둔해진 노인은 탈수증을 의심해야 합니다. 미열이 나서 구역질과 구토가 겨드랑이의 피부가 건조한 경우 탈수이라고 할 수 있습니다.
방치해서 2~3일 후에 의식 장애가 더 진행되면 혼수상태에 빠지게 됩니다.
(➡P191 아래 그림)

☞ 고령자가 1회에 마시는 수분의 양은 많지 않습니다. 자주 마시게 하여 탈수를 예방하도록 합

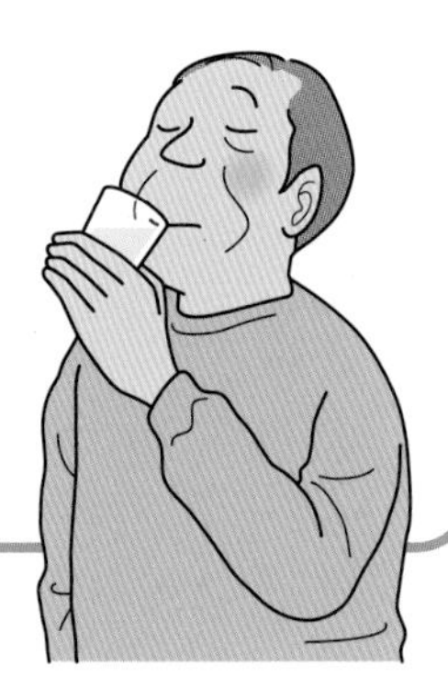

■ 노인이 탈수 증상이 되는 메커니즘

노인은 수분 보충량의 감소, 배설량의 증가, 저장량이 감소하여 탈수되기 쉽습니다.

수분 보충량 ↓ 감소
- 갈증을 느끼기 어렵다.
- 화장실을 걱정하고 수분 섭취를 안 한다.
- 영양소 분해 시 생기는 대사 수분 감소
- 식사량 감소

탈수

수분 배설량 ↑ 증가
- 신장 기능 저하로 인한 소변량 증가
- 이뇨제에 의한 소변량 증가

수분 저장량 ↓ 감소
- 수분을 저장하는 근육량 감소

3 탈수증 대처법

자력으로 수분 섭취를 할 수 있는 경우는 물이나 차, 스포츠 음료, 경구 보충수액※ 등을 조금씩 마시도록 합니다. 단숨에 마시면 막히거나 기도에 잘못 들어가 버릴 우려도 있습니다. 마실 기력이 없고, 입으로 마실 수 없는 경우에는 병원에서 링거를 맞을 필요가 있으므로 즉시 구급차를 부릅니다.

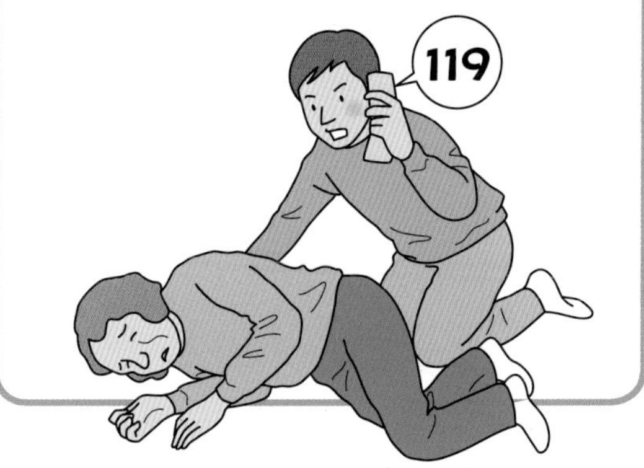

■ 수분수지 균형

건강한 사람의 경우 체내의 수분양은 보충량과 배설을 통해서 일정하게 균형을 유지하고 있습니다.

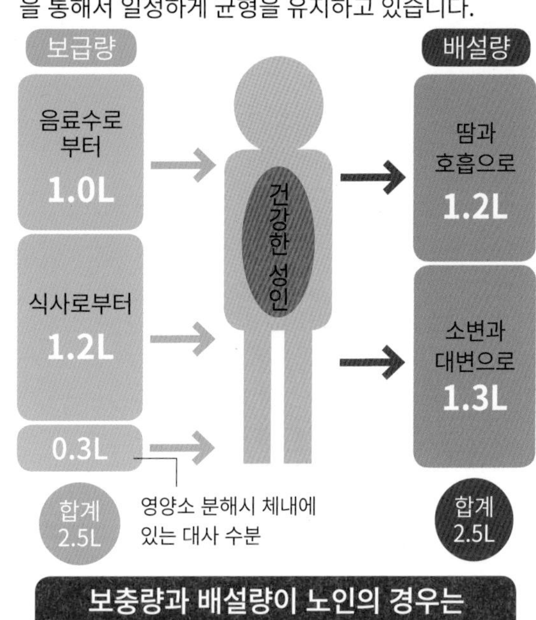

■ 탈수증으로 나타나는 증상

탈수증은 방치하면 심각한 합병증을 유발할 수 있습니다.

- 기운이 없고 활동성이 저하
  - 메스꺼움, 구토
  - 소변량의 감소
  - 발열(미열)
  - 피부 건조
- ▶ '꾸벅꾸벅' 한다(졸림)
- ▶ 심한 의식장애 및 정신 증상이 나타난다.
  - 정신착란
  - 헛소리
  - 환각
  - 환청
- ▶ 혼수 상태에 빠져 반응이 없고 생명의 위협도 있을 수 있다.

합병증의 발병 → 폐렴, 뇌경색, 심근경색 등의 합병증 발병이 생길 수도 있다.

케어에 활용하는 POINT

➡ P168

탈수가 발생하면 체액의 염분이 손실되기 때문에 수분과 함께 효율적으로 염분을 보급할 수 있는 경구 보충 수액※도 이용합니다.

※경구 보충 수액 (ORS) … 체내에서 손실된 수분과 염분 등을 신속하게 보급할 수 있도록 성분을 배합한 음료.

3 치매에 관한 상식

치매는 65세 이상 10명 중 1명이 발병하고 있으며 앞으로 환자 증가가 예측되는 질병입니다.
치매 케어의 요점은 치매에서 나타나는 문제 행동(행동 증상)이나 심리 증상에 대한 적절한 대응입니다.

1 치매란?

치매는 뇌 병변 등의 영향으로 인지 기능이 저하되고, 그 결과 일상생활에 지장을 초래하는 상태의 총칭입니다.

치매에 걸린 사람은 '인식', '이해'. '판단' 등 인지 기능이 잘 작동하지 않습니다. 따라서 '여기는 어디인가?', '(본인이) 왜 여기 있는가?', '어떻게 해야 하는가?' 등의 상황을 파악하지 못하고 혼란과 불안에 시달려서 그것이 행동에도 나타나게 됩니다. 서양에서는 「만성 혼란병」이라고도 합니다.

2 치매의 원인

치매의 원인이 되는 질환은 다양합니다. 특히 전체의 약 50%를 차지하는 알츠하이머병(알츠하이머형 치매)이며, 그 외에 뇌경색 등의 뇌혈관장애(혈관성 치매)에 의한 것과 루이소체형 치매 등이 있습니다.

치매가 의심되면 반드시 전문의의 진단을 받아야 합니다.

■ 치매의 징후

어떤 증상이 발생하면 반드시 전문의의 진단을 받읍시다.

- **새로운 일을 기억할 수 없다.**
  (예) 직전의 대화 내용이나 목적지를 기억하지 못한다.
- **일자, 시간, 요일 감각이 애매해진다.**
  (예) 사람과 만날 약속을 잊어버린다.
- **방향 감각이 둔해진다.**
  (예) 차선 변경을 할 수 없게 된다.
- **익숙한 일의 순서를 잊어버린다.**
  (예) 요리의 순서를 잊고 이상한 맛이 나는 음식을 만든다.
- **활동 욕구가 저하된다.**
  (예) 예전에 비해서 매우 서툴다.
- **옷을 입고 벗는 동작의 혼란**
  (예) 넥타이를 매지 않는 옷을 입거나 뒤집어 입는다.
- **같은 물건을 몇 번이나 사들인다.**
- **안절부절못한 태도가 눈에 띈다.**
- **체중이 감소된다.**

■ 치매의 주요 증상

핵심 증상의 개선은 어렵지만, 행동 · 심리 증상의 개선은 기대할 수 있습니다.

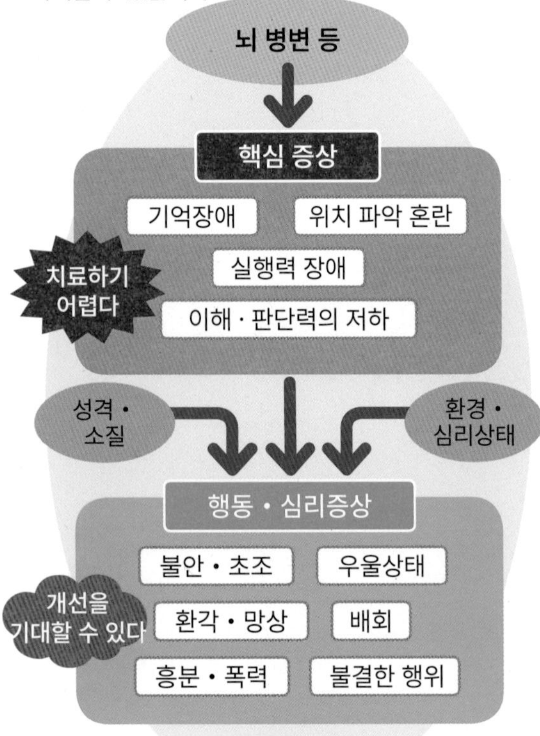

3 치매 증상

치매의 주요 증상은 '핵심 증상'과 '행동 · 심리 증상'으로 크게 나뉩니다(➡ P192 오른쪽 그림).

핵심 증상은 뇌변성에서 직접 일어나는 인지 기능장애의 유형으로 혼란, 이해 · 판단력 저하 등이 있습니다.

한편, 행동 · 심리 증상은 환자가 처한 환경과 환자의 심리 · 성격 등의 요인이 핵심 증상과 맞물려 나타나는 다양한 장애를 의미합니다. 폭력, 불결한 행위 등 문제 행동과 우울증, 망상과 같은 정신 증상을 들 수 있습니다.

치매에 대한 의학적인 방법은 그 원인이 되는 뇌의 변성을 어떻게 소화할지가 중심이지만, 케어는 행동 · 심리 증상의 개선을 위한 관리가 중요합니다.

■ 치매가 나타나는 유형에 의한 분류

치매의 발현 양상은 다양합니다. 각각의 유형이 겹쳐서 나타나기도 합니다.

갈등형	혼란이나 불안과 싸우는 유형으로 억제당하고 있다고 생각하여 격앙한다. 외로움을 강하게 느낀다. 이물질을 입에 넣거나 삼키는 행동을 보인다. 변을 만지는 증상이 나타나기도 한다.
유리형(遊離型)	혼란과 불안으로 인하여 현실을 포기하는 유형으로 주위에 놓인 것에 대한 흥미와 관심이 적다. 온종일 멍한 표정을 짓고, 행동도 줄어든다. 식사 케어하기가 어렵다. 목욕이나 옷을 갈아입는 데에도 무관심하다.
회귀형	혼란과 불안에서 벗어나기 위해 과거에 빛나는 '좋았던 시절'로 되돌아가는 유형으로 여성은 소녀 시대로 되돌아가기도 한다.
신체 불균형형	수분 부족이나 변비 등의 원인으로 문제 행동을 일으키는 유형으로 밤이 되면 흥분하고 배회하거나 큰 소리로 울기도 한다.
환경 부적응형	새로운 환경에 친숙해질 수 없는 유형으로 케어 직원이나 데이 케어 서비스 등을 거부하고 난폭한 행동을 하기도 한다. 비교적 고학력 남성에게 많다.
지적 쇠약형	인지 기능장애를 강하게 유발하는 유형으로 위치를 몰라서 미아가 되거나 화장실에 가는 길을 헤매기도 한다.

케어에 활용하는 POINT

- 개선을 기대할 수 있는 '행동 · 심리 증상'에 대한 대응이 중요합니다. '수분', '식사', '운동', '변비 대책' 등 환자의 건강과 생활 리듬을 조절하는 것이 기본입니다.
- 환자의 기분에 맞추어서 '비난하지 않는다', '강요하지 않는다', '제지하지 않는다' 등의 3원칙을 지킵니다.
- 케어를 혼자서만 떠맡지 않는 것도 중요합니다. 도우미의 지원, 데이 케어 서비스 등을 적극적으로 이용합니다.

요양 케어 용어

요양 케어에 도움이 되는 용어에 대한 간단한 설명입니다. 요양보호사 등 케어하는 사람에게 상황이나 요구 사항을 올바르게 전달하려면 용어의 의미를 정확하게 이해하고 있어야 합니다.

• 이식(異食)

음식이 아닌 것을 입에 넣거나 삼켜 버리는 것. 치매 증세가 있는 사람이 흔히 하는 문제 행동 중 하나이다. 위험한 물건은 손이 닿지 않는 곳에 두거나 이식을 하지 않도록 주의해서 지켜봐야 한다.

• 이승(移乘, 옮겨 타기)

침대에서 휠체어, 휠체어에서 변기 등 다른 곳으로 옮겨 타는 동작. 케어할 때는 무리 없이 안전하게 실시하는 것을 제일 먼저 고려해야 한다.

• 부분 케어

케어하는 사람이 케어받는 사람의 동작을 조금이라도 도와주는 것. 케어하는 사람이 케어받는 사람의 동작을 처음부터 끝까지 도와주는 것은 전체 케어

• 위루

입으로부터 식사를 할 수 없는 경우, 배에 작은 구멍을 뚫어 위에 관을 연결하고 여기를 통해 직접 위 안으로 유동식 등을 넣는 영양 보급 방법

• 연하장애 (嚥下障害, 삼킴 장애)

노화, 뇌경색, 치매 등으로 인해 음식을 삼키기가 어려워지는 것. 숨이 막히거나, 음식물이 식도에 걸리기도 한다. 연하곤란이라고도 한다.

• 간병식(看病食)

씹는 힘과 삼키는 힘이 약해진 고령자를 위해서 음식을 부드럽게 요리하고, 잘게 썰어 먹기 쉽게 조리한 식사.

• 한쪽 마비 (편마비)

뇌졸중 등으로 좌우 어느 한쪽의 손발(반신)의 운동 기능이나 감각이 마비되는 현상. 근육이 수축되지 않도록 마사지 등으로 증상을 가볍게 해 주는 것이 중요하다.

• 아픈 쪽

마비 등 장애가 있는 신체 부분. 마비된 쪽이라고도 한다. 정상적인 신체 부분은 건강한 쪽(마비되지 않은 쪽)이라고 한다.

• 모션 베드(3단 조절용 침대)

전동 또는 수동으로 침대의 윗부분 또는 아랫부분을 오르내림으로써 상체를 적절한 각도로 일으키거나 무릎을 구부린 자세를 유지할 수 있도록 한 침대. 케어받는 사람이 손쉽게 일어날 수 있으므로 케어하는 사람의 다른 일을 할 수는 등 행동 폭이 넓어진다.

• 구강 케어

치아 닦기, 틀니 세척 등 입안을 청결하게 유지하기 위한 케어. 구강 내의 청결을 유지하는 것뿐만 아니라 그 기능을 유지하고 높이는 데 목적이 있다.

• 경직

오랫동안 몸을 움직이지 않고 누워 있는 바람에 관절 주위의 근육이나 피부가 굳어서 움직임이 나빠지는 것. 이를 예방을 위해서는 가능한 범위 내에서 몸을 움직여 두는 것이 중요하다.

• 오연(誤嚥)

음식물, 음료수, 물 등이 식도가 아닌 기도로 들어가는 것. 실수로 음식물 이외의 이물질을 삼켜서 질식하는 경우도 있다. 식사 자세 등을 주의해서 지켜보는 것이 중요하다.

• 자력 보조 기구

장애가 있는 사람이 일상의 동작을 다른 사람의 힘을 빌리지 않고 가능한 한 간단하게 자력으로 할 수 있도록 돕는 도구

• 욕창

장기간 같은 자세로 누워 있음으로써 몸의 일부가 압박되어 혈액순환이 나빠지고 그 부분의 피부에 괴사가 발생한 상태. 이를 예방하기 위해서는 몸을 뒤척이거나 체압 분산 매트리스를 사용한다.

• 몸 닦기

더운 물수건이나 천으로 몸을 깨끗이 닦아 청결을 유지하는 것. 몸 닦기를 할 때는 급격한 체온 변화가 일어나지 않도록 적당한 실내 온도를 유지해야 한다.

• 배리어 프리(barrier-free)

장애가 있는 사람이나 심신 기능이 저하된 고령자 등이 사회생활에 지장이 되는 물리적 장애물이나 심리적 장벽을 없애기 위해 실시하는 운동. 이들이 생활하기 쉽게 계단이나 칸막이 등을 없애고, 안전을 배려한다.

• 보행기

고령자의 보행을 돕는 도구 중 하나로 주로 실내에서 사용한다. 보행기를 들어서 앞에 내려 놓으며 한 발 한 발 앞으로 나가는 고정형 보행기, 좌우로 프레임을 흔들며 교대로 움직여 앞으로 이동하는 교호형 보행기, 캐스터가 부착된 보행기 등이 있다.

• 이동 변기

화장실 이외의 장소에서 배설을 행하기 위한 배설 용구. 일어나거나 휠체어에 옮겨 타기는 가능하지만, 보행이 곤란하여 화장실까지 갈 수 없는 경우, 화장실까지 가는 데에 시간이 많이 소요되는 경우, 침대 가까이에 두고 사용한다.

• 소변기

침대에서 배뇨하기 위한 배설 용구. 남성용은 소변을 받는 입구가 작으며, 여성용은 크게 열려 있고 소변이 엉덩이에 흐르지 않도록 밀착되어 있다.

찾아보기

ㅌ

ㅍ

ㅎ

부록 1 호스피스 관리

호스피스 7가지 원리

1. **호스피스란?** 암 말기 환자 대상자를 육체적, 정신적, 사회적, 영적인 돌봄을 통해서 죽음을 준비하게 하고 환자의 몸에 통증을 조절하여 환자가 편안히 죽음을 맞이하도록 돕는 간호 사역으로 공동 팀으로 동역하여 자원하여 봉사하는 활동으로 의사 호스피스, 종교인 호스피스, 간호사 호스피스, 사회복지사 호스피스, 물리치료사 호스피스, 재정 호스피스 등이다.

2. **호스피스의 목적:** 죽음을 앞둔 임종 6개월 이내의 말기 암 환자의 육체적 고통을 완화하고 증상을 관리하며 환자의 정서적, 사회적, 영적인 고통까지를 완화하고 환자에게 소망과 기쁨의 시간으로 지낼 수 있도록 죽음을 준비하게 하고, 환자의 남은 삶의 질을 향상시키며 대상자 및 그의 가족의 마음에 평안함을 갖도록 한다.

3. **호스피스의 원칙**
먼저 환자에 대하여 죽음에 대한 준비를 하게 하고 증상을 조절하며 어느 곳에서 제공해야 하며 대상자와 가족을 간호의 단위로 삼고 공동 팀으로 운영한다.

4. **호스피스의 기능과 책임**
호스피스는 환자 대상자에 대하여 육체적 간호, 상담자적 역할, 조정자적 역할, 감독자의 역할, 중개자의 역할을 가진다.

5. **호스피스의 임종 간호, 비탄과 죽음에 대한 반응에 5단계를 가진다.**
첫 번째 단계 는 부정과 고립, 두 번째 단계는 분노, 세 번째 단계 협상, 네 번째 단계 우울의 단계, 다섯 번째 단계는 수용의 단계이다.

6. **죽음을 준비케 하는 단계는 종교적인 영역에서 죽음 이후의 삶까지를 종교의 영성을 가지고 바르게 안내한다.** [예) 호스피스는 종교의 영적인 영역이며 기독교의 사례] 예수 그리스도를 인생의 구원자로 영접하게 하여 인간의 고통인 영적인 문제인 죄 문제를 해결하게 하고 죽음 이후의 천국에 소망을 갖도록 하여 남은 인생의 시간을 평안하게 살도록 하게 한다. 가족들에게도 환자의 영적인 문제가 해결되어 믿음으로 천국에

소유하게 하였으며 환자 보호자들이 가지고 있는 가족을 잃은 상실감을 극복하도록 내세에 소망을 갖도록 도와준다.

7. 사망 후 돌봄

(1) 사체 간호: 사후강직이 오기 전에 바른 체위 취하기. 신체를 정렬하게 하며, 사체에 이름표를 붙인다.

(2) 가족 간호: 가족이 비탄, 상실, 절망감을 표현하도록 주의 깊게 들어주면서 위안과 지지를 제공한다.

(3) 사망 확인서: 의사는 의사 기록지에 사망 시각과 사망 전에 취한 자료나 활동을 기록한다. 사망자의 확인 또는 증명서: 건강관리 기관이나 의사가 기록한 사망 원인과 시각을 기록한다.

(4) 장기 기증: 생전에 환자가 직접 장기 기증 승낙서를 작성한다.

(5) 부검: 부검에 대한 승락은 법적 요구사항으로 가까운 가족이 부검에 대하여 결정한다.

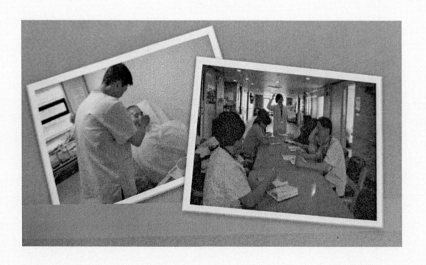

부록2 가정과 입원 다중시설의 공간 방역

코로나19 팬데믹의 창궐로 철저한 방역이 요구되고 매일 방역을 시행해야 한다. 코로나는 반드시 종식시켜야 할 인류의 최대의 과제이며 백신이 및 치료제가 개발되었지만 변종 바이러스 시대를 맞아야 하는 상황에서 계속적인 생활화 방역이 필요한 시대이다.

바이러스는 끊임없이 진화하고 있고 코로나 이후 계속적인 변종형 바이러스의 창궐을 예견해야 한다. 바이러스뿐 아니라 우리는 각종 세균에도 노출되어 있기에 대장균으로 인한 집단 식중독은 해마다 반복되는 상황에서의 대응 능력이 필요하다. 또한, 정부에서는 규제 방역보다는 셀프 방역을 지향한다. 가정과 시설 자체적으로 방역 대처 능력이 필요한 시대이다. 최고의 백신은 철저한 방역이다.

방역에 있어서 기본 방역에는 분무 방역과 닦는 방역이 있다. 대체적으로 닦는 방역을 중시해야 한다. 분무 방역과 닦는 방역을 융합적 방역 시스템을 위한 무인 방역기 출연으로 인하여 효과적인 방역을 기대할 수 있다.

효율적이고 올바른 방역을 위하여 제안한다.

1. 살균 방식에 따른 효과 비교

공기청정기 - 필터식 공기청정기

공기살균기 - 공기살균기

분사 방식 - 살균제 분사 방식

2. 분사 방식 방역기의 초미립 직분사 방식을 가장 선호한다.

초미립 직분사 방식은 분사 입자의 크기는 약 7~15μm 밀폐 공간에서 최적화 방역이며 무인 방역으로 사용할 수 있다. 인건비 및 살균제 비용 최소화로 운용 비용 대폭 절감이 가능하여 가정 입원시설, 심지어 다중시설에서 매일 방역을 현실화할 수 있다.

3. 초미립자 무인 공간 방역의 원리

초미립 직분사 방식이란?

분사되는 액체가 안개보다 더 작은 크기의 입자로 쪼개져 분사되는 방식이다.

분사 후에 액체 입자가 바닥으로 가라앉지 않고 공기와 함께 순환하며 공간을 채우므로 방역의 효과를 최대한 높일 수 있다.

분사는 10~15㎛ 안개 분사 공기 순환은 살균제가 공기를 타고 순환하며 공간을 채움, 공간 전체 방역은 손이 닿지 않는 곳을 포함하여 공간 전체를 소독할 수 있다.

4. 초미립자 무인 공간 방역의 효과

인건비, 사각지대, 약물중독, 공기 중 바이러스에서 제로이다. 무인 방역과 숨은 공간 방역, 안전한 방역으로 에어로졸 방역이다. 가정, 입원시설, 다중시설에서 프리가드 방역으로 가장 안전하고 위생적이며 깨끗한 최고의 시설을 만들어 갈 수 있다.

호스피스기본 (1) 한국JPC간병협회 자료 제공

부록(2) 가정 입원실 다중시설

한국안전방역협회, 은혜림테크 공동 제공

방역 방법

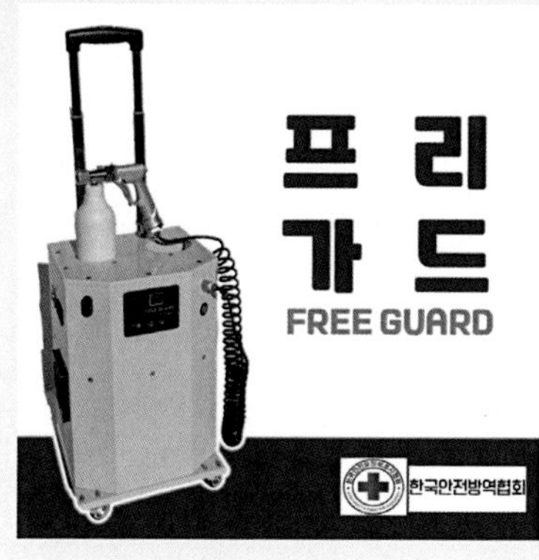

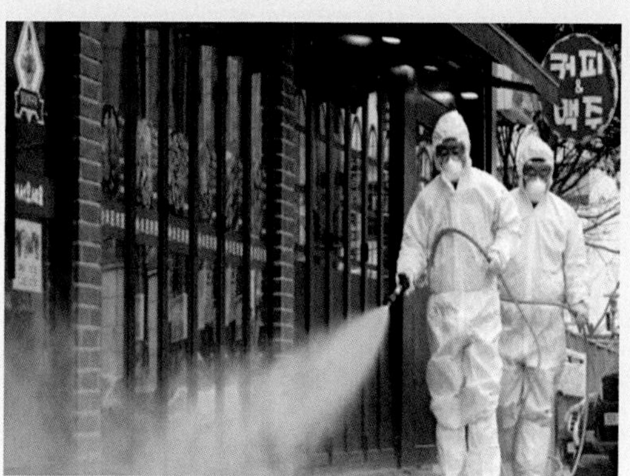

전 세계를 덮친 코로나19 감염증으로 이제는 소독과 방역이 낯설진 않은 생활습관으로 다가왔습니다.

손 소독제와 마스크 착용은 필수가 되었지만, 수많은 사람이 오가는 공간에서의 방역은 경제적인 무인 방역과 실생활에 접목할 수 있는 기술력으로 출입 장소 및 실내 공간방역을 확실하게 책임질 한국안전방역협회의 프리가드로 진행합니다.

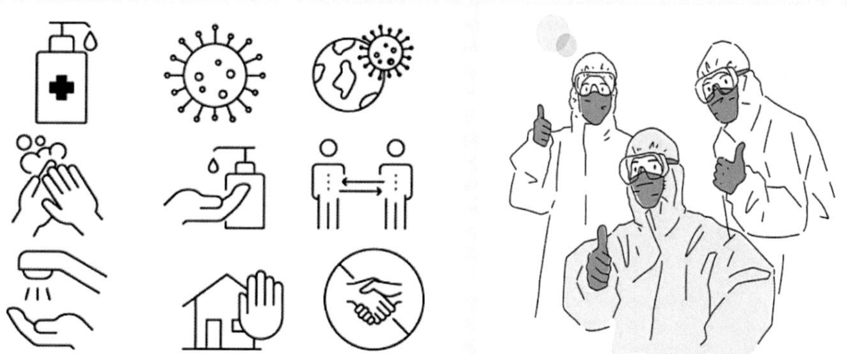

방역기의 가장 불편 사항으로 꼽히는 것이 방역기 내의 소독액이 분사된 후 실내를 축축하게 젖게 만드는 살포 방식입니다.

또한, 대다수 방역 요원이 직접 방역기를 소지하여 분사하는 유인 방식이라 소요되는 인건비가 방역 예산에 상당수를 차지하였습니다.

한국안전방역협회 '프리가드' 무인 방역기가 기존의 코로나 방역기와 다른 차이점은 '무화식 방역&무인 공간 방역'이 가능한 것이 특징입니다.

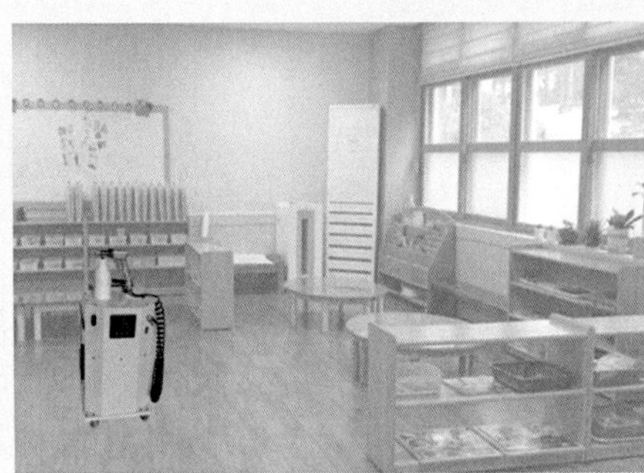

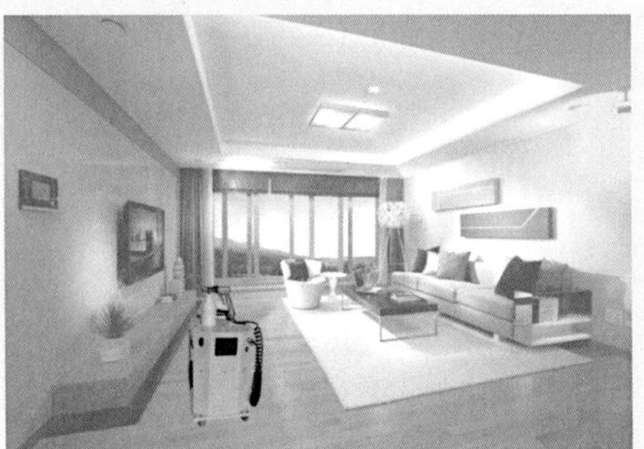

소독액을 초미립자로 쪼개어 안개처럼 분사하는 '무화식 방역기'이기에 기존 방역기에서 분사되는 입자보다 작고 가벼워 바닥과 벽면에 가라앉지 않고 장시간 공기 중에 떠다녀 방역과 소독 효과는 오래가고 방역 효과는 더해지는 스마트 무인 방역 시스템으로 진행합니다.

직관적인 사용 방법으로 사용하는 누구나 손쉽게 방역기를 사용하실 수 있습니다.

사용법

1. 기계를 사용하고자 하는 곳에 위치합니다.
2. 전용 살균 약품을 분사건에 장착합니다.
3. 제품 전면의 메인 전원 스위치를 'ON'으로 조작합니다.
4. 계기판 전원을 켠 후, 분사할 시간을 설정하고 분사건 방아쇠를 당겨 방역이 필요한 곳에 직접 분사합니다.
5. 무인 공간 방역을 하는 경우, 분사건 방아쇠를 고리에 연결하여 고정시킨 후, 기계 상판 약제통 거치 홈에 노즐을 거치합니다.

또한, 프리가드라는 이름에서 알 수 있듯 이동이 자유로운 것이 프리가드 무인 방역기의 특징을 가지고 있습니다.

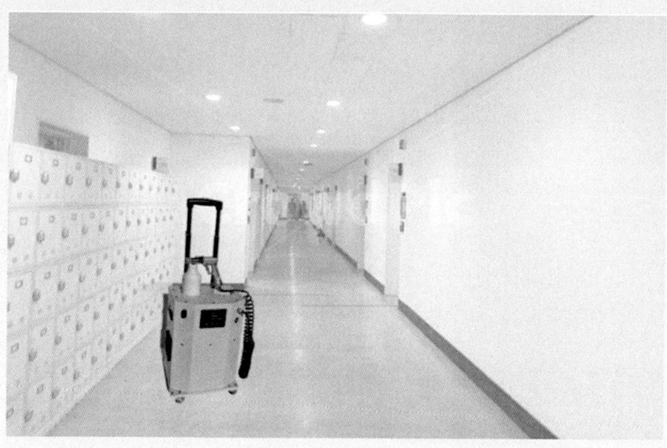

고정이 가능한 본체 바퀴와 높낮이 조정 손잡이로 이동하며 수동 방역 역시 가능합니다.

아무리 넓은 공간이라고 해도 안개처럼 가벼워진 소독제가 실내 공간 사이사이에 들어가 숨은 세균들도 잡아내어 항상 청결하고 안전한 공간을 만들어 드리는 은혜림테크와 한국안전방역협회가 되겠습니다.

● 감수자 ———— 橋本 正明

● 제작협력 ———— 至誠ホーム
（阿部紗也可　鴨下真澄　小川隆大　粟野加奈子　松原志乃舞
及川梢　吉上恵子　松田光子　新野直明〔桜美林大学大学院教授〕）
有限会社食工房707

● 사진제공 ———— 株式会社エクセルシア　株式会社カワムラサイクル　株式会社幸和製作所
株式会社島製作所　スズキ株式会社　日進医療器株式会社　有限会社ハッピーおがわ
パラマウントベッド株式会社　株式会社松永製作所　株式会社ミキ　株式会社モルテン
株式会社ユニバーサルデザイン　ラックヘルスケア株式会社
株式会社リブドゥコーポレーション

● 사진촬영 ———— 大森裕之
● 일러스트 ———— 内山弘隆　小野寺美恵　北原功
● 본문디자인 ———— 中田聡美
● 교정 ———— オフィス・バンズ
● 편집협력 ———— 株式会社桂樹社グループ

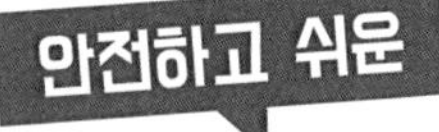

[개정판]

요양 간병 케어링

초판 1쇄 인쇄　2021년 3월 12일
초판 1쇄 발행　2021년 3월 20일

감수　하시모토 마사아키
역자　오상현 · 조이철 · 구선희 · 조연호
펴낸이　박정태
편집이사　이명수　출판기획　정하경
편집부　김동서, 위가연
마케팅　박명준, 이소희　온라인마케팅　박용대
경영지원　최윤숙

펴낸곳　북스타
출판등록　2006. 9. 8 제313-2006-000198호
주소　파주시 파주출판문화도시 광인사길 161 광문각 B/D
전화　031-955-8787　팩스　031-955-3730
E-mail　kwangmk7@hanmail.net
홈페이지　www.kwangmoonkag.co.kr

ISBN　979-11-88768-37-0 13510
가격　20,000원

한국안전요양보호사협회와 한국안전방역협회부설
아름다운세상 환경 만들기 운동본부가 함께 켐페인을 실시합니다!

한국안전방역협회가 셀프방역 세계화에 앞장서서 안전한 다중시설
전국캠페인을 선도합니다.

셀프방역인증은 다섯가지 기준에 의해 환경 인증 평가로 판정합니다
1. 발열체크기 2. 방역기 3. 세정제 4. 마스크, 방호복, 거리두기, 방역교육수료자
5. 방역기록 일지 등입니다.

아름다운세상환경만들기는
한국jpc간병협회, (사)충남요양보호사협회, 한국교회요양보호사연합회,
한국안전요양보호사협회,한국자원봉사교육훈련협회와 함께 공동주최하며
기독교헤럴드가 세계화를 향해 사회적 켐페인 운동으로 함께 만들어갑니다!

아름다운 세상 만들기 운동본부 케어링 코치 연구원

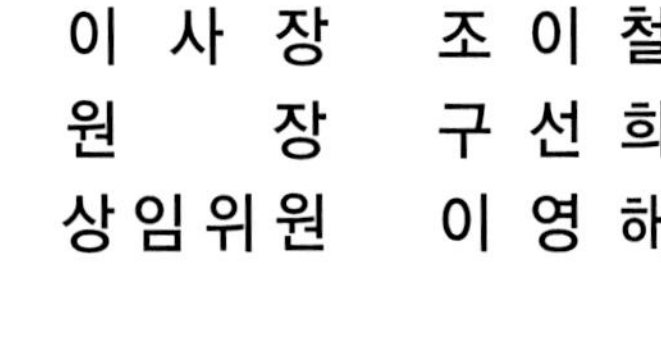
이 사 장 조 이 철
원 장 구 선 희
상 임 위 원 이 영 해

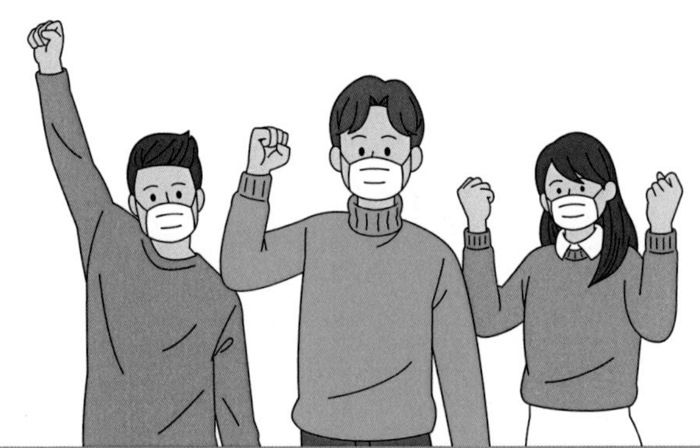